全国名中医

丁樱

儿科临证医案

丁樱 主编

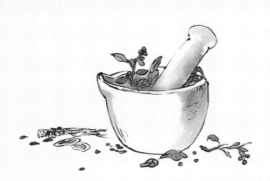

河南科学技术出版社
· 郑州 ·

图书在版编目（CIP）数据

全国名中医丁樱儿科临证医案/丁樱主编.—郑州：河南
科学技术出版社，2021.7
ISBN 978-7-5725-0608-6

Ⅰ.①全… Ⅱ.①丁… Ⅲ.①中医儿科学—医案—汇编—
中国—现代 Ⅳ.①R272

中国版本图书馆CIP数据核字（2021）第191236号

出版发行：河南科学技术出版社
　　　　　地址：郑州市郑东新区祥盛街27号　　邮编：450016
　　　　　电话：（0371）65788613　　　65788629
　　　　　网址：www.hnstp.cn
责任编辑：邓　为　张　晓
责任校对：崔春娟
封面设计：中文天地
责任印制：朱　飞
印　　刷：郑州豫兴印刷有限公司
经　　销：全国新华书店
开　　本：720 mm×1 020 mm　1/16　印张：17.25　字数：290千字
版　　次：2021年7月第1版　　2021年7月第1次印刷
定　　价：58.00元

如发现印、装质量问题，影响阅读，请与出版社联系并调换。

本书编写人员名单

主　编　丁　樱

副主编　宋纯东　郭　婷　高　敏

编　委　段凤阳　刘丽雅　贾评评　黄文龙

　　　　　相恒杰　都修波　苏　杭　郑海斌

　　　　　孙昭恒

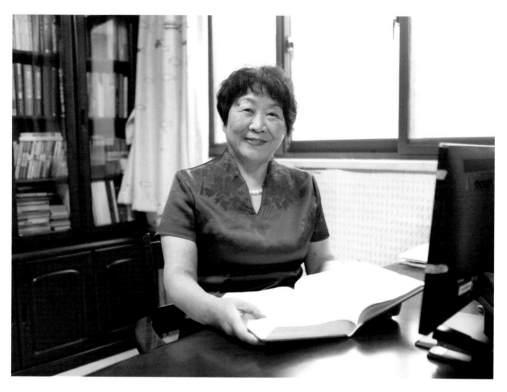

丁樱教授个人照

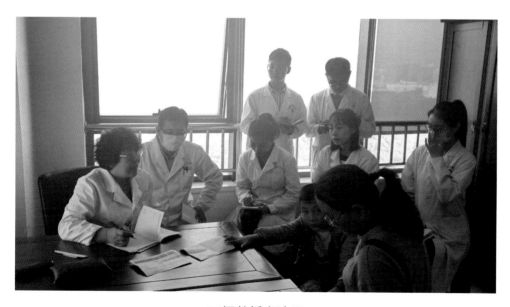

丁樱教授坐诊照

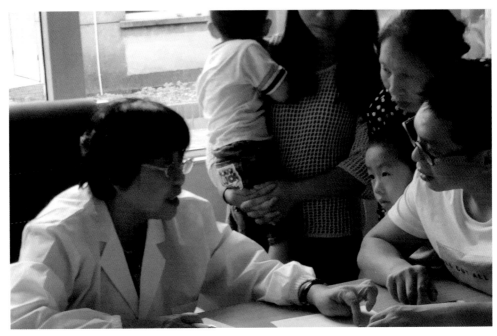

丁樱教授在少数民族地区义诊（2019年7月于贵阳鸭江寨）

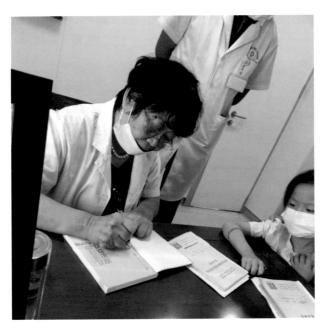

丁樱教授为小患者赠书题词（2021年4月于郑州）

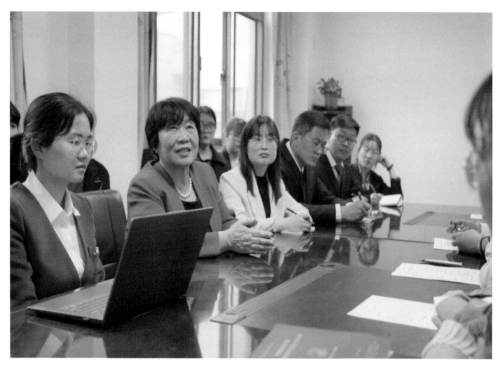

丁樱教授定期举行研究生例会照（2021年4月于郑州）

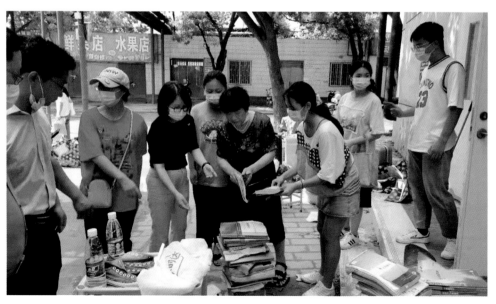

郑州"7·20"特大洪水后丁樱教授慰问学生（2021年7月于郑州）

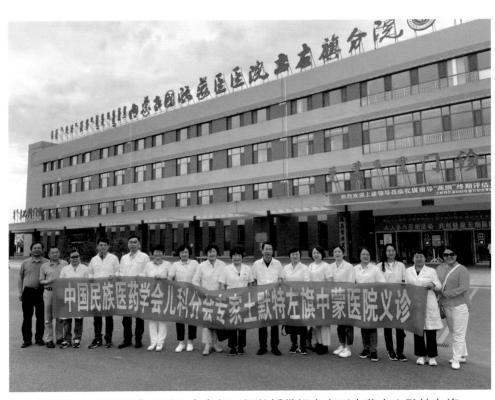

中国民族医药学会儿科分会会长丁樱教授带领专家到内蒙古土默特左旗
中蒙医院义诊（2021年7月于内蒙古）

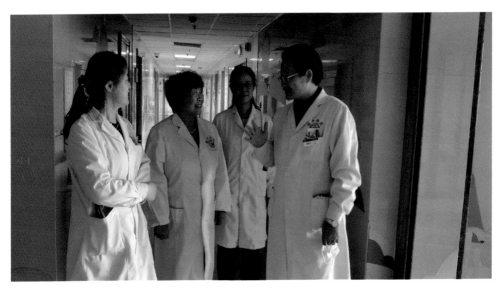

丁樱教授受邀到陕西中医药大学附属医院查房（2019年10月于陕西咸阳）

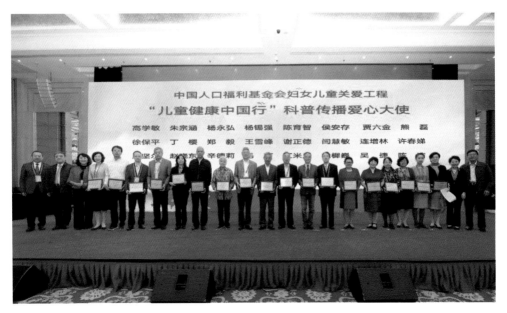

丁樱教授参加中国人口福利基金会妇女儿童关爱工程（2020年9月26日于北京）

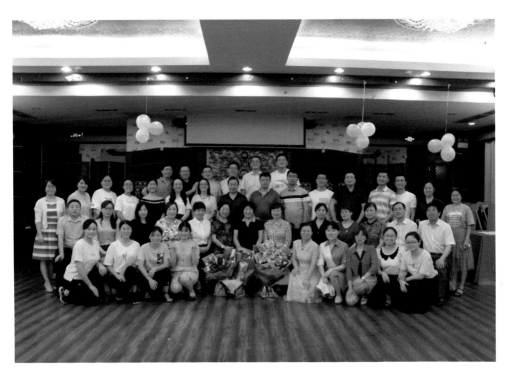

在全国名中医丁樱教授学术经验传承学习班上与研究生合影（2019年9月于郑州）

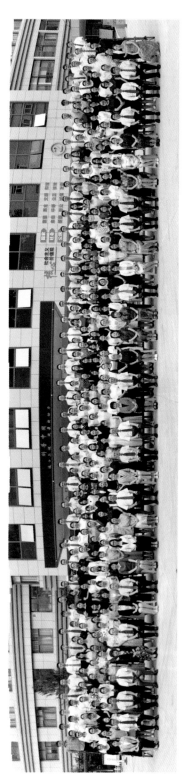

河南中医药大学第一附属医院儿科医院全家福（2021年于郑州）

前　言

余学医、从医已 52 余载，专擅儿科，尤以现代医学之肾病、紫癜、免疫性血小板减少症、系统性红斑狼疮等疑难杂病为专长，多年临证之验案心得颇多，10 余年前即有将个人验案整理刊印的想法，因诊务繁忙，杂事诸多，屡屡延误。10 余年间，带教的硕博士研究生及名医工作室弟子，在跟诊过程中，又陆续将一些临床医案进行归纳整理，有的已付梓报刊，获同行嘉誉，被多方征引；甚至一些疑难病患者看了我的一些文章便私下照方抓药，依样画瓢，竟也获良效，而后又来信求诊或辗转千里前来就诊。此外，日常带教中，门下弟子及学生也希望能多读些我的相关医案、医话，以更好地理解我的治学理念及临证思维。念及于此，由我牵头，组织学生及名医工作室弟子，将部分医案进行整理，择其效验、可重复验之于临床者，整理成册，先行刊印，以满足日常带教之需。

《医宗金鉴·幼科心法要诀》开篇即言："儿科自古最为难，毫厘之差千里愆。"小儿之病虽"脏气清灵，随拨随应"，但小儿因属稚阴稚阳之体，发病容易传变迅速，治疗当及时、准确、审慎，处方宜轻巧灵活。然，医者临证虽心中了然，却难免笔下难定，处方用药多有不决。尤其疑难杂症，临证时心中多有踌躇，处方或效或不效，此乃医理不明之故也。本书为医案选录，所有医案均为余及门下弟子临证验案，书中所有案例均选自临床，真实可查。书中所列病案，按照不同脏系疾病为纲，对各系统常见病，先述临证经验于前，临证验案附后，每则医案皆附有点睛之按语，以期为读者解惑。本书既可作为中医儿科专业硕博士研究生临床带教之辅，也可为中医儿科专业医师临证参考之用。

"读书不觉已春深，一寸光阴一寸金"，余自学医以来，工作之余，读书学习孜孜不倦。尺波电谢，光阴如白驹过隙，不觉间已年至古稀，为学感悟愈深，愈觉中医理法方药之妙！唯愿皓首穷经，以明医学之旨，践行中医，记录中医。余常教导门下弟子，当尊医圣"勤求古训，博采众方"之教诲，临证时每一例病人都应详细辨证，处方用药应慎之又慎，真实记录每一个案例，或验，或不验，从每一例病例中汲取经验教学，做到"为人当益谦，为学应日长"，做好中医的践行者和传道人。

　　因时间紧迫，参与整理的弟子临证经验也有差异，书中可能有论述不当和错漏之处，还希望各位同仁不吝指教，予以斧正！

丁樱

2021 年 3 月

目 录
Contents

第二部分 病房会诊病例探讨

第一部分
门诊经典病案分析

第一章　肺系疾病

第一节　感　冒

　　小儿感冒是小儿肺系疾患中最常见的疾病。90% 的感冒由病毒感染引起。本病一年四季均可发生，以冬春季节及气候骤变时发病率较高。任何年龄均可发病。一般认为西医学中的急性上呼吸道感染属于本病范畴，流行性感冒与时行感冒近似。本病若及时治疗，一般预后较好，多数患儿于 1 周左右恢复，如感染向下蔓延可致气管炎、支气管炎及肺炎。A 组 β 溶血性链球菌引起的上呼吸道感染可继发急性肾炎、风湿热等疾病，应给予足够重视。

　　《幼科释谜》中云"感者触也，冒其罩乎"，指感受外邪，触罩肌表全身，概括了感冒的含义。《仁斋直指方论》首先提出"感冒"病名，并对其做了更加详细的论述；清代医家沈金鳌在《幼科释谜·感冒》中指出："感冒之原，由卫气虚，元府不闭，腠理常疏，虚邪贼风，卫阳受摅。"说明小儿感冒的病因与小儿卫气不足有密切关系。卫气的生成有赖于脾的运化，小儿脏腑柔弱，其中脾肺不足尤为明显，若喂养不当，或他病影响，损伤脾胃，饮食停滞，可致脾失健运、土不生金；脾为肺之母，土不生金，可致肺金虚损，肺的卫外功能下降，易招六淫侵袭。可见感冒的病位在肺，但与脾胃功能健全与否也有着极其密切的关系。故小儿感冒的发生，多因自身正气不足、机体抵抗力低下，风、寒、暑、湿、燥、火等邪气乘虚侵入，或感受时邪疫毒所致。

【临证经验】

（一）兼积滞，宜佐消导之法

小儿脾常不足，兼之饮食不节，易饮食停滞中焦。因此，小儿感冒多兼夹积滞，治疗感冒时消食导滞十分关键。消食导滞能够恢复脾胃运化功能，如程钟龄所说："消者，去其壅也，脏腑、经络、肌肉之间，本无此物，而忽有之，必为消散，乃得其平。"笔者认为，治疗小儿感冒宜佐消导，并在临床实践中发现，采用消食导滞法，即保和丸加味治疗小儿感冒，能够收到很好的疗效。

保和丸是治疗食积的通用方剂，由山楂、神曲、莱菔子、半夏、陈皮、茯苓、连翘等7味药组成。《成方便读》中说："此为食积痰滞，内瘀脾胃，正气未虚者而设也。山楂酸温性紧，兼消腥膻油腻之积，行瘀破滞，为克化之药，故以为君。神曲系蒸窨而成，其辛温之性，能消酒食陈腐之积。莱菔子辛甘下气，而化面积；麦芽咸温消谷，而行瘀积，二味以之为辅。然痞坚之处，必有伏阳，故以连翘之苦寒散结而清热。积郁之凝，必多痰滞，故以二陈化痰而行气。此方虽纯用消导，毕竟是平和之剂，故特谓之保和耳。"方中茯苓、陈皮、半夏、连翘、焦三仙消食化滞，恢复脾胃功能；再加桔梗、杏仁恢复肺之宣发肃降功能，这样就能恢复脾肺之功能而达培土生金之目的。小儿肺脏娇嫩，感邪之后，失于宣肃，气机不利，津液不得疏布而内生痰邪；痰壅气道，则咳嗽加剧，喉间痰鸣，此为感冒夹痰。小儿脾常不足，感邪之后，脾运失司，稍有饮食不节，致乳食停滞中焦，则脘腹胀满，不思饮食，或伴呕吐、泄泻，或伴大便干结，此为感冒夹滞。保和丸中诸药相合，可达化痰行气、消食化滞之功，故临证时常用其加味治疗感冒夹痰夹滞者，确有疗效。

（二）辨六经，明晰传变规律

伤寒六经病为：太阳病、阳明病、少阳病、太阴病、少阴病、厥阴病，分别代表了外感疾病发展的不同阶段。伤寒六经经传顺序为：太阳、阳明、少阳、太阴、少阴、厥阴；从传变的内容来看，《素问·热论篇》中有"一日太阳，……二日阳明，……三日少阳，……四日太阴，……五日少阴，……六日厥阴"，一日一传之说法。笔者认为，六经顺传只是理想情况下的传变，很多时候不按照顺传的规律进行而表现出其他的传变形式。《伤寒论》第4条曰："脉若静者，为不传；颇欲吐，若躁烦，脉数急者，为传也。"第5条曰："伤寒二三日，阳明、少阳证不见者，为不传也。"这种六经相传的方式并不是《内经》的一日一传，而是根据疾病的临床表现来判断是否相传。在实际的临床过程中，不能拘泥于一经，要实事求是，具体情况具体分析，了解了患者的疾病的传变规律可以更清晰地掌握疾病的发展变化，在遣方用药过程中提前用药，超前截断，可以有效遏制疾病进一步恶化发展。

【典型医案】

1. 感冒（少阳阳明合病）

田某，男，6岁。2017年10月7日初诊。

代主诉：反复发热1周。

现病史：患儿1周前受凉后发热，体温39℃左右，恶寒，精神反应尚可，无咳嗽，咽充血，自服头孢和清热解毒口服液等，仍反复发热，遂来诊。刻下症：发热，表现为寒热往来，略烦躁，呕吐，腹胀，腹痛，纳一般，小便黄，大便2日未行，舌质红，苔白腻，脉弦数。

体格检查：舌质红，苔白腻，脉弦数。体温39℃，咽充血，双侧扁桃体 I 度肿大。心肺听诊未见异常。肝脾肋下未触及。腹胀，无压痛及反跳痛。

辅助检查：血常规：白细胞 $10.4×10^9$/L，红细胞 $4.2×10^{12}$/L，血小板 $138×10^9$/L，中性粒细胞百分比 62%，淋巴细胞百分比 28%；尿常规正常；血沉、C反应蛋白、抗"O"定量测定及肝肾功能均正常。

诊断：中医诊断：感冒（少阳阳明合病）。

西医诊断：上呼吸道感染。

治法：和解少阳，清泄积热。

处方：大柴胡汤加减。

用药：柴胡15g，大黄6g，枳实6g，黄芩8g，半夏3g，白芍6g，生姜6g，大枣4枚，甘草3g。4剂，水煎服，每日1剂。

2017年10月11日二诊：患儿病情稳定，未再发热，诸症皆减，大便药后偏稀。

处方：上方减大黄 3g，继服 3 剂，诸症皆消，随访 1 周无复发。

按语：外感发热属于现代医学急性上呼吸道感染的范畴，可发生于任何年龄，小儿尤其多见，具有热证多、寒证少，年龄越小兼证越多的特点。本例患儿初感外邪，卫气郁闭，表现为发热、恶寒之太阳表证，患儿就诊时已无恶寒，反见寒热往来，烦躁之少阳证，又见呕吐、腹胀、腹痛、便秘之阳明证，故辨证为少阳阳明合病，用大柴胡汤和解少阳兼清泄积热。方中以黄芩、半夏清热燥湿，化痰降浊；大黄、枳实泻热通腑，行气导滞；生姜、大枣助半夏和胃以止呕逆；柴胡配枳实使清升浊降，气顺而胀消；白芍配柴胡疏肝解郁，又可抑肝扶脾；诸药合用共奏和解少阳、清泄积热之功。二诊时诸少阳、阳明之症皆减，大便偏稀，故减苦寒之大黄。本方药少力专，药证相符，谨扣病机，故取效甚捷。

2. 感冒（三阳合病）

田某，女，3 岁。2018 年 5 月 17 日初诊。

代主诉：发热 5 天。

现病史：患儿 5 天前伤风后出现恶寒，无汗，发热，体温最高 38.5℃，偶咳，少痰，鼻塞，流清涕，头身疼痛，小便清长，大便正常。家属代诉在外院查血常规示白细胞正常，中性粒细胞偏高，C 反应蛋白正常，予利巴韦林颗粒、头孢克洛口服 2 天，体温逐渐升至 39.5℃，查病原学未见异常，又住院予静脉抗感染治疗 3 天，仍反复发热，每日 2～3 次热峰，体温最高 39.7℃，遂来诊。刻下症：发热，无汗，偶咳，痰黏色黄，头痛，目赤，鼻干，烦渴不眠，大便干，小便黄。

体格检查：神志清，精神稍差，舌质红，苔黄厚，指纹浮紫。咽充血，双侧扁桃体未见肿大。听诊双肺呼吸音粗，未闻及明显湿啰音及喘鸣音。心腹查体未见明显异常。

诊断：中医诊断：感冒（三阳合病）。

西医诊断：急性上呼吸道感染。

治法：解肌清热。

处方：柴葛解肌汤加减。

用药：柴胡 12g，葛根 6g，黄芩 6g，桔梗 6g，生石膏 20g，知母 6g，金银花 6g，连翘 6g，紫菀 9g，款冬花 9g，葶苈子 6g，莱菔子 9g，玄参 6g，生甘草 6g，大枣 4 枚为引送服。3 剂，每日 1 剂，水煎服，分 2 次。

2018年5月20日二诊：服2剂后患儿热渐退，3剂后热退无反复，仍咳嗽、有痰。

处方：上方去生石膏、知母、金银花、连翘，加枇杷叶6g，炙百部9g，继服5剂，诸症皆愈。

按语：本案患儿病初鼻流清涕、头身疼痛、小便清长，为外感风寒，太阳经之证；太阳经证不解，继而发热反复，伴恶寒轻、大便偏干、小便偏黄，伴精神差、烦渴等，为外邪入里，三阳并病。因小儿"发病容易、传变迅速"，感邪之后，迅速入里，或表证未解合并里证，或伤津伐正，若不及时救治，易致邪热内陷厥阴或引动肝风而出现危重之候，临床应早用重剂，以截断病势。针对患儿三阳合病，表里之邪尚轻的特点，予"柴葛解肌汤"加减，以"解肌清热"。方中葛根驱太阳之邪外出，柴胡解肌透达少阳之邪，配黄芩以增退热之功效。《本草汇言》云："清肌退热，柴胡最佳，然无黄芩不能凉肌达表。"石膏辛寒清气，为清气分要药，石膏、知母、桔梗清热生津、止咳；配金银花、连翘以增清热解毒抗病毒之功；遣方用药时适时加入玄参等滋阴凉血之品，一则以防邪热入营入血，二则防邪热伤阴；莱菔子行气消积，止咳化痰；并予紫菀、款冬花、葶苈子兼顾止咳化痰。诸药合用，透表清热，表里双解，标本兼治，退热疗效显著，最后白芍、大枣敛阴养血，防止疏散太过而伤阴，甘草调和诸药药性。临床实践证明，柴胡、石膏大剂量使用，退热快而疗效巩固。二诊时热退，邪去当顾护脾胃，去石膏、知母、金银花、连翘之寒凉药物，加枇杷叶、炙百部止咳化痰，药证相符，5剂而愈。

柴葛解肌汤为笔者治疗小儿外感病习用之方，笔者认为，凡感受风温暑燥火或兼他邪而引起发热，只要毒邪尚未入营入血，均可投之，凡服药而出汗者临床症状消失快，效果好，退热后很少有体温复升现象。

3. 时行感冒（邪犯肺卫）

王某，男，6岁。2019年12月10日初诊。

代主诉：发热、咳嗽2天。

现病史：患儿2天前无明显诱因出现发热，体温最高39℃，咳嗽，流清涕，自服头孢克肟颗粒、蓝芩口服液等，效欠佳。刻下症：发热，中高热为主，咳嗽轻，鼻塞，流涕，头痛，乏力，浑身酸痛，纳差，干哕，大便2日未行。

体格检查：舌质红，苔白厚腻，脉浮数。急性热病病容，咽充血明显，双侧扁桃体Ⅱ度肿大，表面未见脓性分泌物。听诊双肺呼吸音稍粗，未闻及干湿性啰音。心腹查体未见明显异常。

辅助检查：血常规：白细胞 $10.7 \times 10^9/L$，血红蛋白 $126g/L$，血小板 $212 \times 10^9/L$，中性粒细胞百分比 81.3%，淋巴细胞百分比 15.6%，C反应蛋白 $5.8mg/L$；甲型流感病毒抗原阳性。

诊断：中医诊断：时行感冒（邪犯肺卫）。

西医诊断：流行性感冒（甲型）。

治法：清热解毒，化湿通络。

处方：三仁汤合小柴胡汤加减。

用药：杏仁 10g，白蔻 6g，生薏苡仁 20g，滑石 20g，姜半夏 6g，姜厚朴 6g，通草 6g，淡竹叶 10g，北柴胡 18g，黄芩 10g，生石膏 30g，甘草 3g。中药配方颗粒 3 剂，每日 1 剂，水冲服。

西药予奥司他韦颗粒，30mg/次，每日 2 次，口服。

2019 年 12 月 13 日二诊：服药 1 剂后大便通，泻下大便酸臭，汗出，身热渐退，3 剂药后诸症消失。

按语：三仁汤为吴鞠通《温病条辨》名方，原文："头痛恶寒，身重疼痛，舌白不渴，脉弦细而濡，面色淡黄，胸闷不饥，午后身热，状若阴虚，病难速已，名曰湿温。汗之则神昏耳聋，甚则目瞑不欲言；下之则洞泄；润之则病深不解。长夏深秋冬日同法，三仁汤主之。"书中并没有对三仁汤做详细方解，只是指出"惟以三仁汤轻开上焦肺气，盖肺主一身之气，气化则湿亦化也"。当代方书对本方的解读，多从以药解方的角度，认为本方有"宣上、畅中、渗下"之功。如秦伯未在《谦斋医学讲稿》中指出："三仁汤为湿温证的通用方。它的药物配合，用杏仁辛宣肺气，以开其上；蔻仁、厚朴、半夏苦辛温通，以降其中；苡仁、通草、滑石淡渗湿热，以利其下。虽然三焦兼顾，其实偏重中焦。"陈潮祖在《中医治法与方剂》一书中也说："方中杏仁辛开苦降，开肺气，启上闸；蔻仁芳香化浊，与厚朴、半夏同用燥湿化浊之力颇强；苡仁、滑石、通草皆甘淡渗湿之品，使湿邪从下而去；用竹叶、滑石略事清热，数药合用，则辛开肺气于上，甘淡渗湿于下，芳化燥湿于中。"湿气弥漫，闭阻阳气，病位偏于肺表，治疗重在轻开宣化；主要病邪为"湿"，治疗目的为祛"湿"。治疗手段为"气化"，通过"气化"以达"湿化"。而反过来，诸症表现为"气不化"，"气不化"的原因为"湿不化"。三仁汤是通过"气化则湿亦化"来治疗"湿温"的，而最终达到的治疗效果是"湿化气亦化"。本案患儿为流感发热，病情相对较轻，用药亦不复杂，难点就在于准确辨证，不落窠臼，笔者并未选用普济消毒饮、银翘散等方，而是结合舌脉，选用了治疗湿温的三仁汤合小柴胡汤加减之方，取效之捷也在情理之中。患儿虽发病季节为冬季，辨证属湿温无疑。2019年冬流感，我们用三仁汤合小柴胡汤加减用药，取效十之八九，盖因病机切合，且小儿多为少阳体质之故。临床甲流患儿若单用奥司他韦颗粒，疗效慢，且胃肠道反应大。

4.感冒（风热夹滞）

程某，男，4岁4个月。2018年11月22日初诊。

代主诉：发热、咳嗽2天。

现病史：患儿2天前出现发热，体温最高39℃，咳嗽，流浊涕，门诊予口服头孢克肟、小儿豉翘清热颗粒、蓝芩口服液等，效差，遂来诊。刻下症：发热，中低热为主，咳嗽，有痰，流浊涕，纳差，大便2日未行，小便正常。

体格检查：舌质红，苔黄厚，脉浮数。急性热病病容，咽充血明显，扁桃体Ⅱ度肿大，表面未见脓性分泌物。听诊双肺呼吸音稍粗，未闻及干湿性啰音。心腹查体未见明显异常。

辅助检查：血常规：白细胞10.7×10^9/L，血红蛋白136g/L，血小板212×10^9/L，中性粒细胞百分比69.3%，淋巴细胞百分比25.6%；C反应蛋白15.8mg/L。

诊断：中医诊断：感冒（风热夹滞）。

西医诊断：急性上呼吸道感染。

治法：解表清热，消食导滞。

处方：桑菊饮合升降散加减。

用药：桑叶10g，菊花9g，桔梗6g，连翘15g，芦根10g，生甘草3g，浙贝母10g，赤芍10g，炒僵蚕9g，蝉蜕6g，炒莱菔子10g，瓜蒌10g，生大黄3g。中药配方颗粒3剂，每日1剂，水冲服。

2018年11月25日二诊：服药2剂后热退，咳嗽较前减轻，无痰，纳增，便畅。扁桃体缩至Ⅰ度肿大，咽充血，舌红，苔黄微厚。

处方：续服本院制剂消积健脾颗粒、葶苈颗粒、养阴颗粒各6g，3剂调理善后，随访1周诸症痊愈。

按语：桑菊饮有疏风清热止咳的作用，为吴鞠通《温病条辨》名方，病机为风温所致肺气失宣，多有咳嗽症状。本案患儿舌苔厚腻，指纹紫滞，大便2日未行，当属阳明积滞，内有伏邪，故合升降散加减。升降散出自清代名医杨栗山的《伤寒温疫条辨》，原方由僵蚕、蝉蜕、姜黄、大黄4味药组成，具有辛凉宣泄、升清降浊、清热解毒、逐秽祛邪、表里双解的作用。本方为笔者临床所习用，对于风温发热兼中焦积滞者效佳。本案中以莱菔子代厚朴以调畅气机，消食导滞；患儿咽部充血，扁桃体明显肿大，此乃邪热上炎犯咽所致，方中浙贝母、赤芍化瘀散结，切合病机，取效也速。热退后，表证已解，用药当顾护小儿稚阴稚阳特点；方随法转，调整药物以消积健脾颗粒、养阴颗粒顾护脾胃，葶苈颗粒解毒利咽兼顾余邪，药少而法理俱在。

　　本案患儿为外感发热，小儿外感病多兼乳食积滞，或因乳食积滞而发，因此处方用药宜轻灵疏泄，体现"肺为清虚之脏""治上焦如羽，非轻不举"的特点。张景岳曾言及：小儿脏气清灵，随拨随应。因此，用药宜轻巧灵活，不可过病。

第二节　发　热

　　发热是儿科常见的临床症状。通常机体的产热和散热过程保持着动态平衡，当机体在致热原作用下或体温中枢的功能障碍时，使产热过程增加，而散热不能相应地随之增加或散热减少，体温 ≥ 37.3℃称为发热。发热可有壮热、低热、潮热等不同的证候群表现。因小儿体属纯阳，阴常不足，且发病容易、传变迅速，多种疾病因素的影响均可致病机从阳化热而出现高热，尤以婴幼儿更易见。

　　小儿高热，分外感与内伤两大类，《黄帝内经》提出了外感发热的病因病机及治疗原则，如《灵枢·百病始生》指出正气亏虚是发生外感疾病的主要原因，曰："风雨寒热，不得虚，邪不能独伤人。卒然逢疾风暴雨而不病者，盖无虚。"《素问·调经论篇》指出阴阳失调是发热的重要病机，曰："阳虚则外寒，阴虚则内热，阳盛则外热，阴盛则内寒。"《素问·至真要大论篇》提出"寒者热之，热者寒之"的治疗原则。《伤寒论》总结了外感疾病的阶段性变化，并提出了治疗原则和方法。因此，外感发热为外邪入侵，人体正气与之相搏，正邪交争于体内，则引起脏腑气机紊乱，阴阳失调，阳气亢奋，或热、毒充斥于人体，发生阳气偏盛的病理性改变，即所谓"阳胜则热"的病机。

　　内伤发热是指以内伤为病因，脏腑功能失调，气、血、阴、阳失衡为基本病机，以发热为主要临床表现的病证，可见气虚发热、血虚发热、阴虚发热、阳虚发热等证。早在《内经》即有关于内伤发热的记载，其中对阴虚发热的论述较详。《金匮要略·血痹虚劳病脉证并治》以小建中汤治疗手足烦热，可谓是后世甘温除热治法的先声。钱乙的《小儿药证直诀》在《内经》五脏热病学说的基础上，提出了五脏热证的用方，并将肾气丸化裁为六味地黄丸，为阴虚内热的治疗提供了一个重要的参考方剂。李东垣对气虚发热的辨证及治疗做出了重要的贡献，以其所创制的补中益气汤作为治疗的主要方剂，使甘温除热的治法具体化。李东垣在《内外伤辨惑论》里，对内伤发热与外感发热的鉴别做了详细的论述。

【临证经验·外感发热】

临床上小儿外感发热，往往是表邪未罢，里热已炽，多见少阳阳明合病，应少阳阳明同治。临床上常选小柴胡汤合麻杏石甘汤加减，麻杏石甘汤清热宣肺，清阳明里热；小柴胡汤和解少阳之邪；两方合用，既清里热，又解表邪，使邪热表里分解而泄之。否则单纯解表则里热易炽，单纯清里则表邪滞留。生石膏属大辛大寒之品，能走内达外，开上泻中，上清肺热，中泻胃火，外解肌热，尤擅长于清气分实热；炙麻黄发汗解表，宣利肺气；杏仁止咳平喘，润肠通便，使肺热从大肠泄；柴胡和解退热，透邪外出；黄芩清热泻火解毒；半夏燥湿化痰；知母清热养阴；诸药配伍，以达到疏散表热、清宣里热的作用。现代药理学认为，柴胡挥发油为其主要有效成分，有明显镇静、镇痛、解热、抗炎、降温的作用，还能增强机体体液免疫和细胞免疫功能，有抗炎和抗病毒的作用；黄芩中黄芩苷对急慢性炎症有抑制且有镇静等作用，小儿外感发热又易夹痰、夹惊、夹滞，故用药时应根据其具体病情，加入清热化痰、疏风止痉或消积通便之品。另外，小儿脾常不足，外感发热易伤脾胃，故应酌情加入顾护脾胃之品，可防药物过于寒凉而损伤脾胃。有些人认为中药退热太慢，其实不然，只要辨证准确，中药也可以迅速退热，并且具有简便易行、价格低廉、毒副作用小等优点，因此，中药治疗小儿外感发热具有明显优势。另外，在小儿发热治疗过程中要注意辨证用药、不拘寒温，重视体质、不妄攻补，剂量灵活，防治结合，顾护脾胃，重视调理。

（一）辨证用药，不拘寒温

外感发热是小儿时期的常见病症，具有起病急、病程短、传变迅速、四季皆可发病的特点。小儿脏腑娇嫩，藩篱不固，易受外邪侵袭，虽邪有六淫之分，但其病机主要为外感风寒、风热。因小儿体属纯阳，外感之邪易从热化，故本病总以风热居多。病之初起，小儿外感风寒者并非少数，但风寒证仅表现在病初阶段，小儿为稚阴稚阳之体，"易虚易实，易寒易热"，疾病传变迅速，风寒之邪很快入里化热，临床表现为寒热错杂之证，或寒多热少，或热多寒少，或外寒内热。有鉴于此，临床在治疗小儿外感热病时用药往往寒温并用，主次鲜明，如早期出现发热、恶寒、流清涕、指纹浮红等外感风寒所致的外感发热病，多在辨证选用辛温解表剂（如香苏饮、小青龙等）的基础上稍佐银翘、牛蒡子等清热利咽之品，以透邪外出，防止入里化热传变；若为外感风热所致的感冒、肺炎喘嗽等初起高热，在应用辛凉解表剂（如银翘散、桑菊饮等）时常于方中稍佐紫苏叶、荆芥等，辛凉与辛温并用，透邪外达，不论有汗、无汗均可用之。因荆芥、苏叶虽为辛温解表药物，但药性较为缓和，用之无过汗伤阴之弊，与寒凉剂中配伍，既可防寒凉遏邪，又可借其芳香透达之性加速透邪外出，较单纯辛凉解表取效更速。

（二）重视体质，不妄攻补

小儿脏腑娇嫩，形气未充，古人用阴阳理论将小儿体质特点概括为"稚阴稚阳"，这一生理特点也决定了其发病容易、传变迅速的病理特点。《温病条辨·解儿难》提出"脏腑薄，藩篱疏，易于传变；肌肤嫩，神气怯，易于感触"。发热是儿科疾病最常见的症状之一，处理不当容易造成诸多变证，如致神昏、惊风或抽搐等症，甚至危及小儿生命。因此，笔者临床常再三叮嘱弟子用药一定要兼顾小儿体质特点，认为小儿肌肤娇嫩，卫外功能较差，寒温不能自调，较成人更易患外感病，而且一旦发病之后，病情多变且传变迅速，因此用药要及时，争取主动，力求及时控制病情变化，防止转危转剧；但小儿脏腑娇嫩，形气未充，用药也须审慎，稍有不当，便可致脏腑受损。张景岳在《景岳全书·小儿则·总论》中指出"小儿……脏气清灵，随拨随应，但能确得其本而撮取之，则一药可愈"。《温病条辨·解儿难》中也指出："其用药也，稍呆则滞，稍重则伤，稍不对证，则……转救转剧，转去转远。"由此，儿科临证处方应根据小儿年龄、体质、病情轻重等情况灵活掌握，在正确辨证基础上，处方应轻巧灵活，不可重浊呆滞，应寒不伤阳、热不伤阴、补不碍滞、泻不伤正，不可妄用大方、妄加攻伐，对于大苦、大寒、大辛、大热、峻下、有毒之品慎重应用，即便有是证用是药，也应中病即止，不可过剂，以免耗伤正气，损伤脾胃，致使疾病转去转远，转救转剧。

（三）处方轻巧，剂量灵活

笔者治疗外感发热疾病，用药往往少而精，精而专；祛邪不伤正，邪去重顾本，用药轻巧灵活，尤其善于使用我院儿科散剂化裁。我院儿科散剂有 30 余年历史，因疗效显著而获美誉，其来源或由古方化裁而成，如达原颗粒、解毒颗粒、二陈止嗽颗粒、参苓白术颗粒等；或由我院老一辈儿科专家临证经验浓缩而成，如宣消颗粒、清热镇惊颗粒、清肺颗粒、葶苈颗粒等方。这些方剂共同的特点为配伍精练，药量小，服用方便。临证多二三散剂相伍，临床取效甚捷，真正做到了简便廉捷。

此外，对于学龄儿童或病情相对复杂的患儿用药则以经方或温病经典方剂为主，如小青龙汤、香苏饮、小柴胡汤、银翘散、桑菊饮、普济消毒饮等，但多辨证化裁，剂量轻重相宜，慎用大辛大热、大苦大寒之品，药味亦不宜过多过杂，如临床治疗小儿外感风寒发热、咳嗽（或伴喘息）、流清涕时，多选用小青龙汤方，处方药量极小。以三岁孩童为例：麻黄每用 1～3g，桂枝 1～3g，细辛 1g，五味子 3g，干姜 1～3g，白芍 3g，姜半夏 3g，炙甘草 1g，全方剂量约 10～15g，多 1 剂收效，2～3 剂痊愈，充分发挥"轻可去实"的用药特色，疗效显著。五版《方剂学》教材于小青龙汤方后也附言"原书于小青龙加石膏汤方后特为注明煮取三升，强人服一升，羸人减之，小儿服四合"。临证用小青龙汤亦当审清酌量，不可贪功，冒进大剂，应符合小儿体质用药特点。而在治疗脑炎、重症肺炎等急危重症出现高热、神昏、惊厥发作等表现时，则杀伐决断，如石膏多用至 60～120g，大黄用至 9～12g，板蓝根用至 30～60g 等，以重剂清热，急下存阴为要，病情缓解后再投轻剂善后，正合小儿用药轻巧灵活的法则。

（四）及时治疗，防治结合

治疗小儿外感热病一定要用药及时，重视"未病先防，既病防变"的治未病思想。小儿外感热病传变迅速，如风温感冒若不及时治疗，可很快发展成为肺炎喘嗽；若邪热壅盛，正气不足，则可发生心阳虚衰，邪陷心肝的变证。因此，临床用药应及时、准确，当温邪在表时，应因势利导，引邪从表而解，用药遵循"轻可去实""治上焦如羽，非轻不举"的原则，不可凉遏，不可过汗，更不可过早使用固涩之剂而闭门留寇。小儿神气怯弱，肝气未盛，外感之邪入里化热之后易扰肝经，导致心神不宁、生痰动风，易患惊悸；热极生风，甚或抽搐。外感夹惊在儿科临床尤为多见。因此，在治疗感冒、肺炎等外感发热，辨证属风温、起病急骤、热势不减者，或既往有反复惊厥病史者，即在辨证处方基础上加入钩藤、炒僵蚕、蝉蜕等，或加入 0.5～1g 羚羊角粉冲服，既解表清热，又镇惊息风，以防惊风发生，达到有惊可止、无惊先防的目的。

（五）顾护脾胃，重视调理

小儿发病表现为易虚易实、易寒易热的特点，临床以热证、实证居多，但往往兼夹食滞，形成表里同病。《内经》云"饮食自倍，肠胃乃伤"。小儿脾胃运化功能尚不完善，乳食不知自节，加之家长滥投肥甘厚腻或高营养补品或暴饮暴食，超过了小儿脾胃正常运化能力，致乳食停滞不化而成乳食积滞之证。乳食因素，尤其是乳食不节、过食肥甘厚味等在小儿病因中占有重要地位，而食积复感外邪所致发热在临床上尤为常见，因此，临床用药需兼顾食滞特点。如外感热病，若单独使用解表药往往汗出热退，但汗后仍复发热，所以在用解表药的同时，必须佐以清热药，如伴有舌苔厚腻、便秘、口臭、呕吐等食滞证候时，或佐以焦山楂、焦神曲、莱菔子、鸡内金等消食运脾；或佐以少许积实、厚朴、大黄等泻下之品以消食导滞，多获良效。另外，小儿生理特点表现为"脾常不足、胃常不足"，临证制方药物剂量应小巧、灵活，强调中病即止，重视顾护脾胃；即便是实证、热证，用药也讲究诸症愈而及时停药，中病即止，嘱以饮食调理，而非猛剂浪攻，进一步损伤脾胃。

此外，现代的儿童在日常生活中被家人过多地溺爱，疾病未愈或初愈之时，又复乳食不节，病后失调，脾胃功能受损，积滞内停，导致病情反复，或迁延不愈，或日久呈虚中夹实的疳积证候。因此，在每个孩子就诊完毕时笔者总是叮嘱，要注意清淡饮食、少食多餐，以养脾胃之气，候正气来复。

【临证经验·内伤发热】

内伤发热的概念，最早见于《黄帝内经》，早在《素问·调经论》中就提出，因劳倦太过，损伤脾气，气虚而生内热。由此可见，脾胃气虚，元气不足乃内伤发热的主要病机。小儿形气未充，素体脾胃虚弱，乳食不知自节，加上喂养不当，内伤脾胃，元气亏虚，产生阴火而致内伤发热。关于阴火论，李东垣在《脾胃论·饮食劳倦所伤始为热中论》说："若饮食失节，寒温不适，则脾胃乃伤。喜怒忧恐，损耗元气。既脾胃气衰，元气不足而心火独盛。心火者，阴火也。……脾胃气虚则下流于肾，阴火得以乘其土位。"认为阴火者，乃内伤脾胃所生之火。他强调这种"阴火"是以元气虚为基础。因此，正常情况下，脾胃健旺，元气充足，脾气上升，胃气下降，即清阳上升、浊阴下降，两者对立统一，共同维系脏腑功能正常进行；若脾胃气虚，元气不足，则运化失职，升降逆乱，清阳下陷，导致阴火上冲而致诸病产生。脾胃气虚，气血生化无源，致机体阴血不足，阴不敛阳，阳亢而发热；又气虚及阳，虚阳外越，亦可致发热。但这些都是在气虚的基础上引起阴阳精血的变化而致的阴虚发热、血虚发热、阳虚发热，并非气虚发热本质，而是其变证。小儿不明原因发热中，大部分患儿为内伤发热，可辨证为气虚发热，以脏腑功能失调，气血阴阳失衡为基本病机。

【典型医案】

1. 内伤发热（阳明腑实）

王某，男，4岁。2018年4月12日初诊。

代主诉：持续高热10余天。

现病史：10余天前患儿出现高热，无皮疹、恶心、腹痛、吐泻、寒战等不适。先后用多种抗生素、退热剂及中药解表清热之剂均无效，体温波动在38～40℃之间，体格检查未见阳性体征，各种实验室检查均未见异常。刻下症：烦躁面赤，腹稍胀，肚腹灼手，溺黄便干，舌质红、苔黄腻，脉滑数。

既往史：有饮食不节史，平素嗜食鸡鱼肉蛋，大便常干，夜睡不安，时伏卧。

诊断：中医诊断：内伤发热（阳明腑实）。

西医诊断：功能性发热。

治法：釜底抽薪，开达膜原。

处方：柴胡达原饮加减。

用药：柴胡、黄芩、葛根、知母、川朴、草果仁、炒槟榔各 10g，生大黄、炒二丑各 6g，生石膏 30g，薏苡仁 12g，番泻叶 3g。1 剂，水煎服。

2018 年 4 月 13 日二诊：服药后，肠鸣频频，泻下大量燥屎，味臭秽，身热大减，精神好转。

处方：上方去生石膏、大黄、二丑、番泻叶，再服 2 剂，热退身凉，诸症皆瘥。

按语：阳明胃腑，万物所归，既是藏污纳垢之所，又是酿湿生热之乡。小儿饮食不节，饥饱无度，损伤脾胃，积滞内停，酿生湿热，内伏膜原，膜原不得开发，热结不得外达，一旦新感触动内热，内外合邪，邪正交争，遂致发热起伏不解，此谓"积热"。本案患儿以结为主，法当泻之，但因有新感为标，且内外合邪伏于膜原，不得透达，故以釜底抽薪，开达膜原两法并用，既可荡涤肠中积热，又可疏利膜原之壅滞，并能化湿、透表以清热，从而使积去热清，其证自解。其中大黄、二丑、番泻叶荡涤肠胃，消食导滞，以釜底抽薪，根治其本；吴氏达原饮通里达表，除湿清热，以开达膜原，逐邪外出；另加生石膏，如此则积热尽除，枢机转运，内安外调，其病自愈。

2. 内伤发热（气虚发热，日久伤阴）

李某，女，10 岁。2019 年 6 月 12 日初诊。

代主诉：反复发热 1 个月。

现病史：患儿 1 个月前出现发热，体温 38.5 ～ 39.5℃，至当地医院治疗后转为低热，伴多汗、乏力、纳少，无咳嗽、吐泻、皮疹等，反复口服药物治疗，热不能尽退，遂来就诊。刻下症：神志清，精神差，低热，动辄头晕汗出，困倦，气短懒言，心烦，大便溏。

既往史：患儿平素体弱，反复呼吸道感染。

体格检查：形体偏瘦，面色萎黄，舌淡红，苔白，脉细弱。体温 37.8℃，无皮疹，浅表淋巴结未触及肿大。咽无充血。心肺腹查体未见明显异常，手足欠温。

辅助检查：血常规：白细胞 4.1×10^9/L，红细胞 4.8×10^{12}/L，血小板 251×10^9/L，中性粒细胞百分比 70%，淋巴细胞百分比 28%；免疫六项：免疫球蛋白 G 5.4g/L，余项正常；血沉、C 反应蛋白、抗 "O" 定量测定正常；肝肾功能正常。

诊断：中医诊断：内伤发热（气虚发热，日久伤阴）。

西医诊断：功能性发热。

治法：补气健脾，甘温除热，兼以养阴。

处方：补中益气汤加减。

用药：黄芪 15g，太子参 10g，白术 10g，陈皮 6g，升麻 6g，柴胡 6g，当归 10g，白薇 6g，生姜 6g，大枣 6g，酒炙黄芩 3g，炙甘草 3g。5 剂，每日 1 剂，水煎，早晚分服。

予医嘱：起居有节，慎饮食、忌油腻。

2019 年 6 月 17 日二诊：患儿服上药 5 天后热退，乏力、头晕症状明显减轻，汗出较多。

处方：上方去黄芩，加五味子 6g，乌梅 6g，止汗敛阴，7 剂继服，嘱同前。

2019 年 6 月 24 日三诊：患儿体温稳定，诸症皆愈。

处方：上方加防风 6g，考虑患儿平素体弱，反复呼吸道感染，取玉屏风之意以益气固表，继服 7 剂。

随访半年未见复发。

按语：本案患儿平素体弱、易感冒，为气虚体质。本次发热日久，气阴两虚，结合诸症，属内伤发热之气虚发热、日久伤阴之证。论气虚发热的治则，当属李东垣的甘温除热法备受推崇，他在《内外伤辨惑论·饮食劳倦论》中提出 "内伤不足之病……惟当以甘温之剂，补其中，升其阳，甘寒以泻其火则愈"。从而创立了治疗气虚发热的著名方剂——补中益气汤。笔者在临床运用补中益气汤治疗内伤发热气虚证有自己独到的见解，认为既然气虚发热的主要病机在于脾胃气虚、元气不足，那么理法方药的重点就在于甘温培土、资生元气，故应重用太子参、黄芪、炙甘草，以大补脾胃之元气；但一味地补益而不予疏导，则易生气逆、气滞之弊端，故应佐以行气疏导之药，陈皮 "得诸甘药"，既能 "导气"，又能 "益元气"，使补而不滞，与君药配伍相得益彰；然而，仅是补益、疏导还是不够的，本证的病机关键在于清阳下陷、阴火上冲。清阳下陷则应升之，升麻能够"引胃气上腾而复其本位"，柴胡则能够"引清气行少阳之气上升"，二者配合甘温补益之剂，升发阳气，使清升浊降；阴火上冲则应清之化之，白术苦甘温，能"除胃中热"，使湿无以生，无以郁而化热；气机的运行离不开血脉的承载，故以甘温之当归"和血脉"，使血载气循行常道。此外，由于阴火病证表现复杂，针对以气虚为本，阴火为标的本虚标实证，在甘温剂中适当佐用些许苦寒药以泻其火，如黄芩、黄连等，但恐其苦寒直折，损伤脾胃，故不可久用，且常用量少，或酒炙。本患儿病程较长，日久伤阴，故出现心烦、脉细等阴虚之证，加用白薇清虚热、凉心血，配伍大枣更可助其安眠。纵观全方，一则补气健脾，使后天生化有源，脾胃气虚诸证自可痊愈；一则升提中气，清阳上升，虚热自退，药中病机，从而收到良好的治疗效果。二诊时内热之象不著，去黄芩，加五味子、乌梅以增强敛阴止汗之功。三诊，患儿诸症已愈，因患儿平素体弱，反复呼吸道感染，方中加防风取玉屏风散之意以益气固表，防复感外邪。

第三节　乳　蛾

乳蛾是外邪客于咽喉，邪毒积聚喉核，或脏腑虚损，虚火上炎，以咽痛、喉核红肿、化脓为特征的咽部疾患。以咽喉两侧喉核红肿疼痛、吞咽不利为主症，因其喉核肿大，形状似乳头或蚕蛾，故称乳蛾，又名喉蛾。临证根据病变部位，发于一侧者为单蛾，发于两侧者为双蛾；根据病程，急性发作并有脓性分泌物者称为烂喉蛾，慢性者又称木蛾、死蛾；根据病因病机又有风热乳蛾、虚火乳蛾之称。本病多见于4岁以上幼儿，一年四季均可发病，多发于春秋两季。幼儿症状多比年长儿重，且病程较长。乳蛾属于西医学的急慢性扁桃体炎的范畴，若治疗得当，一般预后较好，如不及时正确治疗，易出现中耳炎、鼻窦炎等并发症；A组β溶血性链球菌感染所致的急性化脓性扁桃体炎患儿，若未能及时治疗可继发急性肾炎、风湿热或风湿性心脏病；反复的乳蛾发生亦可形成反复呼吸道感染，降低小儿机体免疫力，影响小儿的健康成长。

乳蛾之名，初见于《儒门事亲·喉舌缓急砭药不同解二十一》，文曰："单乳蛾、双乳蛾……结薄于喉之两旁，近外肿作，以其形似，是谓乳蛾。"历代医籍有关本病的名称较多，如《普济方》之肉蛾、《杂病源流犀烛》之连珠蛾、《重楼玉钥》的蛾风等，多是依据临床症状及发病情况而命名的。古代医家对乳蛾的分类和治疗亦有论述。《疡科选粹》指出了横蛾、竖蛾的区别。《医学心悟》指出："状如乳头，生喉间。一边生者名单乳蛾，两边生者名双乳蛾。宜用蒿菜汁调元明粉，灌去痰涎，吹以冰片散，随服甘桔汤，自应消散。若不消，以小刀点乳头上出血，立瘥。凡针乳蛾，宜针头尾，不可针中间，鲜血者易治，血黑而少者难瘥。凡用刀针，血不止者，用广三七末，嚼服刀口上即止。"不但指出了乳蛾之内服药物治疗方法，更提出了治疗乳蛾的外治方法。

【临证经验】

乳蛾虽发病于咽，其病位却在肺胃，急性期多表现为肺胃热炽；若病程日久当责之于肺肾，表现为肺肾阴虚。临证当详辨表里虚实，病理因素责之热毒，病位总与肺胃相关，治疗不离解毒利咽之法。

（一）病因归咎热毒

乳蛾为病无论是风热外邪直侵喉核，或是肺胃热炽上犯咽喉，或病程迁延肺肾阴虚，虚火上扰，皆为热毒壅聚咽喉所致。正如明代方隅《医林绳墨·卷七》所说："盖咽喉之证，皆由肺胃积热甚多，痰涎壅盛不已……于是有痰热之证见焉。吾知壅盛郁于喉之两旁，近外作肿，以其形似飞蛾，谓之乳蛾……因食热毒之所使也。"

（二）病位责之肺胃

本病不论急缓，其发病均和肺胃相关。《金匮翼》云："咽接三脘以通胃，喉通五脏以系肺。"咽喉行呼吸，上连口腔，下达肺胃，咽部疾患与肺、胃关系最为密切。风热邪毒从口鼻而入，咽喉首当其冲，风热外侵，肺气不宣，肺经风热循经上犯，结聚于咽喉而为乳蛾；或邪毒直接侵袭喉核，气血壅滞，脉络受阻，肌膜受灼，而致发病。正如《疡科心得集·辨喉蛾喉痈论》所云："夫风温客热，首先犯肺，化火循经，上逆入络，结聚咽喉，肿如蚕蛾。"咽喉为胃之系，脾胃有热，胃火炽盛，亦上冲咽喉。《诸病源候论·喉咽肿痛候》认为："喉咽者，脾胃之候也，气所上下。脾胃有热，热气上冲，则喉咽肿痛。"风热失治或邪毒壅盛，致外邪入里，里热炽盛，热毒不得越泄，由胃上攻，搏结于喉核，灼腐肌膜，咽喉肿痛，亦可发为乳蛾。故可见乳蛾的病位主要在肺胃。

（三）治疗不离解毒利咽

本病治疗不论病程急缓，其治疗总不离解毒利咽。历代医家治疗乳蛾亦多从解毒利咽立法，《重楼玉钥》云："此症由肺经积热，受风邪凝结，感时而发，多从风热邪毒郁结立论，治以疏风清热解毒为主，而以银翘散、普济消毒饮等方加减治之。"吴鞠通《温病条辨》也提出："湿温喉阻咽痛，银翘马勃散主之。"急性期风热外侵之乳蛾，治当疏风清热、利咽消肿，常用银翘散或普济消毒饮加减；肺胃热炽者，当清热解毒，泻火利咽，笔者多用自拟柴胡升降散加减，药物常用北柴胡、黄芩、半夏、连翘、炒牛蒡子、炒僵蚕、蝉蜕、姜黄、生大黄、黄连、桔梗、甘草等；病程迁延日久肺肾阴虚者，当滋阴降火，清利咽喉，临证常用麻黄附子细辛汤加减，方中多加半夏及芒硝，有承气汤及半夏汤之意，仍为解毒利咽散结之法。

【典型医案】

乳蛾（肺胃热盛）

郭某，男，7 岁。2019 年 3 月 22 日初诊。

代主诉：反复扁桃体化脓伴颈部淋巴结肿大半年余。

现病史：患儿半年余前出现反复扁桃体肿大、化脓，平均每个月 1～2 次，伴颈部淋巴结肿大，发热，至当地医院查血常规示白细胞偏高，中性粒细胞升高为主，每予青霉素或头孢静脉滴注 1 周左右好转。今患儿家长为求进一步系统诊疗，遂来就诊。刻下症：咽部不适，晨起咳嗽明显，睡时打鼾，无发热，无咳嗽、流涕，纳一般，大便偏干，小便短黄。

体格检查：舌质红，苔黄厚，脉滑数。神志清，精神可，全身无皮疹，双侧颈部触及多发淋巴结肿大，约蚕豆大小。咽充血明显，扁桃体Ⅲ度肿大，表面未见脓性分泌物。心肺腹查体未见异常。

辅助检查：血常规：白细胞 5.1×10^9/L，血红蛋白 127g/L，血小板 239×

10^9/L，中性粒细胞百分比 43.9%，淋巴细胞百分比 42.3%；C 反应蛋白 10.23mg/L。

诊断：中医诊断：乳蛾（肺胃热盛）。

西医诊断：慢性扁桃体炎。

治法：清热解毒，利咽消肿。

处方：银翘散加减。

用药：金银花 10g，连翘 10g，炒牛蒡子 10g，黄芩 10g，鱼腥草 15g，菊花 12g，蒲公英 15g，桔梗 6g，防风 6g，陈皮 12g，猫爪草 15g，甘草 6g。中药配方颗粒 15 剂，每日 1 剂，水冲服，分 2 次服。

2019 年 4 月 6 日二诊：患儿扁桃体较前稍有改善，仍夜眠打鼾，晨起咳嗽，咽部不适，大便服药期间正常。舌质红，苔白厚腻，脉滑数。咽充血，扁桃体 Ⅱ～Ⅲ度肿大。双侧颈部仍可触及多发肿大淋巴结。

处方：上方去菊花、防风，加皂角刺 10g、玄参 10g、浙贝母 10g、穿山甲 6g、夏枯草 10g、昆布 10g。中药配方颗粒 15 剂，每日 1 剂，水冲服。

2019 年 4 月 21 日三诊：服上药后患儿扁桃体较前明显缩小，左侧介于 Ⅰ～Ⅱ度，右侧小于 Ⅰ度肿大，未觉咽部不适。

处方：上方继服 15 剂后停药。

同时嘱清淡易消化饮食，控制高蛋白、高热量食物的摄入量。1 个月后复诊：双侧扁桃体小于 Ⅰ度，无不适。

按语：随着人们生活水平的提高，很多孩子平素过多摄入高蛋白食物，积而化热，热邪循经上攻咽喉，而致扁桃体发炎肿大、化脓，每次热退即停药，未彻底治疗，喉核局部的余毒未清，热盛毒蕴所致的瘀阻未通、痰结未消，致使喉核脉络郁阻，气血壅滞，形成慢性扁桃体炎。毒邪内蕴，痰结血瘀是其基本的病理机制，毒邪内蕴致痰结血瘀，痰结血瘀使内蕴毒邪不易清除，形成恶性循环。治法宜清热解毒利咽、活血散结并用，清除热毒是治本，活血、散结是治标，亦是治疗喉核肿大的重要法则，热去则无伤阴之源而阴自复。本案初诊以银翘散为底方，方中金银花、连翘、菊花、牛蒡子、黄芩清热解毒利咽；鱼腥草、蒲公英解毒散结；猫爪草散结消肿；防风祛风，陈皮化痰，桔梗、甘草取桔梗甘草汤之意。二诊，患儿外邪已解，去防风、菊花，方中加皂角刺、玄参、浙贝母、穿山甲、夏枯草、昆布等诸药，乃笔者经验用药，专为本病而设，穿山甲、浙贝母、夏枯草、昆布皆有散结作用，其中穿山甲散结作用最效，《本草从新》谓其"专能行散，通经络，达病所"。《医学衷中参西录》曰："穿山甲……其走窜之性，无微不至，故能宣通脏腑，贯彻经络，通达关窍，凡血凝血聚为病，皆能开之。"穿山甲善治咽喉肿痛，取其走窜之性，直达病所，活血散结，解毒败毒之功，药证相合，为主药。昆布对慢性扁桃体局部瘢痕形成者用久有软坚散结消痕之功。诸药合用，切合病机，守方缓图月余而效。然，"欲伏其所主，必先其所因"，患儿症状改善后仍需控制饮食，否则仍会复发。

第四节　鼻　鼽

鼻鼽是以鼻塞、流黄浊涕或清涕或绿涕，质稀或脓性、喷嚏等为主要临床表现的鼻部疾病，为临床上较为常见或多发的疾病，可常年发病，也可呈季节性发作，内因责之于脏腑、卫气营血功能失调，外因责之于感受时令之邪，内外病因互相影响而致鼻病。西医的过敏性鼻炎，又称变应性鼻炎，指机体暴露于变应原后主要由 IgE 介导的鼻黏膜非感染性慢性炎性疾病，属中医"鼻鼽"范畴。临床上儿童哮喘、支气管扩张、腺样体肥大、上气道咳嗽综合征等疾病都与其相关，也是这些疾病反复发作的宿根。本病经过积极防治，可有效地控制症状，但容易复发，故需嘱咐患者保持环境卫生，避免或减少粉尘、花粉及过敏原的刺激。

"鼻鼽"又称"鼽嚏"，现代医家对鼻鼽的明确的定义是：以突然和反复的鼻痒、鼻塞、喷嚏、流清涕、鼻腔黏膜苍白肿胀为特征，多因肺、脾、肾虚损，感受风寒或异气，以及异物外袭而诱发。"鼽嚏"二字最早出现在西周《礼记·月令》中："季秋行夏令，则其国大水，冬藏殃败，民多鼽嚏。"但对于其病名并未详细阐释，直至金元时期，刘完素在《素问玄机原病式》曰"鼽者，鼻出清涕也。嚏者，鼻中因痒而气喷作于声也"，逐渐明确了"鼻鼽"的病名。自《黄帝内经》以来，关于鼻炎的病因认识有二：其一是虚寒致病论，如隋代《诸病源候论·卷二十九·鼻涕候》曰："津液涕唾，得热则干燥，得冷则流溢不能自收。肺气通于鼻，其脏有冷，冷随气入乘于鼻，故使津涕不能自收。"提出寒邪致病的观点。其二是火热致病论，刘完素在《素问玄机原病式》曰："鼽者，鼻出清涕也。夫五行之理，微则当其本化，甚则兼其鬼贼……以火炼金，热极而反化为水，及身热极则反汗出也……经曰：鼻热者出浊涕。凡痰涎涕唾稠浊者，火热极甚，销烁致之然也……"

【临证经验】

鼻鼽的发病，大致分为内因和外因两部分，内因多为脏腑功能失调，外因多为外邪侵袭鼻窍而致。

（一）急性期祛风通窍活血

鼻鼽急性发作期，患儿多因外感风寒、异气之邪侵袭鼻窍，临床以风寒滞肺或肺经郁热较为多见。治疗以祛邪为主，采用散寒通窍、清宣肺气之法，常用的方剂有香苏散、过敏煎、苍耳子散等。同时由于外邪袭肺，肺朝百脉，肺与血液循环有关。许多患儿病情反复发作，病程缠绵，鼻塞日益加重，检查可见鼻黏膜淡紫或暗紫，肿胀明显，舌质偏暗，舌下静脉迂曲，为病程日久兼瘀血所致，临证可加活血之品，如桃仁、红花、川芎、当归、丹参等活血调经通窍；也有患儿头胀、头痛，检查发现鼻黏膜充血明显，可加用牡丹皮、赤芍、葶苈子等凉血泻火之剂。

（二）缓解期补肺健脾益肾

缓解期辨证时需明确患儿的正气虚损和邪气盛衰的程度。由于疾病缠绵日久，临床多表现为正虚邪恋，正虚多责之于肺、脾、肾。肺开窍于鼻，外合皮毛，主一身之气，肺气亏虚，卫表不固，腠理疏松，风气乘虚而入，鼻窍为之不利。故鼻鼽缓解期重在益肺气、固表卫，肺气得充，腠理致密，风邪不得侵入，则鼻鼽不会发作，笔者临证多予玉屏风散或桂枝汤加减。脾为肺之母，母和则子安，且脾为气血生化之源，脾虚气血无以生化，则肺气也虚，鼻失濡养；脾气虚弱，运化失司，津液敷布不利，水湿上犯鼻窍则有鼻塞重，鼻涕多，倦怠乏力，食少便溏，舌淡，苔白，脉濡弱，治以健脾益气升阳为主，补中益气汤主之。肾为气之根，肾气不足则纳气无力，气耗散于外，上越鼻窍，故临证可适当加入补肾药物，如山茱萸、仙鹤草之类，或选用金匮肾气丸；肾阳不足者以温补肾阳、通利鼻窍之法。若复感外邪，则参照发作期的方法在扶正的基础上进行祛邪治疗。

【典型医案】

1. 鼻鼽（肺经郁热）

李某，男，5岁。2018年4月5日初诊。

代主诉：晨起喷嚏、流涕半年。

现病史：患儿半年前晨起喷嚏、流涕，伴咳嗽，咯痰，遇冷空气或刺激性气味后症状加重。刻下症：鼻痒，喷嚏，咳嗽，咯痰，四肢及腰背部皮肤可见散在湿疹，大便偏干，小便正常。

体格检查：舌红，苔薄白，脉浮数。全身皮肤可见散在湿疹。咽充血，双侧扁桃体Ⅰ度肿大。听诊双肺呼吸音稍粗，未闻及明显干湿性啰音。心腹查体未见异常。

诊断：中医诊断：鼻鼽（肺经郁热）。

　　　西医诊断：过敏性鼻炎。

治法：清宣肺气，通利鼻窍。

处方：过敏煎合苍耳子散加减。

用药：银柴胡10g，黄芩10g，防风6g，牡丹皮10g，五味子6g，乌梅6g，苍耳子6g，地龙10g，杏仁10g，川贝母10g，仙鹤草10g，百部10g。7剂，每日1剂，水煎服。

2018年4月12日二诊：服药后，鼻部症状明显减轻，咳嗽消失，湿疹处仍瘙痒。咽略痛，扁桃体较前缩小，舌象如前。

处方：上方去杏仁、川贝母、仙鹤草、百部，加地肤子10g，白鲜皮10g，薄荷（后下）6g，白芷6g。7剂后，病愈。

按语：本案患儿鼻鼽反复发作，与其脏腑虚损、卫表不固、正气不足有关。而过敏原是本病的始发因素，有效地控制过敏原是减轻症状的首要措施。中医针对这个特点，采用"祛风脱敏"法治疗，以著名老中医祝谌予"过敏煎"为基础方，同时配合《济生方》中苍耳子散加减化裁。方中银柴胡、防风、地龙、牡丹皮有很强的抗过敏功效；苍耳子散风通窍；佐以五味子、乌梅和营止涕；杏仁、贝母止咳化痰；仙鹤草、百部敛肺降气。上方共奏益阴敛肺、祛风通窍之功。过敏煎具有御卫固表、抗过敏、增强机体免疫力的功效，苍耳子散通鼻窍、抗过敏，过敏煎与苍耳子散联合用药，既可增强机体的免疫力，又可以改善鼻塞、鼻痒等症状，达到了治疗过敏性鼻炎的目的。二诊时咳嗽已愈，去敛肺止咳之品，加地肤子、白鲜皮、薄荷、白芷以增强祛风止痒之力。

2. 鼻渊（营卫不合）

计某，男，3岁。2017年3月16日初诊。

代主诉：鼻塞、流涕15天。

现病史：患儿15天前受凉后出现鼻塞、流涕、喷嚏，无发热，偶有咳嗽，有痰，无喘息，自行口服感冒颗粒后效欠佳，病情持续，未明显缓解，遂来就诊。刻下症：鼻塞，鼻痒，抠鼻子，喷嚏，时发时止，休作有时，纳一般，自汗出，小便清长，大便正常，指纹浮红。

体格检查：舌质淡，苔白，指纹浮。无鼻黏膜苍白，咽无充血。双侧扁桃体未见肿大。心肺腹查体未见异常。

辅助检查：血常规：嗜酸性粒细胞百分比5%，余均正常。

诊断：中医诊断：鼻渊（营卫不合）。

西医诊断：鼻炎。

治法：滋阴和阳，调和营卫。

处方：桂枝汤加减。

用药：桂枝9g，芍药6g，生姜6g，炙麻黄3g，细辛3g，辛夷6g，蝉蜕6g，僵蚕6g，荆芥6g，防风6g，苍术6g，大枣3枚，甘草3g。4剂，中药配方颗粒，一剂分4份，一次1份，每日3次，水冲服。嘱清淡饮食。

2017年3月22日二诊：病情好转，诸症明显减轻。

效不更方，继服5剂，水冲服。

予医嘱：清淡饮食，避风寒。

2017年3月29日三诊：诸症缓解。

处方：继服黄芪、白术、五味子、防风、白芍、川芎、甘草调理1周，随访病情稳定。

按语：本案患儿感外邪后，出现鼻塞、喷嚏诸症，结合自汗出、舌质淡、苔白、指纹浮，辨证属营卫不和。太阳中风，卫强营弱，营卫失调，而肺主气属卫，心主血属营，营卫或心肺不合，则鼻为之不利，营卫瘀滞，法则滋阴合阳，调和营卫。治疗予桂枝汤加减，以滋阴和阳，调和营卫。方中：桂枝辛温发散，温通卫阳；芍药酸苦微寒，滋阴合营，二药相合调和营卫。炙麻黄、细辛、辛夷、苍术宣通鼻窍止涕；生姜助桂枝温散腠理；大枣佐芍药滋阴养营；蝉蜕、僵蚕祛风止痒；荆芥、防风、黄芪、白术、五味子益气固表止汗，防邪气入里。本方辛甘化阳助卫阳，酸甘化阴滋营阴，而达营卫调和。近年来中医药在鼻炎的治疗上的优势凸显，应当注意辨证用药，才能显现其疗效。

第五节　咳　嗽

　　咳嗽是以咳嗽主症命名的小儿肺系常见病症。咳以声言，嗽以痰名，有声有痰谓之咳嗽。咳嗽可分为外感咳嗽与内伤咳嗽，由于小儿肺常不足，卫外不固，很容易感受外邪引起发病，故临床上以外感咳嗽为多见。对于乳儿在生后百天内发生的咳嗽，被古人称为"乳嗽"或"胎嗽"。本病一年四季均可发生，冬春季节多见，在季节变换及气候骤变时更易发病，小儿年龄越小，患病率越高，症状越重。西医学的支气管炎、慢性咳嗽属本病范畴。其大多预后良好，若治疗不当，调护失宜，可反复迁延；若邪未去而伤正入里，病情加重可转为支气管肺炎。

　　早在《内经》中就已有对咳嗽的病因论述，并指出"五脏六腑皆令人咳，非独肺也"。认为咳嗽的病变在肺，又可涉及五脏六腑。《金匮要略》中论述痰饮可引起咳嗽，提出"病痰饮者，当以温药和之"的治疗原则，其中小青龙汤、苓甘五味姜辛汤、苓桂术甘汤等方至今仍被广为使用。《小儿药证直诀》将咳嗽分为"肺盛"和"肺虚"两类，总结出了"盛则下之，久则补之，更量虚实，以意增损"的治咳大法。《幼科金针》指出小儿咳嗽的转归，并在治疗方面提出了"风则散之"的法则。近年来中医对小儿咳嗽的研究不断深入，从中医证的研究到病证结合的研究，从经方验方研究到中药新药的研究，从临床治疗经验研究到实验室的中药治疗咳嗽疗效机制研究均有涉及。

【临证经验】

（一）辨证调和脏腑

　　中医讲究辨证论治，重视脏腑之间的协调，这是中医的整体观念，也是中医治疗疾病的特色，所以治疗咳嗽，不仅要重视肺脏，更要重视五脏六腑的病理改变，加以调整，使之致"和"，正如《素问·咳论》提到的"五脏六腑皆令人咳，非独肺也"。特别是五脏六腑之中，肺脏之咳及肺气上逆作咳与肝胃（大肠）关系密切，平肝降胃（大肠）与降肺气有协调作用，可明显增强治疗效果。肝肺可相互影响，"肝逆则诸气皆逆"，肝气上逆犯肺，使肺气不得肃降而咳，所谓"木叩金鸣"，故临证常佐钩藤清肝热、平肝逆，以增强紫菀、款冬花降肺止咳功效。胃肺相邻，共同出入呼吸门户，肺胃又同主降，胃气上逆亦可循经影响肺气上逆；且肺与大肠相表里，肺气以降为顺，腑气通则肺气降，肺气降则咳嗽平。《内经》有"手太阴之脉，起于中焦，下络大肠，还循胃口，上膈属肺"及"肺咳不已，则大肠受之"的记载，说明肺、胃、大肠之间在部位上以经络相互联系，病理上相互影响，验之临床，确有互彰互显、画龙点睛之效。笔者临证治疗咳嗽时擅用炙枇杷叶，《新修本草》有炙枇杷叶"主咳逆不下食"、《别录》有"疗卒喘不止，下气"的记载。炙枇杷叶味苦，性平，不但可降胃（大肠）之气以协助降肺气，又可化痰止咳，实有一举双得之妙。现代研究表明：枇杷叶中含苦杏仁苷，能镇痛、镇咳、祛痰、平喘、抗炎、抗菌、抗病毒。另外，若患儿大便干燥，多酌加大黄以降气通腑，腑气通则肺气自降，咳嗽易已。

（二）望诊重视望咽

临证辨治小儿咳嗽时必做咽部望诊。起病时外邪侵袭，上先受之，经口鼻而入，咽部首当其冲，并常为容邪之所；饮食不节，郁热内生，亦随经络上犯咽喉；咳嗽迁延不愈，小儿可伴咽红肿等体征，但多不能描述咽痒、咽干、咽痛等自觉症状。故在临床上将咽部望诊作为一项常规望诊项目，以咽部望诊为主辨治小儿咳嗽，与舌诊、脉诊（指纹望诊）互参，而非见咳止咳，临床取得了较好的疗效。咽部望诊经验如下。

咽部望诊可知邪之有无及多寡，病性之虚实寒热，有无津液亏虚或痰浊内盛。一般而言，咽部望诊主要望色泽、形态变化及有无脓点、假膜等。色红泽鲜者，不论外感、内伤，不论哪一脏腑病变，皆提示有邪热存在，包括外感热邪和内生热邪；而色泽不鲜者，多不从邪热考虑；咽部鲜红伴扁桃体肿大者多考虑热毒夹瘀夹痰；咽部色淡者，多从虚考虑；若咽部暗红，扁桃体肿大则考虑虚中夹瘀。

对于急性小儿咳嗽而言，咽腭弓及扁桃体呈颜色鲜红者，以外感初起风热表证多见；咽峡黏膜、咽后壁充血明显而呈深红色者，为表热较甚或热郁入里，属肺胃热盛；颜色越深，热邪越盛，若整个咽部和扁桃体严重充血而呈红赤色（或深红色）者，为内热炽盛；扁桃体肿大超过软腭弓甚至接近悬雍垂，红肿疼痛甚或化脓者，为热毒炽盛，上攻咽喉所致。此外，还可以通过咽部望诊了解有无津液耗伤，如热性病咽部分泌物多而呈润滑状者，多为热未伤津；若咽部分泌物少或无分泌物而呈干燥状，或伴有口唇干燥者为热已伤津。对于慢性疾病或体虚患儿而言，通过咽部望诊则可了解病性虚实，如咽部无充血而呈淡红或淡白者多为虚寒证，颜色越淡则虚寒愈甚；小儿咳嗽多为肺、脾、肾三脏亏虚，若患儿咳嗽迁延不愈，咽部色暗红者，多为肺胃阴虚。若虚证分泌物多如丝状外溢，或分泌物黏稠，或呈痰涎状者，多为痰湿内蕴。若咽后壁黏膜不光滑，或伴有结节状的淋巴滤泡增生者，多见于慢性咳嗽或慢性咽炎。

咽部望诊为儿科临床常用诊疗技术，常能为儿科疾病的诊断提供重要线索，提供早期诊断的客观指标，提供辨证的可靠依据，非但外感咳嗽，紫癜及肾病的辨治过程中也可结合咽部望诊进行辨证。

【典型医案】

1. 咳嗽（肺阴亏虚）

李某，女，8岁。2018年12月14日初诊。

代主诉：反复咳嗽1月余。

现病史：1个多月前患儿受凉后出现发热，咳嗽，至当地诊所输液（用药不详）治疗3天后热退，仍反复咳嗽，表现为阵发刺激性咳嗽，夜间咳嗽较多，有痰未咳出；当地诊所先后予阿奇霉素、肺力咳等口服治疗至今，症状未见明显缓解，仍咳嗽，表现为阵发刺激性咳嗽为主，有痰，不易咳出，夜间、晨起及活动后加重，遂来就诊。刻下症：阵发性咳嗽，干咳痰少，痰黄而黏，咽干口渴，鼻塞声重，无流涕，无发热，无喘息，纳一般，大便偏干，小便正常。

体格检查：舌质红，苔少，脉细数。咽轻度充血，扁桃体Ⅰ度肿大。听诊双肺呼吸音粗，未闻及干湿性啰音。心腹查体未见明显异常。

辅助检查：血常规：白细胞 7.1×10^9/L，血红蛋白 126g/L，血小板 216×

10^9/L，中性粒细胞百分比 62.3%，淋巴细胞百分比 28.6%，C 反应蛋白 6.8mg/L；肺炎支原体阴性；胸部正位片：双肺纹理增粗紊乱，提示支气管炎改变。

诊断：中医诊断：咳嗽（肺阴亏虚证）。

西医诊断：慢性咳嗽，咳嗽变异性哮喘？

治法：养阴润肺，兼清余热。

处方：沙参麦冬汤加减。

用药：麦冬 10g，南沙参 10g，桑白皮 10g，地骨皮 6g，枇杷叶 6g，款冬花 10g，炙麻黄 6g，杏仁 10g，五味子 6g，生白芍 10g，黄芩 10g，鱼腥草 15g，炙甘草 6g。6 剂，每日 1 剂，水冲服。

2018 年 12 月 20 日二诊：偶咳，舌红，苔薄白，纳食转好，大便正常。肺部听诊未见异常，嘱停药观察。随访 2 周，无反复。

按语：患儿感受外邪，邪热稽留，热伤肺津，阴液受损，阴虚生热，损伤肺络，而致久咳不止。依据其干咳痰少，痰黄而黏，咽干口渴，结合咽部望诊及舌脉，辨为肺阴亏虚证。治以养阴润肺，兼清余热，选用沙参麦冬汤加减。方中南沙参、麦门冬养阴清热润燥；桑白皮、地骨皮清泻肺中伏热；枇杷叶、款冬花、杏仁降气止咳；咳嗽日久，辅以五味子敛肺止咳，白芍敛阴合营；痰黄而黏，不易咳出，予黄芩、鱼腥草以清热化痰；鼻塞声重，予麻黄解表宣肺，与杏仁、甘草配伍，有"三拗汤"之意。全方立足于"宣""降""清""养"四法，宣散敛降并施，养阴清肺并举，标本兼顾，使肺阴得益、肺体得养，肺之宣降如常，则咳逆自平。本案患儿为慢性咳嗽，临床辨证需谨慎，要结合病因及四诊资料，明确病机所在，方能遣方选药，切中病机，效如桴鼓。临证切记不可见咳止咳，落入辨病治疗的窠臼，否则咳必不止。

2. 咳嗽（脾虚痰盛，肺失宣肃）

张某，男，6 岁。2015 年 5 月 22 日初诊。

代主诉：反复咳嗽 40 余天。

现病史：患儿 40 余天前受凉后开始出现咳嗽，无发热、无流涕，当地医院先后予阿奇霉素、头孢克肟及止咳化痰类中成药口服，患儿咳嗽迁延不愈。1 周前，查肺功能示"轻中度阻塞性呼吸功能障碍"，过敏原点刺提示"螨虫、牛奶、鸡蛋等过敏"，诊断为"咳嗽变异性哮喘"，加布地奈德、沙丁胺醇雾化吸入，并予孟鲁司特钠咀嚼片口服治疗，患儿咳嗽稍有好转，但仍咳嗽，有痰，活动后加重，遂来就诊。刻下症：夜间及晨起咳嗽明显，活动后咳嗽加重，咽痒，稍鼻塞，无流涕，无发热，纳一般，大便偏干，小便正常。

辅助检查：血常规示：白细胞 $6.9 \times 10^9/L$，中性粒细胞百分比 49.7%，淋巴细胞百分比 47.2%；肺炎支原体阴性。

体格检查：舌淡，苔白厚，脉弦滑。咽无充血，扁桃体无肿大。肺部听诊呼吸音粗，未闻及喘鸣音。心腹查体未见异常。

诊断：中医诊断：咳嗽（脾虚痰盛，肺失宣肃）。

西医诊断：咳嗽变异性哮喘。

治则：补益肺脾，止咳化痰。

处方：通宣理肺汤加减。

用药：党参 6g，白术 6g，茯苓 6g，橘红 6g，姜半夏 6g，炙甘草 3g，桔梗 6g，枳壳 4.5g，杏仁 6g，桑白皮 9g，砂仁 3g，苏叶 3g，炒僵蚕 9g，蝉蜕 6g。4 剂，中药颗粒，开水冲服。

2015 年 5 月 27 日二诊：患儿咳嗽明显减轻，偶咳，痰少，无流涕，无咽痒等不适，纳食仍欠佳，二便正常。舌质淡，苔白稍厚。

调整处方：去炒僵蚕、蝉蜕、苏叶，继服 4 剂，诸症痊愈，停药。

按语：本案患儿病初外邪侵袭肺卫，肺气失宣而致咳嗽，病久则正虚邪恋，或因先天禀赋不足，肺脾气虚致宿痰隐伏，复感风寒郁于肺，气不布津，聚液生痰，痰气搏结，壅阻气道，肺失宣降而致本病发作。结合舌脉，辨证属脾虚痰盛，肺失宣肃，治以补益肺脾，止咳化痰。方选通宣理肺汤加减。方中党参、白术益气健脾；紫苏叶辛温宣肺，发散风寒；桔梗宣通肺气止咳；半夏、橘红、茯苓、甘草燥湿化痰；枳壳、杏仁、砂仁行气消痰；桑白皮清宣肺气；僵蚕、蝉蜕祛风止咳。诸药合用，共奏通宣理肺之功效。二诊时已无表证，咳嗽减轻，故去苏叶、僵蚕、蝉蜕之品。

迁延不愈最常见的邪气就是肺脾气虚、三焦气化不利而产生的痰浊、痰湿。邪气郁阻于中上二焦，三焦通调水道和运行元气的功能失调，而致肺失宣肃，咳嗽迁延或稍愈又作。因此，小儿咳嗽变异性哮喘的治疗根本在于调畅三焦气机和调节津液代谢两个方面，恢复三焦升降。

第六节　肺炎喘嗽

肺炎喘嗽是小儿常见的肺系疾病之一，以发热、咳嗽、气促、痰鸣为主要临床特征，严重时可出现张口抬肩、呼吸困难、颜面口唇发绀等症状。本病一年四季均可发生，但多见于冬春季节，因冬春二季气候变化较大，小儿体质娇弱，卫外不固，适应能力差，易感受外邪而发病。发病多见于3岁以下婴幼儿，且年龄愈小，发病率愈高，病情容易加重及发生变证。西医学中的小儿肺炎属于本病范围，本病若治疗及时得当，一般预后良好；若发生变证则病情危重，易出现心肌炎、中毒性脑病及急性呼吸衰竭等并发症，尤其是新生儿、早产儿、低体重儿。在营养不良、佝偻病、先天性心脏病、原发性免疫缺陷病等基础疾病上并发肺炎，则预后较差。

《内经》中所述"喘鸣肩息""肺风""肺痹""上气"等病可以说是肺炎喘嗽症状的较早论述。《小儿卫生总微方论》指出的"鼻青孔燥烈""鼻干无涕"是小儿重症肺炎的表现之一。《伤寒论》所创立的麻杏石甘汤现在仍是治疗肺炎喘嗽的最常用方剂之一；在唐宋以前对小儿肺炎喘嗽大多以"喘鸣""肺胀"命名，至清代谢玉琼《麻科活人全书》所描述的麻疹病程中出现肺闭喘嗽症状即是麻疹合并肺炎，"肺炎喘嗽"这一病名才被提出并沿用至今。肺炎喘嗽的病因可从两方面概括，外因责之于感受风邪，或由其他疾病传变而来，内因责之于小儿形气未充，脏腑娇嫩，卫外不固。病位在肺，常累及脾，重者可内窜心肝，临床也不可忽视。

【临证经验】

基于小儿特有的生理病理特点，要重视小儿肺病初期的关键病机——热饮阻肺。痰饮是三焦气化不利、水液在体内运化输布失常、停积于某些部位的一类病症。在隋唐以前，痰与饮无明显区别，直至宋代杨士瀛《仁斋直指方》将痰饮分而为二，认为稠浊者为痰，清稀者为饮。自此以后，医家多宗其说。痰饮之间是可以转化的，一般多是饮邪形成在先，后经热邪的蒸炼煎熬化为痰邪，即炼饮成痰；或经寒邪凝聚固化为痰邪，即凝饮为痰。由此可知，饮邪的性质为清稀而淡，多出现在疾病的初期。小儿肺病初期，咳唾清稀，且肺部听诊多为湿啰音（水泡音），符合中医"清稀者为饮"的认识，笔者结合肺病初期饮成在先的经验，可知饮邪阻肺为小儿肺病的病机关键，而小儿肺病饮证热饮证居多，正如喻嘉言曾云"究竟饮证，热湿酿成者多，寒湿酿成者少"。热饮阻肺是小儿肺病初期病机关键。

饮邪，是由阳气虚弱，气不化津，津凝而成，据其留伏的部位不同，而症见各异。《内经》仅有"水饮"和"积饮"的记载，东汉张仲景在《内经》理论的基础上首创"痰饮"病名，将其分为"痰饮、溢饮、悬饮、支饮"四大类。饮又据其病因和脉证分为寒饮和热饮，因"寒饮易知，热饮难晓"（程门雪），故医者多只见饮之寒而忽视饮之热。其实，关于热饮，古代医家早有论述。喻嘉言曰："饮因于湿，有热有寒。"《温病条辨》云："喘咳息促，吐稀涎，脉洪数，右大于左，喉哑，是为热饮。"尤在泾在注解五苓散中曰："热渴饮水，水入不能已其热，而热亦不能消其水，于是水与热结。"

小儿脏腑娇嫩，形气未充，肺（脾）常不足，阳气素虚，水易成饮，一旦生病，家长及医生多喜用寒凉之药以清热，而惧投温热之剂以温化，致使阳气更虚，久之患儿阳气内虚之本渐成。与患病治疗相反，小儿平素饮食嗜食辛辣厚味，甚则投以温热补品，或将养过暖，日久热邪内蕴之标形成。简言之，导致小儿肺病热饮证形成的机制有三：其一，寒饮初起，郁而化热。肺为水之上源，小儿肺常不足，通调失职，水停为饮，郁而化热，或与素体之热邪相结，发为热饮。其二，肺素寒饮，复感外邪。素有寒饮伏肺，复感外邪，入里与饮邪相加，即成热饮。其三，饮热互结，上凌肺府。小儿脾常不足，运化失司，水饮内聚，或引饮过度，水饮不化，热饮互结，上凌肺府，热饮自生。综上，热饮证本质为本虚标实，阳虚为其本，热蕴为其标，阳虚则水湿失于温化，饮邪自生，进而与热邪互结，阻于肺府，肺失于宣肃，而成肺病。

【典型医案】

1. 肺炎喘嗽（风热闭肺）

赵某，男，6岁。2018年2月2日初诊。

代主诉：发热、咳嗽4天。

现病史：4天前患儿开始发热，体温38℃，咳嗽轻，至我院门诊就诊，查血常规：白细胞 $10.7×10^9$/L，中性粒细胞百分比70.6%，淋巴细胞百分比21.6%，血红蛋白122g/L，血小板 $416×10^9$/L，予回春颗粒、小儿豉翘清热颗粒、退热合剂等口服，热不退，咳嗽渐加重，遂来就诊。刻下症：发热，中低热为主，咳嗽，有痰，无喘息，无流涕，纳差，大便偏干，小便黄。

体格检查：舌质红，苔白厚，脉浮数。咽充血明显，三凹征阴性，双侧扁桃体未见肿大。听诊双肺呼吸音粗，未闻及干湿性啰音。心腹查体未见明显异常。

辅助检查：胸部正位片：双肺纹理增粗紊乱，沿肺纹理走行，可见少许淡片状渗出影，符合支气管肺炎（轻度）改变。

诊断：中医诊断：肺炎喘嗽（风热闭肺）。

西医诊断：支气管肺炎。

治法：清热宣肺，止咳化痰。

处方：麻杏石甘汤加减。

用药：麻黄6g，杏仁10g，生石膏15g，柴胡9g，黄芩10g，桑白皮10g，前胡10g，浙贝母10g，清半夏6g，海浮石15g，丹参10g，陈皮9g，炙甘草6g。2剂，分3天9次，水冲服。

2018年2月5日二诊：热已退，仍咳嗽，表现为阵发刺激性咳嗽，有痰，无喘息，咽充血明显，肺部听诊无异常。舌质淡，苔白厚，脉浮数。

处方：上方去生石膏，加射干6g，煅蛤壳7.5g。2剂，分3天9次，水冲服。

2018年2月8日三诊：偶咳，无发热，无流涕，查体无异常。

处方：儿科散剂：二陈止嗽颗粒6g，顿咳颗粒6g，消积健脾颗粒6g。2剂，每日1剂，分三次冲服。

随诊无异常，停药。

按语：本案患儿外感风热，郁闭肺络，肺气失宣而致发热、咳嗽，为肺炎喘嗽风热闭肺证，已经解表，体热不退，咳嗽明显，痰多，符合"汗出而喘，无大热者，麻黄杏仁甘草石膏汤主之"论述，故方选麻杏石甘汤为基础方加味，加柴胡、黄芩有小柴胡汤之意，二者一升一降，解表清热，畅通气机；桑白皮、前胡、浙贝母、海浮石清肺热化痰；陈皮、半夏降气化痰；丹参活血而补益心肺；甘草调和诸药。全方共奏清解肺热，止咳化痰之效。二诊，热退去石膏，以防寒凉伤胃。三诊，诸症好转，予儿科散剂化痰消积，顾护脾胃。

支气管肺炎轻症，属中医肺炎喘嗽病范畴，中药辨证治疗效果好，本案患儿病情相对较轻，用药先以经方入手，切合病机，取效迅速；但小儿为稚阴稚阳之体，且年幼，服药较为困难，症状好转后，二诊、三诊及时调整处方，一则防寒凉之药伤阳气；二则顾护脾胃，处方基本为善后处理，体现了笔者处方轻巧灵活，重视顾护脾胃的用药特点。

2.肺炎喘嗽（毒热闭肺）

秦某，女，6岁。2012年11月6日初诊。

代主诉：咳嗽伴高热4天。

现病史：患儿4天前因受凉后出现咳嗽，少痰，流涕，发热，体温39.2℃，至当地社区医院予青霉素、利巴韦林等静脉滴注治疗3天，仍持续高热不退，遂收住入院。刻下症：咳嗽气促，喉中痰鸣，高热不退，面色红赤，小便短赤。

体格检查：体温40.2℃，心率140次/min，呼吸25次/min。舌红、苔黄，脉洪数。精神差，三凹征阴性。心音尚有力。咽充血，双肺可闻及大量中细湿啰音。肝脾肋下未触及，脑膜刺激征、病理征均为阴性。

辅助检查：血常规：白细胞$8.6×10^9$/L，红细胞$4.8×10^{12}$/L，血红蛋白119g/L，血小板$168×10^9$/L，中性粒细胞百分比56%，淋巴细胞百分比44%；血及痰液细菌培养均（－）；肺炎支原体IgM（－）；胸部正位片：支气管肺炎改变。

诊断：中医诊断：肺炎喘嗽（毒热闭肺）。

西医诊断：支气管肺炎。

治法：清热解毒，泻肺开闭。

处方：麻杏石甘汤合黄连解毒汤加减。

药物：麻黄9g，杏仁9g，生石膏30g，黄芩12g，黄连6g，黄柏9g，栀子12g，浙贝母9g，蒲公英15g，鱼腥草15g，甘草6g。2剂，每日1剂，水煎，分3次温服。

2012年11月8日二诊：患儿仍高热不退，咳嗽气促，喉中痰鸣，小便短少，唇燥而干，精神萎靡，烦躁不安，舌质红、苔黄厚腻，脉数有力。双肺仍可闻及固定中细湿啰音。

处方：上方加芦根30g、钩藤15g。2剂，煎服法同前，加服安宫牛黄丸（北京同仁堂），每次半丸，每日3次。

2012年11月11日三诊：患儿体温渐降至36.2～36.8℃，咳嗽痰鸣减轻，精神转佳，神情安宁，舌质红，苔薄黄，脉滑数。双肺仅可闻及少量湿啰音。

处方：停服安宫牛黄丸，继以桑白皮汤合二陈汤加减。

用药：桑白皮10g，地骨皮10g，大青叶15g，鱼腥草15g，姜半夏10g，杏仁10g，浙贝母10g，黄芩10g，麦冬10g，北沙参10g，陈皮10g，茯苓10g，炙甘草5g。6剂，每日1剂，水煎服。

按语：肺炎喘嗽毒热闭肺证在临床表现最为严重，其病机为热毒炽盛，毒热闭肺，可内陷厥阴，逆传心包，心阳虚衰，易致中毒性脑病、惊厥、休克、心力衰竭等严重并发症，正如《温热论》所言："温邪上受，首先犯肺，逆传心包。"本案患儿高热持续不退，精神萎靡，烦躁不安，热毒炽盛，邪热鸱张，有内陷心包之虞，故二诊在热邪尚未传入心包之际，以麻杏石甘汤合黄连解毒汤清热解毒、泻肺开闭的同时，及时果断应用安宫牛黄丸清热开窍，解毒豁痰，以防邪陷心包，避免了其他并发症的发生。安宫牛黄丸为吴鞠通《温病条辨》方，是治疗温热病热邪内陷心包的"三宝"之一，由牛黄、郁金、犀角、黄连、栀子、雄黄、黄芩、珍珠、冰片、麝香组成，主治温病高热、神昏、中风、口眼歪斜、筋脉牵引、痰涎壅盛等证。药理研究证明，安宫牛黄丸具有明确的解热、镇静作用，对各种原因引起的昏迷均具有复苏及脑保护作用，能明显对抗惊厥和降低死亡率。有实验证明，安宫牛黄丸对细菌内毒素引起的家兔发热有明显的解热作用。笔者在临床上常将安宫牛黄丸用于具有热、痰、惊、厥等证候的儿科急危重症，临床效果显著。三诊时患儿已无发热，诸症已减，继予桑白皮汤合二陈汤清肺降气，化痰止嗽巩固善后。

3. 肺炎喘嗽（阴虚肺热）

王某，男，3岁。2017年10月18日初诊。

代主诉：反复发热伴间断咳嗽12天。

现病史：患儿12天前出现发热，体温最高40℃，咳嗽，有痰，无喘息，无寒战，肺部可闻及湿啰音，院外诊断为"肺炎"，经退热、抗感染治疗12天，咳嗽症状缓解，但体温控制不佳，以低热为主，波动在37.5℃左右，遂来就诊。刻下症：低热倦怠，烦躁，时有叹气，呕吐、呃逆，汗出口渴，纳差，小便黄，大便正常。

体格检查：体温37.5℃。舌质淡，苔白，指纹淡红。咽充血。双肺呼吸音粗，可闻及少量痰鸣音，心腹查体未见异常。

辅助检查：血常规：白细胞 $7.64×10^9$/L，红细胞 $4.5×10^{12}$/L，血小板 $138×10^9$/L，中性粒细胞百分比 48%，淋巴细胞百分比 42%；尿常规正常；血沉、C 反应蛋白、抗 O 定量测定均正常；肝肾功能、心肌酶均正常；胸部正位片示：肺纹理粗。

诊断：中医诊断：肺炎喘嗽（余热未清，气阴两虚）。

西医诊断：肺炎恢复期。

治法：益气清热养阴。

处方：竹叶石膏汤加减。

用药：竹叶 12g，石膏 30g，北沙参 12g，麦冬 10g，姜半夏 6g，炙枇杷叶 10g，蜜款冬花 10g，甘草 3g，粳米 15g。4 剂，每日 1 剂，水煎服。

2017 年 10 月 22 日二诊：热退，精神好转，无呕吐、呃逆，仍纳差，舌淡，苔白腻，指纹淡红。

处方：上方去石膏，加陈皮 6g，厚朴 6g，炒苍术 10g。4 剂，以健脾化湿巩固治疗。

2017 年 10 月 26 日三诊：病情缓解，停药观察 3 日，未再次发热，饮食渐增，开始下地玩耍。

按语：发热为儿科临床极常见症状，外感六淫、疫毒之邪，或因情志、劳倦所伤等所致诸种疾病，尤其是各种传染病、时行病、疮疡类疾病，内脏瘅热类疾病均可导致发热。本病案属于肺炎喘嗽恢复期，耗伤气阴，气津两伤，脾胃运化功能失常。笔者予竹叶石膏汤加减，清补并行，清热除烦，复气生津，方症对应。方中竹叶、石膏清热除烦为君；沙参、麦冬益气养阴为臣；炙枇杷叶、蜜款冬花化痰止咳，半夏降逆止呕为佐；甘草、粳米调养胃气为使。诸药合用，使热去烦除，气复津生。二诊，患儿热退后纳差，舌苔白腻为中焦有湿，阻滞气机故也，故予陈皮、厚朴、苍术行气除湿，三药加上甘草即平胃散，诸药合用，使热去烦除，气复津生，胃气调和，恢复脾胃升清降浊功能，诸症自愈。

第七节　哮　喘

哮喘是小儿时期常见的一种反复发作的哮鸣气喘性肺系疾病。以反复发作的喘促气急、喉间哮鸣、呼气延长，严重时不能平卧，张口抬肩，口唇发绀为主要临床表现，初发年龄以 1~6 岁多见。本病包括了西医学所说的喘息性支气管炎、支气管哮喘。本病有明显的遗传倾向。对于一些初发的轻症哮喘，一般积极治疗后都能治愈，对于反复发作的重症患儿，若未能及时治疗，可能会出现肺心病、呼吸衰竭、呼吸骤停及休克等严重并发症而预后较差。

历代文献中均有对哮喘的论述，《内经》中虽无哮喘之名，但已有"上气""喘鸣"等类似本病的记载，如《素问·通评虚实论》曰："乳子中风热，喘鸣肩息者，脉何如？"《金匮要略·肺痿肺痈咳嗽上气病脉证治》中"咳而上气，喉中水鸡声"等即是对哮喘主要症状的描述。《丹溪心法》首次以哮喘作为病名，并提出：轻则以五虎汤，重则葶苈丸治之，若欲断根，当内服五圣丹，外用灸治……仍禁酸咸辛热之物。《幼科发挥·肺所生病》也提出："小儿素有哮喘，遇天雨则发者，苏陈九宝汤主之。如吐痰多者，六味地黄丸主之。历代医家对哮喘的病因病机及辨证论治已有了较多的认识，对后世也有一定的指导意义。本病内因责之于肺、脾、肾不足，痰饮内伏，以及先天禀赋遗传因素，成为哮喘的宿根；感受外邪、接触异物、饮食不慎、情志失调及劳倦过度等均为哮喘的诱发因素。

【临证经验】

笔者认为，哮喘的辨证施治当分两期：发作期以宣肺利气、祛痰平喘为主，缓解期以扶正固本、培元补虚为主，取急则治其标、缓则治其本之意。笔者在哮喘发作期的治疗中，无论寒证热证，均用到麻黄，因肺气为外邪顽痰所郁闭，非麻黄不足以宣肺开其闭。现代药理学研究表明，麻黄的化学结构与肾上腺素相似，可阻止炎性介质的释放，松弛支气管平滑肌，缓解支气管黏膜肿胀，改善通气，但应注意麻黄久服易致心率增快，可增加甘草的剂量以减少其副作用。另外，有明显过敏因素者可选用地龙、僵蚕、钩藤、乌梅、蝉蜕等现代药理研究有抗过敏作用的药物。此外，哮喘是一个慢性疾病，发作次数越多、正气越虚，久之肺脾肾俱虚，宿饮难除，而变生他证，因此在疾病的反复发作中形成了一个恶性循环，临床上，可采用中西医治疗，并结合起居饮食、锻炼、精神心理等综合干预，才能使疗效最佳。

【典型医案】

喘证（外寒内饮兼郁热）

孙某，男，2岁。2018年11月12日初诊。

代主诉：发热伴咳嗽、喘息3天。

现病史：3天前患儿受凉后出现恶寒发热，体温38.0℃，咳嗽，伴喘息、气促，不能安卧，活动后加重，喉间痰声漉漉，咯痰量多，色白质黏，流清涕。外院高分辨肺部CT示"闭塞性细支气管炎伴陈旧性感染"征象，纤维支气管镜检查未见异常，多种抗生素及布地奈德等雾化吸入联合应用，咳喘反复发作。刻下症：神志清，精神稍差，发热，咳嗽，喘息，气促，咯痰量多，色白质黏，流清涕，纳差，便干溲黄。

既往史：既往有反复喘息发作史，8月龄时因重症肺炎曾行机械通气，曾辗转省内多家医院就医。

体格检查：舌红，苔薄黄，指纹浮红。三凹征阳性，咽充血。双肺听诊呼吸音粗，可闻及弥漫性细湿啰音及喘鸣音，呼气相延长。心腹查体未见明显异常。

诊断：中医诊断：喘证（外寒内饮兼郁热）。

　　　　西医诊断：小儿闭塞性细支气管炎。

治法：温肺化饮，清解郁热，化瘀通络。

处方：小青龙加石膏汤加减。

用药：炙麻黄3g，芍药9g，干姜6g，五味子6g，桂枝3g，清半夏6g，细辛3g，炙甘草6g，生石膏20g，炒杏仁6g，僵蚕6g，蝉蜕6g，桃仁6g，炒麦芽、山楂各9g。3剂，每日1剂，水煎，分2次服。

嘱注意预防外感，适量活动，适量饮水。

2018年11月16日二诊：患儿服1剂药后当夜热退身凉，咳嗽、喘息得减，夜卧稍安，稍活动后仍气喘。继服2剂，喘息明显缓解，唯活动后有喘息，纳食增，精神好转，夜卧安。

处方：上方石膏减至15g，干姜减为3g，继服5剂。

2018年11月20日三诊：诸症全消，一如常儿。

处方：上药改为每2日1剂，继服1周后停药。

中成药予至灵胶囊口服以补肺益肾，每次 1 粒，每日 3 次，疗程 3 个月，随访 1 个月，其间咳喘无反复。

按语：本案患儿就诊时喘息、气促明显，既有流清涕、咳痰白黏之外寒内饮之证，又有发热、便干、溲黄之郁热，故辨证属"外寒内饮兼郁热"。笔者认为，凡小儿患痰饮化热之证，皆可用石膏，只是量不同而已，即热著宜量大，热不著宜量小，临证需灵活掌握，运用得当，药证相符方能有利于幼儿疾病恢复。小青龙加石膏汤是仲景治痰饮兼有郁热的著名方剂，全方寒温并用、散敛结合、宣降同施，共奏化痰蠲饮、解表清热、宣肺平喘、活血通络、补肺益肾之功，本案药证相符，故疗效甚佳，如热不著时，可减石膏、干姜、细辛之量。针对本方的临床运用，笔者指出应注意两点：一是凡患饮邪胶着、寒热不著，表现为喘息、气促、喉间痰鸣、吐痰清稀、缠绵难愈者；二是凡有饮邪化热征象，如夹黏痰如丝难咯，或心烦，发热，或舌红，苔厚等，均可投用本方，但应注意药性平衡，不可滥投之。初诊时患儿咳喘反复发作，缠绵不愈，证属肺肾两虚，标实本虚，现标证已除，正气尚虚，故予至灵胶囊口服以补肺益肾，纳气平喘，巩固治疗，以防病情反复。

第二章　心肝系疾病

第一节　夜　啼

夜啼是指婴幼儿入夜啼哭不安，时哭时止，或每夜定时啼哭，甚则通宵达旦，但白天能安静入睡的一种病证。古代儿科医籍中又称为儿啼、躯啼等。多见于新生儿及 6 个月内的小婴儿。新生儿每天需要睡眠约 20 小时，到 1 周岁仍要睡眠 14 ～ 15 小时。足够的睡眠是小儿健康的重要保证。啼哭不止，睡眠不足，生长发育就会受到影响。此外，啼哭又是新生儿的一种本能反应。新生儿乃至婴幼儿常以啼哭表达要求或痛苦。因此，饥饿、惊恐、尿布潮湿、衣着过冷或过热等，皆可引起啼哭。此时若喂以乳食、安抚亲昵、更换潮湿尿布、调节冷暖后，啼哭即止，不属病态。同时啼哭也是婴幼儿时期一种极好的呼吸运动，适量的啼哭有利于婴幼儿的生长发育。只是长时间反复啼哭不止方属病态。反之，新生儿若不哭，伴不动、不吃等，乃是疾病笃重的表现。

本病的中医记载最早见于《颅囟经》及《诸病源候论》，后世医家对本病也有较多论述，如"夜啼有二：曰脾寒，曰心热"，又如"小儿夜啼有数证：有脏寒、有心热、有神不安、有拗哭，此中寒热不同，切宜详辨"。夜啼有轻有重。轻者不治而愈，重者可能是疾病的早期反应。因此在未找到夜啼的原因之前，必须密切观察病情变化，以便做出相应的处理。切勿任其啼哭而耽误病情。诚如《幼科释谜·啼哭》所说："务观其势，各究其情，勿云常事，任彼涕淋。"

【临证经验】

夜啼为儿科特有病种，其发病与小儿的生理病理特点密切相关。本病病因诸多，基本病机为心神不宁，病位在心，关乎五脏。治疗强调首辨轻重缓急，次辨寒热虚实；以心为本，调节五脏；采用古方蝉衣散化裁，随证加减。

（一）详审病因，条分缕析，切勿误诊

小儿夜啼包括生理性、病理性及不明原因性的，需通过详细问诊及检查以明确病因，不可将他病引起的啼哭当作夜啼，延误病情。生理性啼哭无其他病理状态，声调一致，哭声洪亮而长，多数因喂养不当、奶水不足或护理不当引起，顺其心意后啼哭即止。病理性啼哭因中枢神经系统疾病、腹痛等病理因素引起，日夜均可啼哭；由新生儿中枢神经系统感染或颅内出血引起者哭声音调高、哭声急；由腹痛引起者啼哭声音尖锐，忽缓忽急，时作时止。不明原因夜啼是指夜间不明原因的反复啼哭。一般来讲，哭声清亮和顺为正常或病轻，哭声尖锐或细弱无力为病重。

（二）四诊合参，辨症主次，定虚实寒热

《古今医统》云："小儿腹痛之病，诚为急切，凡初生二三月及一周之内，多有腹痛之患。无故啼哭不已，或夜间啼哭之甚，多是腹痛之故，大都不外寒热二因。"本病有虚、实、寒、热之分，以实证居多，虚证较少。除抓主症外，需闻哭声、参面色、察舌脉，四诊合参以辨别寒热虚实。具体来讲，哭声响亮而长为实，哭声低弱而短为虚，哭声绵长、时缓时急为寒，哭声清扬、延续不休为热；哭声惊怖、骤然发作为惊。婴儿夜啼以实证为多，虚证较少。

（三）以心为本，五脏相因，分证论治

夜啼病位主要在心，与脾、肝、肾、肺相关。人之寤寐，乃心神所主，故夜啼皆与心相关。小儿"心常有余"，心火易亢，夜间阳不入阴，扰乱神明，心神不安而夜啼不止。脾主运化，因调护不当或喂养不当，脾失健运，食滞内停，脾胃蕴热，循经上扰心神而啼哭，治以清心泻脾，宁心安神。肝主疏泄，调畅情志，小儿易受情志影响，若肝之疏泄不及，郁而化热，容易夜啼，治以凉肝疏

肝、清心安神之法。肾阴不足，水不制火，心火亢盛，扰乱神明而见夜啼，治以滋阴补肾，宁心安神；肾在志为恐，肾虚则惊恐不安，惊恐伤神则啼哭不休，治以定志安神，补肾养心。肺虚卫外不固，外邪侵袭，邪热燔灼，内犯于心，心经伏热，烦躁而啼，治以疏风泻火，宁心除烦。

（四）病证结合，善用专方，随证加减

临证提倡辨证论治与专方专药相结合。常用蝉花散加减治疗本病。《医宗金鉴·幼科心法要诀》中提到："夜啼寒热因胎受，须将形色辨分明，寒虚脾经面青白，手腹俱冷曲腰疼，面赤溺闭属心热，热用导赤寒钩藤，若无寒热表里证，古法蝉花散最精。"蝉花散由蝉衣、薄荷组成。方中蝉衣性味甘寒，归肺、肝经，具有疏散风热、息风止痉之功，既能疏散外风，亦可剔逐内风。《本草纲目》记载，蝉衣"治头风眩晕，皮肤风热，……小儿噤风天吊，惊哭夜啼"。蝉衣与钩藤被历代医家称为"小儿夜啼要药"。薄荷辛、凉，归肺、肝经，疏散郁火，《本草纲目》："薄荷，辛能发散，凉能清利，专于消风散热。"故为治疗小儿惊热、瘰疬及疮疥之要药。现代研究表明，蝉衣具有改善睡眠的作用，其机制可能与减缓心率、改善血液流变学、调节平滑肌收缩功能等作用有关。薄荷有镇静安神、促进睡眠的作用。可根据兼证而灵活变通。伴心烦者，加钩藤、灯芯草、莲子心、竹叶、栀子；伴惊惕者加琥珀、龙齿、龙骨、天竺黄；伴喉中痰鸣者，加僵蚕、郁金；伴脾寒者，加吴茱萸、木香、乌药等；伴积滞胀满者，加麦芽、莱菔子、鸡内金。

【典型医案】

夜啼（心脾积热）

王某，男，2岁，2017年8月6日初诊。

代主诉：夜间哭闹15日。

现病史：患儿15日前无明显诱因出现夜间睡眠不安，阵发性啼哭吵闹，服中药数剂未见效，遂来诊。刻下症：夜间哭啼不休，面赤唇红，烦躁不安，口臭，纳可，大便秘结，数日一行，小便黄。

体格检查：舌质红，苔黄腻，指纹紫滞。体温 37.0℃。咽腔稍充血，双侧扁桃体无肿大，表面未见脓性分泌物。全身皮肤黏膜及浅表淋巴结未见异常。双肺听诊呼吸清，未闻及干湿性啰音。心前区无隆起，心率 124 次 / 分，律齐，未闻及病理性杂音。腹部无压痛，无反跳痛及肌紧张。

辅助检查：胃肠道彩超未见异常。

诊断：中医诊断：夜啼（心脾积热）。

　　　　西医诊断：夜啼。

治法：清心除烦，运脾安神。

处方：钩藤 3g，灯芯草 3g，淡竹叶 6g，栀子 3g，茯神 6g，莱菔子 6g，大黄 3g，防风 3g，甘草 6g。3 剂，水煎服，日 1 剂，分 2 次服。

2017 年 8 月 9 日二诊：服药后第 3 天夜啼止，口臭消失，大便正常，睡眠时偶有惊动，舌质红，苔薄黄，指纹紫。查体：无阳性体征。前方去莱菔子、大黄，加蝉蜕 3g，龙齿 6g。继服 3 剂，用法同前。随访 4 周，未反复。

按语：小儿脾常不足，饮食不节或调护不当，导致脾运失司，食滞内停，脾胃蕴热，循经上扰心神而啼哭。依据患儿夜间哭啼不休，面赤唇红，烦躁不安，口臭，大便秘结，数日一行，小便黄，舌质红，苔黄腻，指纹紫滞，辨为心脾积热证。治以清心除烦、运脾安神为主。方中钩藤甘寒，入肝、心包经，善清心包之火，泄肝经之热，《药性论》云"主治小儿惊啼，瘈疭热壅"。灯芯草、淡竹叶清心除烦，通利小便，能够引心经之热从小便排出。栀子归心、肺、三焦经，既可泻心火，又可清脾胃积热。《本草经疏》云栀子"此药味苦气寒，泻一切有余之火"。茯神具有健脾胃、安心神功效。莱菔子、大黄消积导滞，通腑泻火，引火下行。防风疏散脾经伏火，寓"火郁发之"之意。甘草和中解毒。诸药共奏清心除烦，运脾安神之功。二诊时患儿积滞症状消除，故去莱菔子、大黄；患儿伴见惊惕，故加蝉蜕以清热息风，龙齿以镇惊安神。

第二节　汗　证

小儿汗证是指在正常生活环境中、安静状态下，全身或局部较正常儿童汗出过多，甚则大汗淋漓的一种病证。2 ～ 6 岁的小儿多发，亦可见于较大儿童。小儿汗证一般包括自汗、盗汗两大类。睡中出汗，醒时汗止者，称盗汗；不分寤寐，无故汗出者，称自汗。

中医学认为汗为心之液，由阳气蒸化津液外泄而成。生理状态下，营阴内守，卫阳外护，营卫调和，汗出微微而肤润。若是体虚而阳气失于固护，腠理开阖失司，或体内湿热蒸腾，则营阴外泄而多汗。关于小儿汗证，自隋《诸病源候论》开始，将其划分为"头身喜汗"和"盗汗"两类。而在《小儿药证直诀》中，对小儿汗证除分"喜汗""盗汗"两大类外，亦提出"太阳虚汗"与"胃怯汗"的证治及方药。书中还记载有小儿汗证的最早医案。《备急千金要方》已收载多种治疗小儿盗汗、头汗的内外治法和方药。

【临证经验】

（一）审因辨证，切勿见汗止汗

小儿由于形气未充、腠理不密，加之生机蓬勃、清阳发越，较成人更容易出汗。小儿汗证首先应区分是常汗还是病汗。若因天气炎热、剧烈运动或调护不当等引起，无其他症状，则为常汗，属生理性的，无须治疗。病汗有虚实两端，包括肺卫不固、营卫失调、气阴亏虚、湿热迫蒸、心肝蕴热等诸多证型。临证重在审因辨证，对证下药。若见汗止汗，率用浮小麦、煅龙骨、煅牡蛎等收敛固涩药物，不遵张仲景"观其脉证，知犯何逆，随证治之"之旨，实为治疗之大忌。如为实证，则非但病邪不除，反而闭门留寇使病情迁延不愈。如兼有表证者，应发汗解表，及时遏邪，若一味止汗，则致生变端。由于小儿汗证以症状为主，而不同于某单一病种，必须结合其他症候、出汗部位及小儿的生理、病理特点认真辨其虚实、寒热，辨证论治方可收效。

（二）知常达变，切勿囿于补虚

《景岳全书·小儿则下·盗汗》云："若小儿多汗者，终是卫虚，所以不固……大都治汗之法，当以益气为主，但使阳气外固，则阴液内藏，而汗自止矣。"小儿汗证临床病情复杂，虽然多由体虚所致，但亦可见到一些实证或虚实并存证，自汗、盗汗并见的情况。治疗不可囿于补虚，而应注意补虚泻实。因邪留则正伤，务必驱邪，邪去正复，其汗自止。因阳虚者，卫表虚及心阳、脾阳、肾阳不足均可见之，方选桂枝汤、桂枝加附子汤、理中汤、黄芪建中汤、回阳饮等；因阴虚者，多为久病，阴血亏虚，无以潜阳，则虚阳浮越于外，治以滋阴养血，方选当归六黄汤、黄连阿胶鸡子黄汤、知柏地黄汤之类育阴潜阳，虚阳得潜，汗出自止；阳明腑实者应泄热通下，予承气汤类方加减；湿热迫蒸者应清热化湿，予泻黄散、三仁汤、连朴饮、甘露消毒丹、黄芩滑石汤等加减。

【典型医案】

汗证（肺脾气虚）

邢某，女，5 岁，2017 年 12 月 20 日初诊。

代主诉：多汗 2 年余，加重 1 个月。

现病史：2 年多前患儿久泻后出现活动后汗出明显，极易外感，每 1～2 个月 1 次。近 1 个月来多汗症状加重，遂来就诊。刻下症：白天稍动则汗出，汗出以头颈、胸背明显，四肢不温，面色少华，口臭，食少，寐欠佳，翻身多，寐中时有龋齿，大便质干，1～2 日一次，小便调。

体格检查：咽稍充血，双侧扁桃体无肿大，表面未见脓性分泌物。全身皮肤黏膜及浅表淋巴结未见异常。双肺听诊呼吸音清，未闻及干湿性啰音。心前区无隆起，心音低钝，各瓣膜听诊区未闻及病理性杂音。腹部无压痛，无反跳痛及肌紧张。

辅助检查：未见明显异常。

诊断：中医诊断：汗证（肺脾气虚）。

西医诊断：自主神经功能紊乱。

治法：补肺健脾，调和营卫。

处方：玉屏风散合桂枝甘草龙骨牡蛎汤加减。

方药：炙黄芪 15g，党参 10g，白术 10g，防风 5g，煅龙骨 20g（先煎），煅牡蛎 20g（先煎），桂枝 3g，白芍 10g，枳实 6g，槟榔 10g，虎杖 12g，黄芩 10g，炙甘草 3g。5 剂，水煎服，每日 1 剂，早晚分服。

2017 年 12 月 26 日二诊：服药 1 周后，患儿汗出较前明显好转，手足转温，大便已恢复正常。守上方去虎杖、槟榔、枳实、黄芩。7 剂继服。

2018 年 1 月 3 日三诊：多汗症状基本痊愈，纳眠皆可，家长要求调理治本，减少感冒发作。遂以上方熬糖浆间断服用。随访半年，未见复发。

按语：《素问悬解·痹论》云："卫者，水谷之悍气也。"中医学认为，卫气生于水谷，源于脾胃，出于上焦。本患儿肺脾气虚致腠理开阖失司，卫阳不固，阴阳失和，营阴失敛，则津液外泄为汗，易罹患外感。依据平素体虚易感，以头颈、胸背部汗出明显，面色少华，口臭，纳少，辨证为肺脾气虚证。治疗上应扶正为主，兼顾祛邪。培土生金，以滋汗源固卫；清热消滞，以达邪去正安之效。方以玉屏风散合桂枝甘草龙骨牡蛎汤加减。方中黄芪甘温，入肺脾两经，补肺气、益卫气、固表止汗，为主药。党参味甘，性平，健脾益肺，养血生津；白术健脾胃、温分肉、培土生金以宁风；防风为风药之润剂，遍行周身，得黄芪以固表，则外有所卫，得白术以固里，则内有所据。四药合用，既可补气固表以止汗，又能实卫而御外邪，使玄府闭合有度而汗出适宜。桂枝辛温，辛宣温通卫阳，调畅营血；白芍酸寒，酸能敛汗，寒能走阴而益阴，两药合用，发汗之中寓有敛汗之意，和营之中有调卫之功。煅龙骨、煅牡蛎固表敛汗，炙甘草益气、调和诸药。诸药合用，补而不燥，滋而不腻，敛汗而不留邪，祛邪而不伤正，则营卫和，阴阳调，表卫固，汗出自止。二诊患儿汗出明显好转，大便基本正常，营卫渐和，食滞已消，故以补肺固表、调和营卫为大法，去清热消滞之品继进。此后以糖浆间断服用，巩固疗效，以达"治病求本"之效。脾土生肺金，二者在生理上相互依存，病理上相互影响。《医宗必读·虚劳》云："虚羸而甚，食少泻多，虽喘嗽不宁，但以补脾为急……脾有生肺之能……土旺而生金，勿拘之于保肺。"可见肺病时补脾保肺可及早截断病势，防止疾病的进一步发展。

第三节　病毒性心肌炎

病毒性心肌炎是由病毒感染引起的局限性或弥漫性心肌炎性病变，临床可见神疲乏力，面色苍白，心悸，胸闷，头晕，气短，肢冷，多汗等症。依据本病的主要临床症状，可归属于中医学风温、心悸、怔忡、胸痹等范畴。本病一年四季均可发病，发病以3～10岁小儿多见，多数预后良好，但少数可发生心力衰竭甚至心源性猝死，也有的迁延不愈而形成顽固性心律失常。

古代无"病毒性心肌炎"病名，但有不少与本病有关的论述。《素问·痹论》曰"复感于邪，内舍于心"，指出了外感疾病可以引起心脏疾患。《伤寒论·辨太阳病脉证并治》中曰"伤寒二三日，心中悸而烦者，小建中汤主之……伤寒脉结代，心动悸，炙甘草汤主之"，提出了相关的治法。《小儿药证直诀·脉证治法》云："心主惊……虚则卧而悸动不安。"《婴童百问·慢惊》云："心藏神而恶热。小儿体性多热，若感风邪，则风热搏于脏腑，其气郁愤，内乘于心，令儿神志不宁，故发为惊。若惊甚不已，则悸动不宁，是为惊悸之病。"本病的病因既有内因，又有外因。中医学认为小儿正气亏虚是本病发生的内因，感受温热邪毒是引发该病的外因。病变部位主要在心，常涉及肺、脾、肾。本病以外感风热、湿热邪毒为发病的主因，瘀血、痰浊为主要病理产物，心脉痹阻、气阴耗伤为主要病理变化。

【临证经验】

小儿病毒性心肌炎发病的基本病机为正气亏虚，邪毒侵心。《黄帝内经》中指出："邪之所凑，其气必虚。""脉痹不已，复感于邪，内舍于心。"本病发病常因正气亏虚，外感风热或湿热邪毒，循脉舍心，或经卫气营血之传变逆传心包，心脉痹阻，运血不畅，心失所养，则见心悸、怔忡等症。而慢性阶段又由于机体抗御邪气能力不足，邪毒留恋，导致疾病迁延不愈。气阴两虚为发病的主要内在因素，风热、湿热邪毒为主要外在因素，正损难复、邪毒留恋为疾病迁延难愈的根本原因。治疗上强调扶正祛邪、除邪务净，重益心气，顾护阴液。

（一）扶正祛邪，除邪务净

本病为本虚标实之证。正气虚弱为本，正虚主要是指气阴两虚，标实主要为外感风热、湿热及瘀血、痰浊等病理产物。本病发病早期多以实证为主，见胸闷胸痛，发热，鼻塞流涕，咽红肿痛，舌质红、苔黄，脉数等，治疗以祛邪为主，佐以扶正。迁延期、慢性期以虚证为主，见心悸气短、神疲乏力，面白多汗，舌淡或偏红，舌光少苔等，治疗以扶正为主，兼以祛邪。由于正气不足，不易驱邪外出，容易导致毒邪留恋，而过早过多应用补益正气之品，势必造成闭门留寇之弊，因此，在扶正祛邪中需辨明虚实孰多孰少，这样用药就有轻重主次之分。同时强调除邪务净，不净则遗患无穷。治疗过程中应仔细诊察有无余邪稽留，不应以外感表证的消除而过早弃用解毒祛邪之品。

（二）重益心气，顾护阴液

"温邪上受，首先犯肺，逆传心包"，"逆传"之关键即在于心之气阴不足。心气虚则鼓动无力，心脉痹阻，血运不畅；心阴虚则心脉失养，阴不制阳，心神不宁；心之气阴两伤则出现胸闷、心悸、五心烦热、盗汗等症状。气阴两虚是本病的主要内在因素，贯穿疾病始终，因此在整个治疗过程中均需补益心气，顾护阴液，酌情加用补气、养阴之品。正所谓治疗脏虚邪乘之病，"必先调其脏腑"，以达"正气足而邪气自退"之目的。

（三）据证立法，依法选方

本病病程较长，临床表现轻重不一，很难用一法一方治疗。治疗应根据患儿临床症状特点与体质、外界气候变化等据证立法，依法选方。风热犯心者治以清热解毒，湿热侵心者治以清热化湿，痰瘀阻络者治以豁痰化瘀，气阴亏虚者要益气养阴，心阳虚弱者治以温振心阳。在治疗过程中，忌用大苦大寒、辛燥性烈等耗气伤阴之品，以甘淡、甘平之品缓调为妥。

【典型医案】

病毒性心肌炎（毒客心络，气阴两伤）

蔡某，女，12岁。2012年6月5日初诊。

主诉：发热2周，胸闷乏力1周，心悸心痛3天。

现病史：患儿2周前受凉后出现发热，体温38.9℃，伴有头痛，咽痛，咳嗽，自服感冒药后仍持续低热。1周前出现胸闷，乏力，寐差。3天前寐中突发心悸，胸痛，查肌酸激酶同工酶97U/L，肌钙蛋白2.14ng/mL，心电图：心率87次/分，偶发室性早搏，下壁ST-T改变，诊断为"病毒性心肌炎"，遂来我院就诊。刻下症：胸闷，偶觉心前区刺痛，气短，乏力，动则尤甚，发热，体温37.6℃，咽稍痛，偶咳，平素体弱，纳少，眠差，二便调。

体格检查：舌红少津，脉细数。咽腔稍充血，双侧扁桃体无肿大，表面未见脓性分泌物。全身皮肤黏膜及浅表淋巴结未见异常。肺部听诊未闻及异常。心前区无隆起，心音稍弱，心率85次/分，律不齐，各瓣膜听诊区未闻及病理性杂音。

　　诊断：中医诊断：心悸（毒客心络，气阴两伤）。

　　　　　　西医诊断：病毒性心肌炎。

　　治法：解毒宁心、益气养阴。

　　处方：地黄 30g，赤芍 15g，牡丹皮 10g，知母 12g，玄参 15g，青蒿 10g，鳖甲 12g，麻黄 6g，细辛 3g，连翘 12g，桂枝 9g，白芍 9g，五味子 12g，苏木 10g，郁金 12g，石菖蒲 15g，党参 25g，炙甘草 12g。加生姜 3 片、大枣 6 枚。7 剂，每日 1 剂，水煎，早晚分服。

　　西药予维生素 C、果糖二磷酸钠口服液、辅酶 Q10 片口服。

　　2012 年 6 月 12 日二诊：体温正常，胸闷有所缓解，仍乏力气短，无咳嗽，夜寐转安。舌红转淡，脉细数。上方去麻黄、细辛，加炙黄芪 30g，7 剂服用。

　　2012 年 6 月 19 日三诊：药后诸症缓解，然剧烈活动后仍有少许胸闷不适。守方续服，药后 1 周而愈，停服西药。

　　按语：依据患儿以风邪犯肺证同时见胸闷胸痛，心悸，气短乏力，舌红少津，脉细数，辨证为毒客心络，气阴两伤证。《诸病源候论》曰："心藏神而主血脉，虚劳损伤血脉，致令心气不足，因为邪气所乘，则使惊而悸动不安。"该患儿平素体弱多病，外感风热邪毒客于肺卫之后，由于正气不足，邪毒不能廓清，留伏于里，内舍于心，导致心脉痹阻，心失所养而出现胸闷胸痛、心悸等症。治疗重用生地黄以滋阴、和营、凉血，佐以赤芍、牡丹皮、郁金、苏木、知母、玄参等清营凉血、泄热散瘀，以分利邪正；麻黄、细辛、连翘宣透卫分邪气，引邪外出；青蒿、鳖甲清透阴分余邪，石菖蒲通窍祛秽，五味子敛心平悸；桂枝、白芍以和营卫；党参、生姜、大枣、炙甘草鼓舞正气以达邪，诸药合用共奏解毒宁心、益气养阴之功。二诊时患儿外感症状消失，故去麻黄、细辛，仍有乏力气短，又加补气圣药黄芪以健脾补肺、益气养心、扶助正气。本病在急性期一般以实证为主，但对于正气亏虚之人发病早期即可表现为虚实夹杂之证，临证应注意灵活变通，不可一概而论。

第四节　不　寐

　　"不寐"亦称失眠，是以经常不能获得正常睡眠为特征的一类病。主要表现为睡眠时间和深度的不足，轻者入睡困难，或寐而不酣，时寐时醒，或醒后不能再寐；重者彻夜不寐。其中年幼儿多表现为睡眠节律紊乱、睡眠不安、夜啼易醒等症状，而年长儿主要表现为入睡困难、易醒、磨牙、多梦甚至梦游等症状。

中医学早在《难经》中就记载了"不寐"，在《内经》称之为"不得卧""目不瞑"。中医学认为不寐与"阴阳失调"和"心藏神"的功能失常密切相关。《灵枢·邪客》云："今厥气客于五脏六腑，则卫气独卫其外，行于阳不得入于阴。行于阳则阳气盛，阳气盛则阳跷陷，不得入于阴，阴虚故目不瞑。"此即说明不寐乃人体阴阳不交，而神不安其室引起的病理变化。心主血脉，主神明，《素问·八正神明论》曰："血气者，人之神，不可不谨养。"脾为后天之本，可化血统血，若生血不足，则心血亏虚，故致不寐。《类证治裁·不寐》云："思虑伤脾，脾血亏损，经年不寐。"《景岳全书·不寐》指出："劳倦思虑太过者，必致血液耗亡，神魂无主，所以不眠。"

中医在治疗不寐上有着副作用小，效果明显，疗效稳定的优势，而西医治疗该病主要以重塑睡眠—觉醒节律为主，药物包括苯二氮䓬类等各类镇静药物，甚至抗抑郁药物。由于部分药物具有成瘾性、依赖性的不良反应，对儿童身心健康影响较大，目前临床上该类药物的应用已经受到严格限制，部分药物甚至被禁用。

【临证经验】

（一）病因多变，其本在心，重视肝脾

不寐病因复杂，总与心相关，心神不宁贯穿始终。《张氏医通》曰："平人不得卧，多起于劳心思虑，喜怒惊恐。"心主神明，神平静则能眠。心主血脉，脉舍神，阴血充足则神君安居其位。若心血耗损，不能化神养神，血脉不利，神无所附，则心神不宁，贯穿不寐始终。七情太过或不及，个体生理、心理适应能力和调控能力低下，可直接伤及内脏，而心藏神，为五脏六腑之大主，故情志所伤，首先影响心神，其本必归于心。《类经·疾病类·情志九气》云："情志之伤，虽五脏各有所属，然求其所由，则无不从心而发。"

不寐与肝、脾关系密切。肝主疏泄，畅达气机，调畅情志，调和气血，对

于人体维持正常生理功能具有很大的作用。《读医随笔》："医者善于调肝，乃善治百病。"《灵枢·本神》："肝藏血，血舍魂，肝气虚则恐……"。肝主藏血，血舍魂，心主行血，人体活动则血液流经四肢百骸，静卧时则血液回于肝脏。宋代许叔微《普济本事方·卷一》云："平人肝不受邪，故卧则魂归于肝，神静而得寐。今肝有邪，魂不得归，是以卧则魂扬若离体也。"肝血充足，肝体得到肝血的滋养，疏泄功能正常，方能很好地调节情志活动。若肝血亏损，疏泄失责，气机郁滞，日久化火，上扰心神则不寐。脾主运化，脾虚不能运化水谷精微，气血生化无源，或脾虚水液运化失职，痰湿阻滞气机，导致心神失养而致不寐，正如《景岳全书·不寐》所言："血虚则无以养心，心虚则神不守舍，……以致终夜不寐，及忽寐忽醒，而为神魂不安等证。"脾虚运化受阻，食滞内停，蕴而化热，上扰心神而致不寐。

（二）解郁泻火以调肝，注意滋阴养血

《素问·六元正纪大论》云："郁之甚者，治之奈何……木郁达之。"针对情志不畅，肝失疏泄，郁而化火之病机，采用疏肝解郁、清肝泻火之法。肝郁气滞者，常用柴胡疏肝散加减。柴胡疏肝散出自《医学统旨》，由柴胡、白芍、枳壳、甘草、香附、川芎、陈皮组成，为疏肝解郁的常用方，治遵"木郁达之"之旨，以顺肝条达之性，发肝郁遏之气。肝郁化火者，予化肝煎加减。化肝煎出自明代医学家张景岳的《景岳全书》，由青皮、陈皮、山栀子、牡丹皮、泽泻、芍药、土贝母等中药组成，可疏肝畅达清热，为治肝郁化火之证的代表方。肝木乘土者，予丹栀逍遥散加减。病久耗伤阴血，应注意滋阴养血，予一贯煎加减。一贯煎出自清代名医魏之琇的《续名医类案》，由北沙参、麦门冬、生地黄、当归、枸杞子、川楝子等组成，具有滋养肝肾、疏肝理气之功。

（三）益气消导以健脾，勿忘清热化痰

针对脾胃不和，食滞内停之病机，采用健脾益气，消食导滞之法。心脾气虚者，予归脾汤加减。归脾汤出自《医学六要·治法汇》，由白术、人参、黄芪、当归、甘草、茯苓、远志、酸枣仁、木香、龙眼肉、生姜、大枣等组成，具有益气补血，健脾养心之功效。脾病日久，易生痰化热，痰热内扰者，予温胆汤加减。温胆汤出自《千金要方》，由半夏、竹茹、枳实、陈皮、甘草、茯苓组成，

具有清热化痰，理气安神之功。

【典型医案】

不寐（心脾两虚）

张某，女，15 岁。2015 年 4 月 9 日初诊。

主诉：夜眠欠安半年。

现病史：患者半年来夜眠欠安，夜间醒来数次，每次醒时伴有惊悸、体热，甚至汗出，醒后不易入睡，白天头晕、体倦乏力。既往睡眠佳，自进入初中三年级以来，心理压力较大，思虑过多。刻下症：神志清，精神差，健忘，偶觉惊悸，体倦食少，面色萎黄，眠差，二便调。

体格检查：舌尖红，苔薄白，脉细弱。咽腔无充血，双侧扁桃体无肿大，表面未见脓性分泌物。全身皮肤黏膜及浅表淋巴结未见异常。肺部听诊未及异常。心前区无隆起，各瓣膜听诊区未闻及病理性杂音。腹部平软，无肌紧张，无压痛及反跳痛。

诊断：中医诊断：不寐（心脾两虚）。

　　　　西医诊断：神经衰弱。

治法：益气补血，健脾养心。

处方：归脾汤加减。

用药：白术 10g，茯神 10g，黄芪 15g，龙眼肉 15g，酸枣仁 15g，党参 10g，木香 6g，当归 10g，远志 6g，夜交藤 10g，甘草 5g。6 剂，日 1 剂，姜、枣为引，水煎服。

同时予医嘱：保持心情愉快，忌暴怒。

2015 年 4 月 15 日二诊：睡眠改善，夜间偶有醒来，但可很快入睡。自觉右下眼睑跳动。上方加枸杞子 10g。6 剂，日 1 剂，姜、枣为引，水煎服。

2015 年 4 月 21 日三诊：睡眠改善，其他无恙。上方继用 10 剂，姜、枣为引，水煎服。治疗近 1 个月，睡眠正常。

按语：人体寤寐遵循自然界"阴平阳秘"的变化规律，才能气血充足，恢复机体精力，任何导致阴阳失和的因素都会导致不寐。不寐的病位在心，心神不安则不寐，与脾胃密切相关。心藏神而主血，脾主思而统血，患儿正值初三，学习竞争激烈，思虑劳倦过度，损伤心脾，心失濡养，心神不宁而不寐。遵循张景岳"若思虑劳倦伤心脾，以致气虚精陷而为怔忡、惊悸、不寐者，宜……归脾汤"之意旨，予归脾汤加减以益气补血、健脾养心。早在《济生方》中已有归脾汤治疗不寐心脾两虚证的记载，是治疗不寐的良方。方中党参、黄芪、白术补脾益气；茯神、远志、酸枣仁、夜交藤宁心安神，当归滋养营血，与龙眼肉相伍，增加补心养血之效；木香行气而舒脾；枣调和脾胃，以资生化；甘草补气健脾，调和诸药。诸药合用共奏益气补血，健脾养心之功。二诊患儿不寐症状明显改善，自觉右下眼睑跳动，加枸杞子以补肾益精、养肝明目，气血阴阳调和，寤寐有节，睡眠恢复规律。日常生活中情志的调畅对不寐的治疗也至关重要，要喜怒有节，心情舒畅，且养成良好的生活规律，适当参加体力劳动和体育锻炼。

第五节　抽动障碍

抽动障碍是起源于儿童或青少年时期的一种神经精神障碍性疾病，以不自主、反复、突发、快速的，重复、无节律的一个或多个部位运动抽动和（或）发声抽动为主要特征。常伴有强迫、多动等行为和情绪障碍。本病好发于 5～10 岁儿童。少数患儿至青春期可自行缓解，有的可延至成人。患儿可伴有情绪行为症状，亦可共患一种或多种心理行为障碍，但智力一般不受影响。

"抽动障碍"这一病名在古代医学书籍中并无明确记载，根据其临床表现可归属于中医"肝风证""慢惊风""抽搐""瘛疭""情志病"等范畴。抽动障碍的发病因素复杂，有先后天之分。先天因素包括禀赋不足、产伤，后天因素多与外邪侵扰、情志内伤、饮食失节、疾病诱发等相关。本病病位主要在于肝，亦可涉及其余四脏。病机关键为风痰胶结，肝亢风动。目前，现代医学对于抽动障碍的病因研究尚未完全明确，任何一种因素目前都不能完全解释抽动障碍的发生，需要进一步研究与探讨，有专家提出本病病因复杂，可能与生物学因素（遗传、免疫、神经生化等）、精神心理因素（家庭氛围、教育方法等）、药物因素等有关，也有多种因素相互作用的可能。主流假说认为抽动障碍的发生可能与多种神经递质失衡密切相关，其中纹状体的神经突触多巴胺活动过度或多巴胺受体超敏被学者们认为是抽动障碍发病的关键因素。目前西医药物治疗的总体疗效是有限的，且临床药物的选择全球没有统一方案。临床上药物治疗主要起到调节神经递质失衡，从而起到改善和缓解抽动障碍患儿临床症状的作用。治疗药物种类包括多巴胺受体阻滞剂、多巴胺系统稳定剂、选择性单胺能拮抗剂、中枢性 α_2 受体激动剂、抗癫痫药物等。

【临证经验】

《灵枢·营卫生会》载："上焦如雾，中焦如沤，下焦如渎。"《温病条辨》提出三焦的治法，说"治上焦如羽，非轻不举；治中焦如衡，非平不安；治下焦如权，非重不沉"。《难经·三十一难》进一步指出上、中、下焦在气化过程中的不同作用，即上焦"主内而不出"，中焦"主腐熟水谷"，下焦"主分别清浊，主出而不内，以传导也"。这些都为后世运用"三焦"理论治疗疾病奠定了理论基础。笔者从三焦辨治小儿多动症，常收桴鼓之效。

（一）治上焦如羽，非轻不举

本病发病多起于头面，病变部位在上，属上焦，与心、肺功能失常有关，但涉及肝脏。同时指出，"上焦"心、肺是儿童多发性抽动症的始动环节，治疗时应注意早期识别，并加以制止，以防疾病传变。根据"治上焦如羽，非轻不举"的思想，治疗上焦病变，多选用甘淡辛凉之药，先疏散犯肺之风，继清心肝之热，方选"辛凉平剂"的名方——银翘散加减。临床加减：鼻子抽动加辛夷、苍耳子、白芷以疏风通窍；眨眼多加青葙子、菊花、夏枯草清肝明目；清嗓子加射干、玄参、果榄、胖大海以润肺利咽；摇头加天麻、钩藤以息风定摇；伸脖子加葛根、伸筋草、木瓜以疏筋通络；秽语加石菖蒲、胆南星、郁金、清半夏以宁神定志等。

（二）治中焦如衡，非平不安

《内经》曰："饮入于胃，游溢精气，上输于脾，脾气散精，上归于肺。"脾胃为后天之本，气血生化之源，加之小儿"脾常虚""脾主运化""脾主四肢"，脾胃受损，化源不足，不能充养四肢，出现肌肉挛缩而颤动。脾胃居于中焦，为气机升降之枢纽，运化失常，升降失司，痰浊之邪困阻于中焦，古有"脾胃为生痰之源"之说，可致气机壅塞，寒热错杂；"土虚木乘"，脾虚而血化源不足，肝不藏血,"肝为刚脏,体阴而用阳",血虚不能制约肝阳而肝阳上亢或肝风内动,出现抽搐、急躁、肢体动摇等症。肝、胆为表里之脏,气机之枢,主疏泄恶抑郁,气机不利,升降失常,水液失布化生痰湿。痰湿又可反阻胆气,从阳化热后变生痰热也可扰乱胆宁,而出现烦躁、梦语、胆小怕事等症。正如《类经·藏象类》云:"肝胆相济,勇敢乃成。"故肝胆与勇怯关系密切。而胆气受损,他脏也定受其影响,故《素问·六节藏象论》云:"凡十一脏,取决于胆也。"病机虚实交错,病情多变,正如《脾胃论》所谓"百病皆由脾胃衰而生也"。由上可见,脾胃气机紊乱也会导致抽搐等症,为儿童多发性抽动症从"中焦"脾、胃论治提供了理论基础。根据"治中焦如衡,非平不安"的理论来治疗"肝风证"。脾胃居于中焦,脾气主升,胃气主降,二者升降相因,互相协调,如衡器之平,所以注重调理脾胃气机,使升者自升,降者自降,升降达于平衡。方用半夏泻心汤、熄风定摇汤、涤痰汤等加减治疗。四肢抖动加桑枝、伸筋草、白附子;腹部抽动加白芍。

(三)治下焦如权,非重不沉

肝、肾位于下焦,肝主藏血,肾主藏精,精血同源,相互化生。下焦病变多由上、中焦热邪下移,损伤肝肾阴液;或是肺有病,金不能生肾水,肾水不能生肝木,心火亢盛不能下温肾水,肾水气化失常不能上濡心阴致心肾不交;或患儿情绪不得发泄而肝气不舒,气滞血瘀,或情志过激、肝郁化热;或久病耗伤肾阴,真阴不足,水不涵木,肝阳失潜,浮阳上越,阳亢风动等引起。又肝主筋,肝血不足,筋失所养,虚风内动,故可见抽动等症。肝藏魂,肝藏血功能异常,则魂不守舍,从而出现烦躁不安,梦游、梦呓及幻觉等症。《灵枢·本神》云:"肝,悲哀动中则伤魂,魂伤则狂忘不精,不精则不正。"由上可见,肝肾功能异常,也可引起抽动症,这为从肝肾论治该病提供了理论基础。根据"治下焦如权,非重不沉",多以天麻钩藤饮、柴桂龙骨牡蛎汤或风引汤加减。血瘀者加川芎、丹参以通利血脉;心神不宁者加酸枣仁、远志、五味子以安神定志;烦躁、易怒者加栀子、丹皮以清肝泻火。

综上,在治疗儿童多发性抽动症时,"三焦"表现并非局限于某一部位,可表现为"一焦"或"多焦"症状同见,不可胶柱鼓瑟,须辨清轻重主次,灵活运用上述诸法,方收良效。

【典型医案】

抽动障碍（风热上攻，清窍失宣）

李某，男，6岁。2015年3月26日初诊。

代主诉：反复头面部抽动及喉中异声2个月。

现病史：患儿2个月前感冒后出现清咽、眨眼、挤眉、耸肩、努嘴等症状，每于外感后病情反复或加重。患儿近1周来于感冒后频繁出现清咽、眨眼、皱鼻、努嘴、耸肩等症状，伴咽干，偶咳，痰少，平素脾气急躁，纳眠可，小便正常，大便偏干。

体格检查：舌质红、苔薄白，脉数。神志清楚，发育正常，咽腔充血，双侧扁桃体无肿大，表面未见脓性分泌物。全身皮肤黏膜及浅表淋巴结未见异常。肺部听诊未闻及异常。心前区无隆起，各瓣膜听诊区未闻及病理性杂音。

辅助检查：脑电图正常。

诊断：中医诊断：肝风证（风热上攻，清窍失宣）。

西医诊断：抽动障碍。

治则：疏风清热，宣肺利窍。

处方：金银花15g，连翘12g，牛蒡子10g，薄荷10g，桔梗10g，枳壳10g，紫苏子10g，莱菔子10g，北柴胡10g，前胡10g，黄芩片10g，青葙子10g，夏枯草10g，青果10g，玄参10g，胖大海10g，苍耳子10g，辛夷10g。14剂，每日1剂，水煎服。

2015年4月9日二诊：患儿喉中发声基本消失，眨眼、皱鼻、努嘴明显减少，耸肩改善不著，咳嗽、有痰缓解。舌质红、苔薄白，脉平，咽稍红。效不更方，上方减夏枯草、紫苏子、莱菔子，加葛根15g，羌活9g，伸筋草12g。14剂，用法同前。

2015年4月23日三诊：患儿头面部抽动症状基本消失，耸肩频率减少，注意力不集中。舌质淡、苔薄白，脉平，咽不红。上方减牛蒡子、青葙子、苍耳子，加远志、益智仁。28剂，用法同前。患儿后复有外感时即予银翘散加减。治疗6个月后抽动症基本消失。

按语：《杂病源流犀烛》云："风邪袭人，不论何处感受，必内归于肺。"《素问·阴阳应象大论》："风胜则动。"《素问·至真要大论》："诸风掉眩，皆属于肝。"该患儿因感受外风，引动内风，内外合邪，风动不止，则清咽、眨眼、挤眉、耸肩、努嘴等诸症丛生。邪热犯肺，是该患儿抽动症的始动环节，治疗时应注意早期加以制止，予辛凉平剂银翘散加减以疏风清肺、驱邪外出，防止疾病传变。

第六节　癫痫

癫痫是儿童时期常见的反复发作性神经系统疾病，临床以突然仆倒、昏不识人、口吐涎沫、两目上视、四肢抽搐、喉中异声、移时苏醒、醒后如常人为特征。本病具有反复性、发作性、自发缓解性的特点。据统计，我国癫痫的年发病率为 35/10 万人口，整体患病率为 4‰ ~ 7‰，其中 60% 的患者起源于小儿时期。70% 的患儿经正规抗痫治疗可获得完全控制，约有 30% 的患儿应用抗痫药物无效。大量文献研究显示中医药治疗小儿癫痫临床疗效显著，在控制癫痫发作、改善远期预后方面均有显著优势。

小儿癫痫病因复杂，但不外乎先、后天之因或两者兼而有之。先天之因主要责之于先天禀赋不足或胎元失养。正如《诸病源候论·小儿杂病诸候·养小儿候》所云："若侍御多，血气微，胎养弱，则儿软脆易伤，故多病痫。"《素问·奇病论》亦云："此得之在母腹中时，其母有所大惊，气上而不下，精气并居，故令子发为癫疾也。"此外，临床中因产伤致儿童癫痫发作的病例也屡见不鲜。后天之因责之于时疫温邪侵犯脑络、跌仆外伤、头部手术等损伤脑府，或情志过激、饮食不节、外感疾病，尤其是大病、久病造成严重脏腑功能失调。如《备急千金要方·惊痫》所言："少小所以有痫病及痉病者，皆由脏气不平故也。"小儿癫痫往往是在先天禀赋不足、胎元失养或脑府损伤的基础上，加之后天七情不调、饮食不节或外感疾病等外因诱发。中医学认为癫痫的病位在脑，病机涉及心、肝、脾、肾四脏，病证表现有实有虚，亦可见虚实夹杂之证，无论虚实皆挟风、挟痰。

【临证经验】

癫痫病位在脑，涉及五脏。若先天禀赋不足，肾精亏虚，后天调摄失宜，脾失运化，以致气机不利，津液不畅，痰浊内生，遇有诱因，则气机逆乱，痰随气逆，窍闭神匿，横窜经络，引动肝风，发为癫痫。很多癫痫发作时常有强直阵挛、肢体强直等发作形式，且多为慢性病程，久病入络，依据中医药理论，当属风之范畴，兼有瘀血证。《素问·痹论》提出"病久入深，荣卫之行涩，经络时疏，故不通"，是谓久病及络，久病生瘀。至清代叶天士云"初为气结在经，久则血伤入络，辄仗蠕动之物，松透病根"，指出久治不愈的疑难疾患，因虫药窜透而搜剔风邪之力较强，用之息风止痉及活血通络能立起沉疴。草木无情之品息风止痉之效果略差，故需加用虫类之品加强息风止痉效果以达到祛风定惊、活血通络、化痰散结等功效。癫痫抽搐突发突止，来去如风，风善行而数变，此风当属内风，属肝风范畴，"诸暴强直，皆属于风"，结合部分患儿应用某些抗癫痫西药有引起性情烦躁、易怒等副作用，治疗时重用重镇之品以平肝息风。

（一）病位在脑，涉及五脏

癫痫病位在脑窍，关乎五脏。五脏功能失调是本病重要的病理基础。五脏之中，与心、肝、脾、肾关系密切。肝主情志，《三因极一病证方论·癫痫叙论》说"夫癫痫病，皆由惊动，使脏气不平，郁而生涎，闭塞诸经，厥而乃成"，指出气郁为其病机关键，痰浊是其重要病理产物。《素问·至真要大论》云"诸风掉眩，皆属于肝"，《素问·阴阳应象大论》云"风胜则动"，均说明癫痫发病与肝密切相关。心为君主之关，主神志，藏神明。《普济方》云："癫狂痫痉始于心。"脾主运化，为生痰之源，痰为癫痫主要病理因素，有"无痰不作痫"之说，如《医学纲目》中载："痫者，痰邪上逆也……，痰邪上逆，则头中气乱，头中气乱，则脉道闭塞，孔窍不通。"《素问·奇病论》曰"人生而有病癫疾者……病名为胎病，此得之在母腹中时，其母有所大惊，气上而不下，精气并居，故令子发为癫疾也"，最早提出先天致痫的观点。由于先天禀赋薄弱，肾中先天之精不充；或由于后天久病不愈，诸虚劳损，情志伤耗；或药毒为害，致使肾中后天之精亏损，难以化生和充养脑髓，脑髓空虚，神机失运，发为癫痫。小儿具有"肺常不足"的生理特点，卫外不固，由外风引动内风而致癫痫发作。

（二）伏痰内藏，肝风引动为核心病机

本病的病理因素责之于风、痰、瘀、火、郁、虚等，其中风、痰为致病的

关键因素，伏痰内藏，肝风引动为其核心病机。癫痫表现千奇百怪，突发突止，"百病皆由痰作祟"，痰邪致病变化无端，错综复杂。《医学正传》有"痫病独主乎痰"一说。痰为津液所变，或因先天禀赋不足，或久病体虚，致脏腑亏虚、功能失调，如肺失输布、肝失疏泄、脾失健运、肾失气化则易津凝液聚为痰；或因过食肥甘厚味，损伤脾胃生痰；或气郁化火，炼液成痰。"风为百病之长"，风邪为病，其病证范围较广，变化较快。或由肝阳化风或热极生风，或因水不涵木，虚风内动。痰邪随风上蒙清窍，导致元神失控，发为本病，故风痰在癫痫发病中至为重要。《寿世保元·痫症》云："风痰上涌而痫作。"伏痰内伏为本病的内在因素，感染、外伤、劳累、情志失调、饮食不当等诱因引动肝风，触动伏痰，致气机逆乱，痰随气逆，蒙蔽清窍，阻滞经络，发为癫痫。痰有聚散，风动有时，故癫痫时作时止。

（三）分期论治，辨别标本主次

本病治疗可分为发作期和发作间期两个阶段。发作期应先治标，尽快控制癫痫发作，减少大脑损伤，治宜"豁痰顺气，开窍醒神，定痫止痉"；发作间期则以治本为重，调理病理体质，祛除致病因素，防止反复，治宜"健脾化痰，平肝益肾"。同时，应注意"发时治标，平时治本"，虽为一般治则，但因病势的轻重、发作的频率和持续时间、发作间隔时间的长短，因人而异，各有不同。应注意"发时未必皆实，故不尽攻邪，当治标顾本；平时未必皆虚，亦非全恃扶正，当治本顾标"的辨治思想。

（四）息风涤痰贯穿治疗始终

癫痫病机变化多端，病证繁多复杂，之所以迁延不愈，究其原因为伏留体内的痰邪作祟。痰邪凝着既久，裹结日深，即成"顽痰"，致使癫痫久发难愈，缠绵不止。痰邪停滞，既可上蒙清窍，又能阻遏气机，更易扰乱神明，一旦肝失条达，气机逆乱，阳升风动，触及宿痰，乘势上逆，蒙蔽清窍，则致癫痫发作。故治痫必先治痰，而息风涤痰则贯穿治疗始终。

（五）病久多瘀，注意活血化瘀

明代鲁伯嗣《婴童百问·卷二·惊痫》曰："血滞心窍，邪风在心，积惊成痫，通行心经，调平心血，顺气豁痰，又其要也。"此论述为活血化瘀、通经活络法治疗癫痫提供了理论雏形。清代王清任《医林改错》最早提出癫痫病位在脑，力倡活血化瘀法治疗癫痫。《医林改错·论抽风不是风》云："抽风之症，气虚无疑，元气既虚，必不能达于血管，血管无气，必停留而瘀。"基于中医学"久病多瘀"及"治风先治血，血行风自灭"的理论，强调癫痫的治疗应注意活血化瘀。瘀血产生的原因，或是气虚、气滞、血寒、血热等内伤因素，导致气血功能失调而形成瘀血；或是由于各种外伤或内出血等外伤因素，直接形成瘀血。血络受损而气滞血瘀，阻滞脑部脉络，气血不能上荣脑髓，元神失养，神机失用则发痫病。治疗均当活血通络、化瘀止痫。因患儿常存在痰瘀互结，可同时配伍理气药物，所谓"气行则血行，气顺则痰消"，临证常选用丹参、桃仁、红花、三七等。

（六）病久入络，喜用虫类搜风逐瘀通络

叶天士云："病久则邪风混处其间，草木不能见其效，当以虫蚁疏络逐邪。"虫性善行走窜，通达经络，搜风透骨，在治疗"风"性疾病上有独特的治疗效果，非草木类药物所能及。草木无情之品息风止痉之效果略差，故需加用虫类之品加强息风止痉效果，以达到祛风定惊、活血通络、化痰散结等功效，常用药物有全蝎、僵蚕、地龙、蜈蚣等。中药药理及临床研究证实：全蝎、地龙的有效成分（如蝎毒素、蚓激酶等）均具有类似"钙拮抗剂"作用，可明显改善脑局部微循环，加强中枢镇静与抗惊厥作用；僵蚕对凝血酶—纤维蛋白原反应有直接抑制作用，研究还发现对模型动物注射僵蚕液后，其血栓重量明显减轻；蜈蚣对血管内皮素有保护作用，能改善微循环，降低血黏度；地龙具有抗凝、溶栓、抗癫痫、抗抑郁、改善微循环等药理作用。因虫类药多有小毒，应用时当掌握用量，中病即止，注意配伍，防止毒副作用、过敏反应的发生。

【典型医案】

癫痫（痰热内蕴，扰神化风）

钱某，女，5个月。2010年3月5日初诊。

代主诉：反复抽搐发作 1 月余。

现病史：患儿 1 个月前因鞭炮声受惊后出现惊厥发作，表现为意识丧失，双目凝视，口中痰涎，四肢抽搐，项背强直，约 1 分钟后缓解，缓解后困倦入睡，2～3 天发作 1 次，有时 1 天发作数次，曾在某医院予丙戊酸钠口服液治疗，已逐渐加量至 40mg/（kg·d），仍发作频繁。近 1 周发作 3 次，遂来我院就诊。刻下症：反复抽搐发作，吮乳乏力，夜卧不宁，受惊易发，小便黄，大便稀薄。

体格检查：舌质红，苔腻微黄，指纹青紫，达气关。咽腔无充血，双侧扁桃体无肿大，表面未见脓性分泌物。全身皮肤未见咖啡牛奶斑。心肺听诊未见异常。肝脾肋下缘未触及。脑膜刺激征、病理征均阴性。

辅助检查：血尿代谢及头颅磁共振成像均未见异常；脑电图显示：全导可见大量棘波、棘慢波发放。

诊断：中医诊断：痫证（痰热内蕴，扰神化风）。

西医诊断：癫痫。

治法：清热涤痰，镇惊息风。

处方：痫愈散 3g，龙虎镇惊散 3g，定风散 3g。14 剂，每日 1 剂，每日 1 次，水冲服。

西药予丙戊酸钠口服液维持原量 40mg/（kg·d），继服。

2010 年 3 月 20 日二诊：患儿抽搐次数明显减少，近 1 周无发作，睡眠好转，二便及纳乳正常。舌质红，苔白厚。上方去定风散，加二陈散 3g。30 剂，服法同前。嘱丙戊酸钠口服液遵医嘱减停。

2010 年 4 月 20 日三诊：患儿近 1 个月抽搐未发作，发育良好，精神佳，面色稍黄，纳乳量少，大便糊状。舌质淡、苔白微厚，指纹淡滞。复查脑电图可见少量棘慢波。

处方：龙虎镇惊散 3g，二陈散 3g，参苓白术散 3g。间断调理 2 年余，复查脑电图正常，遂停服中药。随访至 5 岁，未再发作。

按语：此患儿禀受孕母之湿热，与体内痰湿相合，化生痰热，卒遇惊恐，气机逆乱，痰随气逆，蒙蔽清窍而发为癫痫。故治以清热涤痰，息风止痉，镇惊安神。予我院院内制剂痫愈散、龙虎镇惊散、定风散治之。痫愈散由生石膏、滑石、雄黄、白马蹄、钩藤、沉香、僵蚕、蝉蜕、朱砂组成；龙虎镇惊散由龙齿、琥珀、钩藤、僵蚕、全蝎、蝉蜕、蜈蚣组成；定风散由生石膏、天竺黄、蜈蚣、胆南星组成。其中生石膏、滑石清热泻火，泻诸经之火；胆南星、天竺黄清化痰热；钩藤、僵蚕、蝉蜕、全蝎、蜈蚣、白马蹄平肝息风，定惊止痉；龙齿、琥珀、朱砂息风定惊，镇心安神；雄黄入肝，燥湿祛痰，能化留聚痰涎之积；沉香温胃调气，以防寒凉之药损伤脾胃。诸药相合，共奏清热涤痰、息风止痉、镇惊安神之功。二诊时患儿热象已减，故去定风散，加二陈散（我院协定方，由陈皮、半夏、茯苓、紫苏子组成）燥湿化痰。三诊时热象全无，脾虚痰湿之象已显，故再去寒凉之痌愈散，加参苓白术散健脾利湿，合二陈散既可化已生之痰，又可杜生痰之源，故而取得佳效。

第三章 脾系疾病

第一节 小儿厌食

厌食是小儿时期的一种常见脾胃病症,以较长时期厌恶进食、食量减少为临床特征(一般至少1个月,食量减少至少三分之一)。本病相当于西医学的"厌食症"。任何年龄儿童均可患病,多见于1~6岁婴幼儿,其症状主要为较长期的厌恶进食,甚则拒食,或伴胃脘或脐周胀满疼痛,面色无华,消瘦乏力,恶心,口臭,大便不调等。且以夏季暑湿当令季节多发,预后较好,但长期不愈者,可因气血生化乏源而转变为疳证。

古代中医文献中并无小儿厌食的病名,而其中的"恶食""不嗜食""不思食""不饥不纳"等病症的主要临床表现与本病相同。在隋代时称"不思食",《诸病源候论·小儿杂病诸候》的记载与本病相类。中医学认为本病与脾胃密切相关,如《灵枢·脉度》曰"脾气通于口,脾和则口能知五谷矣",治疗以运脾开胃为治疗总则。厌食病因有先天因素及后天因素,若先天禀赋不耐,或后天调护失宜,都可影响脾胃的正常运化功能,致脾胃不和,纳运失常,而成厌食之证。病位在脾胃,其病机关键在于脾失健运,纳运失常。

【临证经验】

(一)谨扣病机要点,脾胃同治,侧重各异

小儿厌食的中医病机关键为本虚标实。本虚主要责之于脾气虚弱和胃阴亏

虚两个本证，标实则责之于乳食积滞、湿邪困脾、肝气犯胃和血瘀阻络四个标证，而且本证和标证之间互为因果。小儿脾气虚弱和胃阴亏虚是小儿厌食症病机关键，是小儿厌食症的发病根本。小儿脏腑娇嫩，尤以肺脾肾三脏为著，肺卫不足则易感外邪，脾胃虚弱则多见厌食，肾精空虚则骨弱肢软、髓海空虚。厌食是小儿很常见的一个临床病证，查其因总归于脾胃虚弱。小儿脏腑娇嫩，五脏六腑皆不足，尤以"脾常不足"为著，加之喂养不当、饥饱失常、所愿不遂等因素易损伤脾胃，导致脾气渐虚，运化乏力，则食量减少，厌恶进食，发为厌食症。小儿本属稚阴之体，若素体阴虚或病后伤津，过食辛燥肥甘，蕴热灼津等均可致胃阴亏乏，失于濡养而食欲不振，亦发为厌食。虽病位在脾胃，均以厌食拒食为主症，但在治疗方面应有重点，不可混淆。治脾当升发脾气，运则脾健；治胃宜顺降胃气，润则胃生。因此，治脾之药，不能代以治胃；治胃之药，须防碍脾。其中一部分小儿由于长期进食不多，后天生化乏源，影响正常生长发育，出现面色萎黄，形体消瘦，进食虽少，却对冷饮不厌，以致寒凉遏胃，脾阳受困，水湿不能分化，因而大便溏薄，不能成形，皆由脾不健运所致。因此，常用香砂六君子汤加减而取效，正如陈修园在《医学三字经》中所说"六君子，妙难言"。用党参、茯苓、炒白术益气健脾；炒苍术燥湿泄浊；丁香、煨木香、藿香、砂仁醒脾宽中；陈皮、半夏理气和胃；泽泻、姜皮淡渗分利；焦三仙、鸡内金、香稻芽、生姜、大枣和胃气、助消化；桔梗升清载药上行。诸药合用，健中有运，补中有消，以收醒脾和胃、纳运复常之功效。

（二）辨本虚性质，守"补虚运脾"治则，活用运脾四法

临证治疗小儿厌食症时强调把补虚贯彻始终，不过视气虚、阴虚之轻重主次略有出入。患儿偏重气虚时，多用生黄芪补脾气；合并阴虚时则选用太子参，因前者偏温，易伤阴液，后者则较平和，不可不察；气虚日久及阳，可酌加干姜等温阳之品。另外，擅用本院制剂化裁，如补脾气用白术散，养胃阴用养阴散，温阳用理中散，每获良效，为此临证应灵活应用补脾气和益胃阴二法。

小儿脾胃运化功能尚不完善，乳食不知自节，加之家长滥投以肥甘厚腻、高营养补品或暴饮暴食，超过了小儿脾胃正常纳化能力，致乳食停滞不化而成乳食积滞之证。脾属土，喜燥而恶湿，遇湿则困，若过食生冷杂物或被湿邪所侵而致湿邪困脾之证。小儿肝常有余，脾胃之运化输布有赖于肝之疏泄，如《血证

论》云："食气入胃，全赖肝木之气以疏泄之，而水谷乃化。"如患儿情志不遂，久之肝失疏泄，横逆犯胃，肝木乘脾，则脾不健运，胃不受纳而成肝气犯胃之证。小儿厌食经久不愈者，则应叶天士"久病入络"之说，而成血瘀阻络之证。《素问·至真要大论》："谨守病机，各司其属，……盛者责之，虚者责之，……"鉴于此，临证主张遵循"补虚运脾"的治疗原则。脾主运化，为运转之枢纽，上述单纯补益之法易壅塞气机，碍脾运化，使病迁延，而消导之法又易损脾伤正，故治疗应顺其性，临证遵循"脾健不在补贵在运"之训。临证灵活运用消食助运、燥湿助运、理气助运、活血助运等运脾四法。消食助运多采用莱菔子、谷芽、山楂、六曲等；燥湿助运常采用苍术、佩兰、藿香、陈皮等轻清之剂解脾气之困；理气助运多采用白芍、郁金，以平肝抑木、疏肝理气；病久入络者，必用三棱、莪术以活血助运。另外，用本院制剂化裁，如以消积散消食助运，藿香散燥湿助运，和肝散理气助运，活血散活血助运，常应手即效。临证灵活运用消食助运、燥湿助运、理气助运、活血助运运脾四法，当有效验。

【典型医案】

1. 厌食（胃气阴亏耗，乳食积滞证）

王某，男，2岁。2008年7月23日初诊。

代主诉：厌恶进食，食量减少2月余。

现病史：患儿2个多月前风热感冒愈后出现厌恶进食，食量较前减少。家长予鸡内金颗粒、七星茶颗粒及健胃消食片等口服，效果不佳，慕名来诊。刻下症：神志清，精神差，形体消瘦，厌恶进食，食量减少（三分之一），伴腹胀，大便偏干，小便短黄，甚或烦躁少寐，手足心热。

体格检查：舌红少津，苔少，指纹紫滞。余无明显异常。

诊断：中医诊断：厌食（胃气阴亏耗，乳食积滞）。

西医诊断：厌食症。

治法：健脾益胃，消积清热。

处方：养阴散3g，白术散3g，消积散3g，白蔻散1g。3剂，日1剂，分2次，水冲服。

同时予医嘱：少食多餐，忌辛辣刺激饮食。

2008 年 7 月 26 日二诊：服上方后症状明显好转，患儿有食欲，纳食较前增加，食量已能达到病前三分之二。舌质红，苔薄而润，指纹滞。

处方：上方去养阴散，加三甲开胃散 3g。5 剂，日 1 剂，分 2 次，水冲服。

2008 年 7 月 31 日三诊：患儿精神好，食欲大增，食量较病前略有增加，二便正常。舌红，苔厚微黄，指纹滞。嘱家长，饮食调理为主，不可过饱，少食零食，遂停药。

半年后随访，停药后饮食持续正常。

按语：此患儿厌恶饮食、食量减少，病程大于 1 个月，有热病伤阴史，且病发于暑湿当令季节，并排除其他系统性疾病引起的厌食，故可确诊。治宜健脾益胃，消积清热。方中院内制剂白术散法效参苓白术散，功专健脾化湿；养阴散擅滋养胃阴，虑滋腻碍胃，致脾失健运，故在养阴之时辅以白蔻散理气助运。脾气失运必然饮食内积，故酌加消积散以消食助运，然因本方性燥伤阴，故宜小量应用。二诊时，患儿食欲转佳，纳食增加，脾胃阴伤已复，故去养阴散，而加三甲开胃散以健脾助运。纵观上方，紧扣病机，机圆法活，故收良效。三诊，患儿脾胃已健，饮食大增，然患儿舌苔厚微黄，指纹滞，虑其脾胃损伤初复，若饮食不节，反致郁而化热之祸，遂停药，嘱饮食调理，切合古人"常当节适乳哺"育儿观，是谓不药而愈病之法。

2. 厌食（脾胃阴虚）

张某，男，2 岁。2009 年 8 月 12 日初诊。

代主诉：厌恶进食、食量减少 1 月余。

现病史：患儿 1 个月前患风寒感冒愈后出现厌恶进食，食量较前减少约三分之一，伴口渴饮多，皮肤失润，大便偏干，小便短黄，甚或烦躁少寐，手足心热。

体格检查：舌红少津，苔花剥，指纹紫滞。T：36.2℃，P：90 次 /min，R：25 次 /min。神志清，精神欠佳，全身皮肤黏膜及巩膜未见黄染，咽部检查无充血，心肺无异常，上腹部无压痛，腹平软，肝脾肋下未触及，双肾无压痛及叩击痛，神经系统检查无异常。

诊断：中医诊断：厌食（脾胃阴虚）。

西医诊断：消化功能紊乱症（厌食症）。

治法：滋养脾胃，佐以助运。

处方：养阴散 3g，消积散 3g，藿香散 1.5g，白蔻散 2g。服 3 剂后症状明显缓解，效不更方，又 7 剂而愈。后随访 1 个月未见复发。

按语：脾主运化，单纯补益，有碍脾之运化，疾病难愈，故治疗厌食应遵循"脾健不在补贵在运"的原则，在补益同时，灵活运用燥湿助运、理气助运、消食助运、活血助运等运脾四法，方可收桴鼓之效。就本病例而言，患儿有热病伤阴病史，结合患儿口渴饮多，皮肤失润，大便偏干，小便短黄，手足心热等症状及舌象指纹特征，可辨脾胃阴虚之厌食，故当滋脾养胃为法。予院内制剂养阴散，益胃养阴；白蔻散以疏理气机，助脾运化；虑饮食内积，故酌加消积散以消食导滞助运；脾喜燥而恶湿，暑湿当令季节，湿邪最易困脾，故另加藿香散以燥湿助运。因本类药物性燥易耗伤阴液，故宜小量应用。

第二节 积 滞

积滞是指小儿伤于乳食，停聚中焦，积而不化，气滞不行所致的一种脾胃病证。临床以不思乳食，食而不化，脘腹胀满，睡卧不宁，大便不调等为其主要特征。积滞是儿科临床的常见病之一，各年龄段的儿童均可能发病，相当于西医的小儿功能性消化不良。本病若得不到积极有效的治疗，则有可能进一步发展为疳证。小儿积滞常会诱发其他疾病，饮食过量则易积滞不化，郁结生热，从而形成低热不退、呕吐、潮热等，对患儿的健康成长影响较大。

《诸病源候论·小儿杂病诸候》所记载的"宿食不消候""伤饱候"是本病的最早记载。其后《活幼心书》和《婴童百问》又分别提出了"积证"和"积滞"的病名。积滞实际是中医"积"证的其中一种。《素问·痹论》云："饮食自倍，肠胃乃伤。"本病病位在脾胃，基本病机为乳食停聚，积而不化，气滞不行。胃主受纳，为水谷之海，其气主降；脾主运化，为生化之源，其气主升。若乳食不节，脾胃受损，则受纳运化失职，升降失调。因无器质性病变，现代医学认为临床治疗多予补充肠道微生物制剂，调节肠道菌群，以增强肠道天然生物屏障保护作用。

【临证经验】

积滞的治疗，固以"积者消之"为原则，所谓"消"有内消、化除之意，如用山楂、神曲、麦芽等消乳化积即是此意。如何消之，内消其积固为常法，而乳食积滞为有形实邪，单纯内消，往往难见速效，必使邪有去路，才能驱其有形之积，促使病情好转。遵六腑以通为用，胃以降为顺之义，以导滞下积最为合适，故消积必须导滞。胃主纳，即摄纳食物，纳入之后，又必须吸其精华，输其糟粕。有入有出，出而复入，除旧纳新，是脾胃后天之本，升降生化的基本过程。胃喜通利而恶壅滞，积滞胃脘，只入不出，或入而少出，就无法再入，欲达平衡，就必须使已停之"滞"下导，即为导滞。"导"者通导，下行也，如用槟榔、大黄、枳实等。积滞既停，脾运已损，欲消其积，必导其下行，故消积必须导滞。

积滞内停，郁必化热，消导积滞则内热蕴蒸无源，郁热清解则有助于积滞消减，故消积导滞又常兼清热。治疗积滞的经典方中，如保和丸为消导的代表方，方中神曲、楂肉消积，莱菔子、陈皮行气导滞，连翘清解郁热。枳实导滞丸为导滞的代表方，方中大黄、槟榔攻下导滞兼清热，神曲消积。再如槟榔丸、消积丸、下积丸等，均消导并用，且必佐清热之品。由此可见，在治疗积滞的组方用药上无不兼用清热之药，消积必须导滞，导滞药又大多苦寒而兼有清热之功。这也是符合积滞临床证候特点和小儿体质特点的。消积必须导滞，导滞常兼清热，导滞清热法也就成了积滞化热证的治疗之法。

【典型医案】

积滞（湿热积滞）

贾某，女，5岁。2016年9月13日初诊。

代主诉：脘腹胀满2个月，便干1个月。

现病史：患儿2个月前吃自助餐后出现腹部胀满，不思饮食，口气酸臭。1个月前出现大便干且夹杂不消化食物，2～3日1行。家长予口服健脾消食口服液、四磨汤口服液等治疗效果欠佳，遂来就诊。刻下症：脘腹胀痛，拒按，伴嗳腐吞酸，偶咳，有痰，夜卧不安，纳呆，大便干，夹杂不消化食物。

体格检查：舌质红，苔黄厚腻，脉弦滑。咽腔无充血，双侧扁桃体无肿大，表面未见脓性分泌物。肺部听诊呼吸音清，未闻及干湿性啰音。腹胀，按之无明显疼痛，肠鸣音活跃。

辅助检查：胃肠道彩超未见明显异常。

诊断：中医诊断：积滞（湿热积滞）。

西医诊断：消化不良。

治法：消食导滞，清热祛湿。

处方：枳实导滞丸加减。

用药：大黄 9g，枳实 10g，焦三仙各 9g，黄连 6g，黄芩 9g，白术 9g，半夏 6g，陈皮 9g，茯苓 9g，莱菔子 9g，木香 6g，甘草 6g。7 剂，日 1 剂，水煎服。

2016 年 9 月 20 日二诊：患儿大便略干，腹胀、腹痛减轻，咳嗽减轻，舌质红，苔腻微黄。上方去大黄、枳实，加桔梗、鸡内金各 6g。7 剂，日 1 剂，水煎服。

2016 年 9 月 27 日三诊：患儿咳嗽及腹胀、腹痛消失，食欲恢复，睡眠安好，大便复常。故嘱其节制饮食，避免多食，睡前 2 小时禁食，以易消化的清淡饮食为主，少食肥甘厚味，多食粗纤维食物，生活规律，睡眠充足，适当运动。

按语：本案为湿热食滞型。患儿暴饮暴食导致胃主受纳、脾主运化功能失调，积滞内停，气机壅塞，传导失司，故口臭、脘腹胀痛、大便秘结。舌质红，苔黄厚腻，脉弦滑，此乃一派湿热壅滞之象，方选用枳实导滞丸加减。枳实导滞丸出自李东垣的《内外伤辨惑论·卷下·辨内伤饮食用药所宜所禁》，原方用于治疗食积、湿热交结，停滞于胃肠所致的脘腹胀满疼痛，排便黏腻不爽，里急后重，大便气味臭秽，舌红、苔黄腻，脉沉滑有力等症。方中大黄，苦寒泻下，攻积泻热，使积热从大便而下；枳实、木香行气导滞，消积除胀满；焦三仙消食化滞而和胃，共助大黄以攻积导滞；黄芩、黄连苦寒，清热燥湿而止痢；茯苓健脾渗湿，白术健脾燥湿，使攻积而不伤正；陈皮、半夏配伍，健脾理气，燥湿化痰。诸药相伍，共成消食导滞，清热祛湿之方，使食消积去，湿化热清，则诸证自愈。本证非阳明腑实燥结，故不得用承气辈苦寒泻下，而须因势利导，缓下清化，涤除湿热之邪，同时制剂宜轻，避免伤及正气。二诊患儿大便略干，但热毒已去大半，故去苦寒之大黄；腹胀、腹痛减轻，故去枳实，加鸡内金助消食除积；患儿仍咳，加桔梗开宣肺气、止咳化痰。三诊时虑其脾胃损伤初复，极易受损而致病变复发，故嘱饮食调理。

第三节　泄　泻

　　泄泻是以大便次数增多，粪质稀薄，甚至如水样为特征的一种小儿常见病。西医学称泄泻为腹泻病，发于婴幼儿者又称婴幼儿腹泻。本病是我国婴幼儿最常见的疾病之一，2 岁以下小儿发病率最高。一年四季均可发病，但夏秋季节发病者占绝大多数，因夏秋季小儿脾胃易为暑湿、风寒和饮食所伤，故易患泄泻。本病迁延不愈，会使小儿正气日耗，转为疳证、慢脾风等病证。

　　我国在隋代《诸病源候论》中对小儿"利"已有较全面的论述。《小儿药证直诀》将泄泻作为脾病主证之一，提出"夏秋吐泻"要结合发病时令辨证论治，并创制了玉露散、白术散、益黄散等治泻名方。以后历代医家对小儿泄泻的分证论治日趋详尽，《幼科全书》《幼幼集成》等书更对小儿泄泻的病因和发病机制做了精辟的论述。小儿泄泻的病因以感受外邪、内伤饮食、脾胃虚弱及脾肾阳虚多见。其病位主要在脾胃，与肝肾关系密切，基本病因为湿邪，病机为脾胃失常，脾气不升，清浊相干，并走大肠。

【临证经验】

（一）明因辨证，活用经方

　　泄泻若因感受外邪，则表现为大便清稀，腹痛肠鸣，鼻塞流涕，微热少汗，舌苔薄白，脉浮，指纹淡红。治法：解表散寒，利水化湿。笔者善用藿香正气散加减。常用药物：紫苏、藿香、陈皮、制半夏、茯苓、白术、炙甘草。方中藿香化浊，理气和中；紫苏解表散寒；茯苓、白术、陈皮、半夏健脾宽中，化湿理气；甘草调和诸药。若表证重者则加荆芥、防风，以增解表之力；若湿困较重，兼见纳呆，苔白腻，可加苍术，以助燥湿健脾之力；若单纯腹胀肠鸣，泄稀疼痛，则可加桂枝，以通阳利水。

　　小儿脾胃素虚，若食生冷食品过度，则寒邪凝结，聚而不散。临床表现为剧烈腹痛，畏寒肢冷，大便泻稀，喜暖喜按。治以温中健脾止泻，方选附子理中丸加减。

湿热泄泻，又名肠泄泻。临床表现为：腹痛肠鸣，泻下如注，色黄气臭，身热口渴，烦躁不安，小便短赤，舌红、苔白，脉数。此型腹泻多发病急骤，腹泻频繁，如不及时治疗，易引起脱水。治法：清热利湿。常用加味葛根芩连汤。组方：葛根、黄芩、黄连、茯苓、车前子、广木香、甘草。

若乳食不节，喂养不当，肠胃宿食停滞，临床表现为腹痛胀满，大便泻下，泻前哭闹，泻后痛减，厌食，苔浊，脉滑数，指纹紫滞。治法：消食导滞。常选保和丸加减。组成：神曲、焦山楂、茯苓、半夏、陈皮、连翘。本方消食导滞兼和胃除湿，使食滞尽除，脾胃和而泻止。

（二）湿盛泄泻，化湿为贵，善用风药

《素问·阴阳应象大论》曰："湿胜则濡泻。"可见，引起泄泻的病理关键在于"湿胜"。胃为水谷之海，脾为湿土之脏，外来湿邪，最易侵犯中焦脾胃，致使脾胃升降失职，清浊不分，水谷混杂而下，发生泄泻。故有"湿多成五泄"之说。而各种原因引起的湿邪内生，困阻脾胃以致水谷不分，则是内伤泄泻的主要原因。正是由于泄泻的关键是湿邪，故治疗泄泻的方法虽多，但古今医家均重视通过利小便以实大便来治疗。《金匮要略》载："下利气者，当利其小便。"《景岳全书·泄泻》曰："凡泄泻之病多由水谷不分，故以利水为上策。"并进一步强调："水谷分，则泻自止，故曰治泻不利小水，非其治也。"这里强调利湿治泄泻，然而泄泻治法众多，治湿方法也不只利小便一途，其他还有燥湿、健脾等方法。

笔者认为风药是指传统意义上有辛温解表功效的药物，如羌活、独活、防风、荆芥、白芷等。然风药的作用远不只解表这一种功效。《张氏医通·泄泻》中总结出的著名治泻九法就包括风药的应用，如："一曰升提，气属于阳，性本上升，胃气注迫，辄尔下陷，升、柴、羌、葛之类，鼓舞胃气上腾，则注下自止。又如地土淖泽，风之即干，故风药多燥。且湿为土病，风能胜湿，所谓下者举之是也。"可见在对于泄泻的治疗中要善用风药。一者，风能胜湿；二者，风药能鼓舞胃气，振奋脾胃功能；三者，风药能祛肠中之风，使肠腑传化功能正常。因此，笔者常在健脾利湿方中适当加用羌活、防风等风药。据《脾胃论》载：东垣脾胃久衰，视听半失，值淫雨阴寒之时，忽一日体重肢痛，大便泄并下

者三，而小便秘涩。虽经云大小便不利，无问标本，先分利之。又云："治湿不利小便，非其治也。但客邪寒湿之淫，从外而入里，以暴加之，若从以上法度，用淡渗之剂以除之，病虽即已，是降之又降，是复益其阴，而重竭其阳气矣，是阳气愈削，而精神愈短矣。是阴重强而阳重衰矣，反助其邪之谓也，故必用升阳气药即废。"故以羌活、独活、柴胡、升麻、防风、炙甘草治之。并解释说"湿寒之胜，当助风以平之"，又说"下者举之，得阳气升腾而去矣"。

由于木土不和引起的泄泻，其特征是腹中有气攻冲作痛，痛即作泻，泻后痛稍减，并伴有恼怒抑郁等情志方面的改变。治疗本证的代表方是痛泻要方。方由炒防风、炒白术、炒白芍、炒陈皮四味药组成。本方值得注意的药味就是防风。因本证由忧思恼怒，木郁不达，肝气横逆乘脾；或忧思伤脾，而致土虚木贼，以致脾胃失于运化，水谷不分，混杂而下发为泄泻。故其治疗点当从扶土抑木着手。但泄泻已成，尚存在清气下陷、水湿内生的潜在病机。防风正好照顾到了这一点：一方面防风味辛，能疏肝解郁，条达肝气；另一方面防风能胜湿。此外，防风具辛散之性，还有升阳的作用，可谓一举三得，实为方中必不可少之药物。

（三）由表及里，知表达里，温、清化湿

治疗泄泻首重化湿法，湿为泄泻的主因，故泄泻以化湿为第一法。湿邪在泄泻中表现大致有三：一者，泻下之物垢浊黏腻，泻下不爽，病程迁延不愈；二者，舌苔厚腻或白腻（属寒湿），或黄腻（属湿热），或黄白相间（属寒湿化热）；三者，脉多细滑、濡、沉细、弦滑。化湿方法有二，即芳香温化法和苦寒清化法。芳香温化法适于湿邪尚未化热的泄泻，湿邪较轻，常用藿香、佩兰等药；湿阻较重，苦温燥湿，常用苍术、厚朴等。若湿困中阳，偏于寒象，应以温化为法，即在上述芳香、苦温之化湿、燥湿方药中，适当加入干姜、肉桂之类以温运中阳、温散寒湿，常用方如三仁汤等。苦寒清化法适于湿热盛者，常用黄芩、黄连等药，代表方剂如黄连解毒汤、葛根芩连汤。湿热蕴结发病者，一方面清热，一方面化湿。应分辨湿与热孰轻孰重，将芳香温化药与苦寒清化药的剂量调配适当，既不宜过用寒凉而使湿邪留恋不解，又不可过分香燥而助热伤津。且湿为阴邪，非温不化，湿难速去，热易速降，故治疗仍应以芳香温化为主，使湿浊暗消于无形之中，临床须谨记。

（四）先论其本，攻尽其邪，慎用涩敛

前贤治泻，反复强调治宜疏导，慎用涩敛。笔者认为泄泻无度的虚泻、久泻及实邪将尽的泄泻，可考虑应用固涩法。对于因寒湿、湿热内侵所致泄泻，外邪未除，不应收涩，以免邪阻于内，"闭门留寇"，变生他证。《儒门事亲》指出："当先论其本，以攻去其邪，不可执一以涩，便为万全也。"告诫后人对固涩法应持正确认识。临床上对固涩法不可过于拘泥前贤所言，前贤也只是慎用，而非不用。不论虚实久暂而一律摒弃固涩的做法亦非可取。对于虚泻、久泻和实邪将尽的泄泻，小量应用固涩的药物常可收到事半功倍的效果，可有效缩短病程。常选的固涩药有诃子、赤石脂、罂粟壳等。方剂常选如赤石脂禹余粮丸、真人养脏汤等。

【典型案例】

1. 泄泻（湿热伤阴）

常某，男，1岁2个月。2017年11月8日初诊。

代主诉：大便稀伴次数增多1天，发热半天。

现病史：患儿1天前无明显诱因出现泄泻，日4次，量大，无呕吐，半天前出现发热，口服思密达、妈咪爱效果不佳，就诊于我处。刻下症：精神烦躁，发热，体温38.3℃，稀水样便，蛋花汤样，日10余次，小便短黄，口唇干，口渴欲饮，纳差。

体格检查：舌质红，苔黄腻，指纹淡紫。皮肤稍干燥、弹性尚可，眼窝稍凹陷，口唇黏膜略干燥。咽充血，双侧扁桃体无肿大，表面未见脓性分泌物。心肺检查无异常。腹软，肠鸣音可。指趾端欠温。肛门红，无溃破。

辅助检查：血常规：白细胞 5.64×10^9/L，红细胞 5.7×10^{12}/L，血红蛋白 122g/L，血小板 138×10^9/L，中性粒细胞百分比 43%；大便常规：轮状病毒抗原检测阳性。

诊断：中医诊断：泄泻（湿热伤阴）。

西医诊断：①轮状病毒肠炎；②轻度脱水。

治法：清热利湿，涩肠止泻。

处方：儿科配方散剂：梅连散 6g，六一散 6g，苍苓散 6g。2 剂，1 剂分 5 份，1 次 1 份，日 3 次，水冲服。

西药予补液体盐水。

2017 年 11 月 11 日二诊：热退，精神好转，小便增多，大便次数减少，日 3 次，量少，有不消化食物，肛门略红。

处方：上方减六一散为 3g、苍苓散 3g，加参苓白术散 3g。1 剂，1 剂分 5 份，1 次 1 份，日 3 次，水冲服。继服 1 剂，病情缓解。

按语：小儿脾常虚、肝常有余，肝木易克脾土而见上述诸症，故重用乌梅，味酸可以敛肝，酸甘可以养阴生津，以防阴伤而生内热；黄连清中焦湿热，脾胃湿热，热与秽浊之邪阻滞中焦，湿热合邪，下注肠道而生泄泻，黄连可清内蕴之湿热；车前子利水渗湿，以"利小便实大便"；葛根清热养阴，生发脾胃阳气而止泻；佐以石榴皮可酸涩收敛止泻，免泻下量过多而伤阴。诸药合用，达清热利湿之效，而无阴伤之弊。且予苍苓散等燥湿健脾，杜生湿之源。二诊时患儿大便次数减少，小便增多，故减六一散与苍苓散之量；完谷不化，此乃脾虚之症，故加参苓白术散以健脾益气、利湿止泻。治脾胃者，补其虚，除其湿，行其滞，调其气而已。人参、白术、茯苓、甘草、山药、薏仁、扁豆、莲肉，皆补脾之药也，然茯苓、山药、薏仁理脾而兼渗湿；砂仁、陈皮调气行滞之品也，然合参、术、苓、草，暖胃而又能补中（陈皮、砂仁入补药则补）；桔梗苦甘入肺，能载诸药上浮，又能通天气于地道（肺和则天气下降），使气得升降而益和，且以保肺防燥药之上僭也。

2. 泄泻（脾胃气虚）

吕某，男，11 岁。2019 年 11 月 14 日初诊。

主诉：反复腹泻 1 周。

现病史：1 周前，患儿因饮食不节出现腹泻，日 10 余次，呈黄色稀糊状，量一般，味酸臭，伴腹痛，低热，无呕吐，当地医院予口服头孢克肟颗粒、益生菌、蒙脱石冲剂等治疗 3 天后腹泻缓解，大便仍偏稀，日 1～2 次。1 天前，患儿因食冷藏火龙果后再发腹泻，大便淡黄色，稀糊样，小便量偏少，故来诊。

体格检查：舌质淡，舌苔白微厚，脉细数。咽无充血，双侧扁桃体无肿大，表面未见脓性分泌物。心肺检查未见明显异常。腹胀，肠鸣音活跃。

辅助检查：大便常规正常。

诊断：中医诊断：泄泻（脾胃气虚）。

西医诊断：小儿腹泻。

治法：健脾益气，化湿止泻。

处方：七味白术散加减。

用药：党参 10g，茯苓 10g，炒白术 10g，炙甘草 6g，广藿香 10g，木香 6g，葛根 10g，车前子 10g，赤石脂 10g，肉蔻 6g。3 剂，颗粒剂，日 1 剂，分 3 次，水冲服。

西药予补液盐口服。

2019 年 11 月 17 日二诊：患儿服药次日，大便次数减少，稀糊状，尿量正常。继服 3 剂后，患儿大便可成形。

按语：本患儿先因食伤、后食生冷致脾胃虚弱，清阳不升，中焦虚寒，故泻下次频。选用钱氏七味白术散为底方加味。七味白术散由四君子汤加藿香叶、木香、葛根组成。儿科医家万全《幼科发挥》中曾盛赞"白术散乃治泄作渴之神方"。以参、术、甘草之甘温补胃和中；木香、藿香辛温以助脾；茯苓甘淡，分阴阳、利水湿；葛根甘平，倍于众药，其气轻浮，鼓舞胃气，上行津液，又解肌热。七味白术散乃治脾胃虚弱泄泻之圣药也，兼治久泻不止，口渴无度，并痢疾口渴。幼科之方，独推此为第一，后贤宜留意焉。因患儿反复腹泻 1 周余，故加车前子利小便实大便，赤石脂、肉豆蔻收敛止泻兼补下焦。全方共收健脾益气化湿止泻之功。

3. 泄泻（湿热兼积滞）

李某，男，6 岁。2019 年 6 月 12 日初诊。

代主诉：反复泄泻、黏液便半年余。

现病史：半年前因饮食不洁出现泄泻，大便次数增加，夹有黏液，似果冻样，前后在多家医院诊治，反复使用头孢克肟、头孢羟氨苄等抗生素治疗，用药缓解，停药后复发，反反复复，已迁延半年，大便常规检查白细胞波动在（＋～＋＋＋）/HP，为进一步诊治前来。刻下症：神志清，精神差，面色微黄，形体消瘦，肌肤松弛，大便呈糊状黏液便，泻下臭秽，每日 4～6 次，时有下坠，脘腹胀满，泻后痛减，食欲不振，神疲乏力。

体格检查：舌质略红，边有齿痕，苔黄厚，脉缓无力。神志清晰，精神稍差，全身皮肤黏膜无斑丘疹及出血点。心肺肝脾检查未见异常。腹部稍胀，无压痛及反跳痛，肠鸣音活跃。肢体无浮肿。

辅助检查：血常规：白细胞 $7.8×10^9$/L，红细胞 $4.8×10^{12}$/L，血红蛋白 119g/L，血小板 $168×10^9$/L，中性粒细胞百分比 61%；大便常规：白细胞（+++），镜检红细胞 0/HP，潜血（－）。

诊断：中医诊断：泄泻（湿热兼积滞）。

西医诊断：慢性肠炎。

治法：清利湿热，通因通用。

处方：葛根芩连汤加减。

用药：粉葛根 12g，黄芩 9g，川厚朴 9g，炒槟榔 9g，薏苡仁 12g，番泻叶 3g，黄连 3g，车前子 12g。3 剂，日 1 剂，分 3 次，水煎服。

同时予医嘱：清淡饮食，忌辛辣刺激。

2019 年 6 月 15 日二诊：服药后大便次数 1 天 3～4 次，每次大便量多带有较多似脓样黏液，内有不消化之食物残渣，气味酸腐，腹胀减轻，食欲稍增，舌质淡，边有齿痕，苔白腻，脉缓弱无力。

治法：健脾益气，利湿止泻。

处方：参苓白术散加减。

用药：党参 12g，白术 9g，茯苓 12g，山药 12g，砂仁 3g，陈皮 9g，薏苡仁 12g，莲子 9g，乌梅 6g，黄连 2g，炒麦芽 12g，炒神曲 12g，焦山楂 12g，炙甘草 6g。3 剂，日 1 剂，分 3 次，水煎服。

2019 年 6 月 18 日三诊：服上药后，大便次数减少，昨日大便仅 1 次，软而成形，食欲亦增，面色较前红润，复查大便常规正常。家长遂停止服药，随访 3 个月，未见复发，面色红润，体重增加 2kg。

按语：从病例分析来看，患儿起初腹泻即由饮食积滞，酿生湿热，互结于阳明，传化失司所致。病久则耗伤正气。病虽久，但宿食湿热仍留而未去，故仍可通因通用，消导其宿食，利下其湿热，如是则邪去正安，一味止泻只会闭门留寇，故首诊治以通下积滞，清利湿热。方选葛根芩连汤加减。方中葛根甘辛而凉，主入阳明经，外解肌表之邪，内清阳明之热，又升发脾胃清阳而止泻升津，使表解里和，汪昂赞其"能升阳明清气，又为治泻圣药"；黄芩、黄连苦寒清热，厚肠止利；番泻叶泻下导滞，攻积泻热；车前子、薏苡仁以分利水湿，取其"利小便以实大便"之意；厚朴、槟榔消积除胀。患儿服药后食滞得消，湿热得下，胃肠气机和畅。二诊湿热积滞渐去，脾虚之象已显，不可再下，宜健脾益气、利湿止泻以固其本，故以参苓白术散加减以健脾利湿；黄连清泻余热，燥湿止泻；乌梅涩肠止泻；焦三仙消积开胃，俾脾胃得补，健运得复而收全功。

第四章 肾系及相关性疾病

第一节 肾病综合征

肾病综合征是一组由多种病因引起的临床症候群，以大量蛋白尿、低蛋白血症、高胆固醇血症及不同程度的水肿为主要特征。任何年龄段均可发病，儿童多发于2～8岁，男性多于女性。本病病程长，发病率高，临床易反复发作，预后与病理类型密切相关。属中医学"水肿""尿浊"等范畴。

中医认为，本病病因分为内外两端：外因为感受风邪、水湿或疮毒入侵，内因主要是禀赋不足，久病劳倦，肺、脾、肾三脏功能失调。病位主要在肺、脾、肾。《景岳全书》云："凡水肿等症，乃肺脾肾三脏相干之病。盖水为至阴，……水惟畏土，故其制在脾。"对于本病，《黄帝内经》最早提出"平治于权衡，去菀陈莝……开鬼门，洁净府"三大治疗原则。汉代张仲景结合这些原则，在《金匮要略·水气病脉证并治》篇中提出了益气、实脾、温肾三种治疗方法。到了隋唐、北宋时期，对于水肿的治法侧重于攻逐水饮，如唐代《外台秘要》、北宋《圣济总录》所收录的治水肿方剂，常用大戟、甘遂、芫花、商陆、巴豆、牵牛子、大黄等攻逐药。活血化瘀之法也被广泛应用于治疗水肿，《血证论》有云"血与水本不相离，病血者未尝不病水，病水者未尝不病血"，以及"血积既久，其水乃成"，"又有瘀血流注，亦发肿胀者，乃血变成水之证"。明代李中梓进一步归纳总结，提出治疗水肿宜攻宜补，重在辨证。

【临证经验】

本病的中医辨证重在辨标本主次、明阴阳消长，治疗崇尚调整阴阳失衡及序贯辨治。肾病综合征的病机是以正气虚弱为本，邪实蕴郁为标，属本虚标实、虚实夹杂之病证。正虚结合脏腑可分为肺脾气虚、脾肾阳虚、肝肾阴虚、气阴两虚四个证候，此为肾病病机变化之关键，故为本。邪实是指外感及水湿、湿热、湿浊及瘀血等病理产物，故为标。《金匮要略·水气病脉证并治》云："血不利，则为水。"笔者认为瘀血是本病的关键病机，而且贯穿疾病的始终。在肾病的发病与发展过程中，本虚与标实之间相互影响，相互作用。因其甚合临床实际且可操作性强，故对指导肾病治疗有极大实用价值。

糖皮质激素是本病的一线治疗药物，但长时间大剂量应用往往会出现向心性肥胖、高血压、高血糖、骨质疏松、股骨头坏死、青光眼等不良反应，甚至影响生长发育；免疫抑制剂是近年来对于激素耐药、肾病频繁复发、激素依赖患者的有效治疗药物，但是长期应用可使机体的防御功能降低，易诱发各种感染或使潜在的病灶扩散；生物制剂是治疗本病的新兴药物，但是价格昂贵，疗效并非完全确定。大量临床实践表明，中医药可以减轻多种病因引起的肾小球毛细血管通透性增高、蛋白的丢失，减轻激素及免疫抑制剂的副作用，并且能有效预防病情反复。

（一）中西并用，增效减毒

激素是治疗本病的一线治疗药物，应规范用药，结合笔者个人数十年的临床应用，认为对于本病的治疗，在西药的基础上配合中药序贯疗法，可以起到减毒增效的作用，较之单独应用激素，临床疗效更好。在本病早期水肿明显阶段，肺、脾、肾三脏亏虚之证明显，此时可予足量激素诱导尿蛋白缓解，辅以中药温阳利水为主，兼以活血化瘀。而激素类药物属阳刚之品，大剂量长期口服容易导致肾阴亏虚，而阴虚则生内热，临床往往表现阴虚火旺的证候，如五心烦热、口干、潮热、出汗、舌质红、少苔、脉弦细等，甚至出现痤疮，故应加养阴清热、滋阴降火的中药，如生地、知母、生甘草等。而当撤减激素时，肾阳又因为失去纯阳之品的助养而导致肾阳虚、气虚，临床表现为阴阳两虚的证候，如面色苍白、肢体倦怠、头晕耳鸣、少气懒言，故治疗上应加用益气补肾、阴阳双补的药物。近年研究亦证实，温肾补阳类中药有兴奋下丘脑—垂体—肾上腺皮质轴之作用，可保护肾上腺皮质免受外源性激素抑制而萎缩，有助于减少机体对激素的依赖，防止反跳现象，且达增效减毒作用，此为延长缓解期及减少复发的关键。因此，适时地滋阴补阳，对预防激素的副作用，指导肾病治疗有极大使用价值。

（二）肾病"序贯辨治"四步走

在整个肾病病程中，患儿正气亏虚，气血阴阳均有不足，外则肺卫不固，内则脾胃运化失健，三焦水液运化失司，气血运行不畅，湿浊、湿热、瘀血内生，邪气易侵，既伤正气，又助邪实，正虚、邪实相互增长、主次变更，病机呈多层次序贯演变：①阳虚水泛证。患儿未用或用激素早期，全身浮肿明显、大量蛋白尿、低蛋白血症、高血压等，激素乃大温大热之品，其壮火食气作用尚未显现，临床分期属邪实兼正虚期，表现为脾肾阳虚或脾虚湿困的证候，证属阳虚水泛。②阴虚火旺证。在足量激素应用 4 周以后或长期用激素阶段，患儿大多尿蛋白转阴，浮肿消退，邪退正亦伤，激素火热之性暴露，温热伤阴，精微外泄亦伤阴精，患儿多在阳虚基础上渐现阴虚火旺之证，表现为乏力、消渴善饥、烦躁易怒、潮热盗汗、手足心热等肝肾阴虚、虚火内盛的阴虚火旺证候。③气阴两亏证。在激素巩固治疗期（减药阶段），壮火食气，激素用久必耗气伤阴，患儿多有面色苍白、口干欲饮、神疲乏力、手足心热，患儿由肝肾阴虚、阴虚火旺证候渐成气阴两虚证。④阳气虚弱证。小剂量激素维持治疗期，患儿阴损及阳，表现出面色㿠白、神疲乏力、畏寒肢冷、小便清冷等脾肾气虚或阳虚证候。

临床根据肾病使用激素的不同阶段所表现的中医症候规律，循序采用温阳利水、滋阴清热、益气固肾、温肾助阳的四步治法。激素使用的不同剂量、疗程，多表现不同的证候，并常有一定规律。根据其证候规律，采用不同的治则：①在未用或用激素早期（2 周内）。患儿蛋白尿及水肿较明显，激素的副作用尚未显现，临床多表现为脾肾阳虚或脾虚湿困的证候，故多采用健脾益肾、温阳利水（以温阳）为主的治法。②用足量激素 4 周以后或长期用激素阶段。因激素的副作用逐渐明显，患儿多由阳虚逐渐转变为阴虚的证候，而表现为气阴两虚或肝肾阴虚证候，故此阶段多用气阴双补法或滋阴清热，重在滋阴清热。③激素巩固治疗期（减药阶段）。激素的副作用逐渐减少，患儿多由气阴两虚或肝肾阴虚证候渐转变为气虚、阳虚的证候，此阶段多用益气固肾为主，兼于气阴双补。④激素维持治疗期。激素的副作用逐渐消失，患儿又表现出肺肾气虚或阳虚证候，此阶段多采用益气固肾或温肾助阳的治法。

（三）肾病后期，重补肾阳

糖皮质激素（激素）是治疗肾病综合征的常用药物，但长期应用激素容易对机体各系统产生不良反应，特别是对肾上腺皮质轴的抑制作用更为明显。皮质醇低下是长期应用激素较为常见且较严重的副作用。而皮质醇低下多在激素减量阶段或患者自行停用激素或合并消化道症状时最易出现，临床表现为神疲乏力，精神委顿，面色无华或㿠白，畏寒怕冷，肢冷蜷卧，小便清长，大便溏泄，舌淡苔白，脉多沉而无力。故在此期临证应采用健脾益气、温肾助阳之法，笔者惯用生黄芪、太子参、菟丝子、桑寄生四味药，随证加黄精等养阴补气之品，以达"善补阳者，必于阴中求阳，则阳得阴助而生化无穷"。为避免肾上腺皮质功能低下的出现，临床治疗中应注意以下两个方面：一是激素不可骤停，减量不可过快；二是发挥中医药的独特优势，以补肝肾、健脾胃、温脾肾为则，予炙黄芪、肉苁蓉、巴戟天、菟丝子、淫羊藿、鹿茸之属以温阳补气，予黄精、熟地之属以补肝肾之阴，此即阴中求阳之意。

肾为水火阴阳和合之脏，肾水涵育少火，少火温煦肾水，肾之少火为先天圣火，能温煦全身，譬如心肾相交，心为阳脏，属火，为阳中之阳，心阳有赖肾火之根基，肾少火衰，心阳必不振；脾为太阴，运化水谷精微亦需肾阳少火推动，肾阳虚则水谷精微不能运化而下利清冷。在肾病病程中，外源性激素属外来之壮火，必然抑制肾脏之少火，日久肾少火衰，必然出现脾肾阳虚之候，如此则五脏六腑皆失温养、运行不利。但补肾阳应记阴阳互根互用，"善补阳者，必于阴中求阳"。

（四）重视"清源洁流"之法

尿浊与水液同出于下窍，浊邪随水液而出，二者同源同流，故尿浊仍属水液运化失常，与水肿中医病机类同，属于肺脾肾三脏功能失常。中医传统理论认为尿浊为脾虚及肾，脾主摄精，肾主封藏，脾肾两虚，脾失摄精，肾失封藏，固摄无权，精微漏出，出现蛋白尿。即言尿浊主要责之于脏虚失摄，病在脾肾，而与肺无关。笔者认为尿浊中医病机类同水肿，故其发生不但责之于脾肾，而且关乎肺脾肾三脏，且与肺的关系更为密切，尤其在疾病急性期或慢性期感邪之时。

正如《素问·经脉别论》曰:"饮入于胃,游溢精气,上输于脾,脾气散精,上归于肺,通调水道,下输膀胱,水精四布,五经并行。"简言之,肺为五脏之华盖,外合皮毛,为水之上源;若六淫之邪外袭,首先犯肺;风为百病之长,多首先由表犯肺,肺因风窒,水由风起,风激水浊,源不清则流不洁。临床所见,风邪又有夹寒、夹热、夹毒之不同。风邪遏肺亦是尿浊的重要中医病机,但是与脾肾虚弱而失于固涩导致尿浊机制迥异,肺脏病变所致之尿浊主要因为风邪窒肺、风激水浊所致,责之于肺之实。上呼吸道感染往往是引起病情反复的重要原因,故用黄芩、冬凌草、射干等以清热解毒,实为"清源洁流"之法,临床上值得重视和研究。

(五)活血化瘀,贯穿始末

现代研究证实肾病综合征机体常存在高凝状态,乃由于低蛋白血症及高脂血症造成血液黏稠度增加,血中凝血因子改变,或血小板浓缩,黏附力增加,同时激素和利尿剂的应用亦加重了高凝状态。符合中医"瘀血"证的内涵。瘀血是导致本病发病、缠绵难愈和促发病机恶性循环的重要病理因素。因而,活血化瘀是治疗肾病综合征的重要环节,故在辨证论治基础上,加丹参、泽兰、当归、水蛭、益母草、鸡血藤等活血化瘀中药及肝素,辨证地运用于肾病的各个阶段,不仅可促进水肿、血尿、蛋白尿的消退,更能提高激素敏感性,使难治性肾病得到缓解。

(六)谨守病机,多法并举

小儿难治性肾病调整阴阳平衡是关键。难治性肾病综合征是指原发性肾病综合征有以下情况者:①经泼尼松的标准疗程治疗无效者,并排除感染、高凝等影响激素疗效因素。②经泼尼松的标准疗程治疗缓解,但6个月内2次或1年内3次或3次以上复发或反复者。有上述一种情况即视为难治性肾病。难治性肾病经久不愈可诱发严重感染、急性肾衰竭、血栓栓塞综合征等致命的并发症,最终发展成为慢性肾衰竭,给病人造成巨大的身体和经济负担,甚至威胁生命。通过对本病数十年的临床观察和理论研究,笔者认为对本病的治疗首先要分析难治性肾病的病因,然后才能进行针对性治疗,并主张中西医结合治疗,从而扬长避短,提高疗效,中医治疗方面需特别重视谨守病机,多法并举,方收良效。

小儿难治性肾病初期多为阳虚，因反复迁延难愈，加之长期大剂量应用糖皮质激素后由于阳损及阴而出现明显的面色潮红、面圆体肥、多汗、口干、舌苔黄厚、脉滑数等阴虚内热、气阴两虚或阴虚夹湿热及瘀血证。笔者认为，激素副反应所表现的证候表面是阴虚阳亢，实质则为阴阳两亏。因此，本病不同阶段的关键应始终坚持调整阴阳失衡。在早期及水肿明显阶段以益气温阳为主，兼以养阴，加用激素后侧重滋养肾阴，兼以扶阳；恢复期则益气温阳兼以养阴，使阴平阳秘，脏腑功能得以相对平衡；活血化瘀则贯穿其中。笔者常用温阳药有淡附片、刺五加、肉苁蓉、菟丝子、淫羊藿等；养阴用生地黄、太子参、山茱萸、五味子、知母等；活血化瘀用当归、丹参、川芎、益母草、三七粉、水蛭等。笔者根据多年临床经验认为，本病病机虽较复杂，但基本证型以气阴两虚型多见，以肺脾气虚和肾阴阳两虚为主；标证则以外感、湿热、瘀血为主。治疗应以益气健脾、滋补肾之阴阳为主，同时扶正祛邪兼顾标证，配合宣肺、清热、活血化瘀等法方能取得满意疗效。据此研制了院内制剂肾必宁颗粒，由黄芪、太子参、淫羊藿、刺五加、生地黄、白花蛇舌草、知母、丹参、川芎、郁金等组成。方中太子参、黄芪、淫羊藿、刺五加益气健脾以顾其本；太子参气阴双补，合生地黄、知母滋补肾阴兼以清热；白花蛇舌草清热解毒；丹参、川芎养血活血；郁金开郁行气，增强活血化瘀之功。全方温阳与滋阴并举，扶正与祛邪兼顾。现代药理研究表明，本方可以降低全血黏度，改善血液理化性质，抑制血小板聚集，使末梢血管扩张，防止血栓形成，改善全身及肾脏微循环；同时可促进机体免疫反应，提高细胞免疫和体液免疫应答，增加机体对抗原的清除力、修复肾小球基底膜、降低尿蛋白、保护肾功能，又能防治激素、免疫抑制剂的毒副作用而加强和巩固西药疗效。临证加减：阴虚甚者加五味子、玄参、石决明；阳虚重者去知母，加肉苁蓉、菟丝子；兼外感者加金银花、连翘；兼湿热者加黄柏、黄连；血瘀者加水蛭粉、三七粉等。

【典型医案】

1. 肾病综合征（脾肾阳虚兼血瘀）

朱某某，男，3岁。2011年4月13日初诊。

代主诉：浮肿伴尿检异常3个月，再发4天。

现病史：3个月前（2011年1月）患儿无明显诱因出现眼睑及双下肢浮肿，于当地医院查尿常规：尿蛋白（+++），隐血（－）；白蛋白17.55g/L，总胆固醇7.89mmol/L；24小时尿蛋白3.1g/1.7L，诊断为"肾病综合征"。予泼尼松（早15mg，午15mg，晚10mg）口服10天，效差，浮肿未见明显消退。近2个月前（2011年2月22日）至当地医院加用他克莫司胶囊（1.5mg/d）口服，监测血药浓度3.8ng/mL，服用1个月后他克莫司加量至3mg/d。患儿仍浮肿加重，小便量少，为求进一步系统治疗，遂来就诊。刻下症：患儿神志清，精神差，平素怕冷，面色㿠白，眼睑及双下肢浮肿，阴囊水肿，脘腹胀满，纳眠可，大便稀溏，小便量少，多泡沫。

体格检查：舌质淡，苔薄白，脉沉细。柯氏征阳性，向心性肥胖。双眼睑浮肿。咽充血，双侧扁桃体无肿大。肺部听诊呼吸音粗，未闻及干湿啰音。心音正常，心率100次/分，律齐，各瓣膜听诊区未闻及病理性杂音。腹部膨隆，移动性浊音阳性。阴囊水肿，双下肢浮肿。

辅助检查：尿常规：蛋白（+++），隐血（+++），红细胞（+++）/HP；24小时尿蛋白定量8.74g；乙肝五项、自身抗体、补体、抗"O"、甲状腺功能均正常；血生化：总蛋白35.9g/L，白蛋白15.2g/L，总胆固醇13.92mmol/L，三酰甘油5.55mmol/L，钾4.76mmol/L，钠143mmol/L；凝血六项：纤维蛋白原含量4.25g/L，活化部分凝血酶原时间为36.8秒，凝血酶原时间为9.9秒，D-二聚体0.18mg/L。

诊断：中医诊断：水肿（脾肾阳虚兼血瘀）。

西医诊断：肾病综合征（原发性、肾炎型、激素耐药）。

治法：温肾健脾，化气行水。

处方：黄芪30g，淡附片5g，白术10g，党参10g，白芍10g，菟丝子10g，淫羊藿10g，金樱子10g，茯苓10g，车前子10g，丹皮10g，大腹皮10g，泽泻6g，猪苓10g，薏苡仁20g，干姜5g，甘草6g。7剂，日1剂，分2次服，水煎服。

西药：泼尼松片改为晨起顿服，隔日减5mg，至40mg，隔日服维持治疗。他克莫司胶囊原量继续口服，余予补钙、降脂对症治疗，注意监测血压及眼压眼底情况。

2011年4月20日二诊：患儿服上方后大便正常，尿量增多，腹水较前减轻，眼睑浮肿较前改善。辅助检查：尿常规：蛋白（++），隐血（+++），红细胞（+++）/HP；24小时尿蛋白定量3.2g。处方为上方14剂，继服。泼尼松片减量至40mg/隔日晨顿服后巩固维持，拟每个月减5mg，他克莫司口服同前，余治疗同前。

2011年4月27日三诊：患儿服上方后，尿量增多，无脘腹胀满，饮食较前好转，纳眠可，大便正常。辅助检查：尿常规：蛋白（＋），隐血（＋＋），红细胞（＋）/HP；24小时尿蛋白定量0.35g。处方为上方去泽泻、猪苓、薏苡仁、车前子、干姜，加丹参10g，太子参10g，当归10g。14剂，日1剂，分2次服，水煎服。

按语：肾病综合征病机属于本虚标实，本虚责之于肺脾肾三脏亏虚，尤以脾肾亏虚为主，正如《诸病源候论·水通身肿候》云："水病者，由脾肾俱虚故也。肾虚不能宣通水气，脾虚又不能制水，故水气盈溢，渗液皮肤，流遍四肢，所以通身肿也。"阳虚不能化气行水，故患者尿少、水肿。本病患儿属脾肾阳虚兼血瘀型，早期水肿明显阶段以益气温阳为主，兼以养阴。该患儿单用激素疗效不佳，加用免疫抑制剂治疗。中药治以温肾健脾，化气行水。方中附片、干姜、菟丝子、淫羊藿温阳化气，黄芪、白术、党参补脾益肾。本方黄芪一药重用，味甘性温，为补气圣药，可固表止汗，气乃血帅，气行则血行。正气充足，邪自易除，重用黄芪，用来扶助正气以统领诸药直达病所，祛邪外出。茯苓、猪苓、车前子、大腹皮、泽泻利湿。白芍味酸敛阴。丹皮、当归、丹参活血化瘀。太子参生津润肺，补气健脾。本方配伍严谨，补虚与驱邪并用，活血与利水兼施，药证相符，故效果显著。

基于本病的病因病机阴阳消长演变规律，故本病的中医治疗关键是调整阴阳，使阴平阳秘，疾病痊愈。具体而言，在本病早期水肿明显阶段大量蛋白尿持续不消，长时间应用激素及免疫抑制剂，应以益气温阳利水为主，兼以养阴，使阴平阳秘，脏腑功能得以相对平衡。中药配合激素治疗可明显增强后者的疗效，促进蛋白尿转阴。此外，笔者认为血瘀在临床各阶段与本病病机同在，化瘀当贯穿疾病始终。由于肾病综合征患儿纤维蛋白溶酶原及溶酶活力下降，纤维蛋白原水平升高，凝血因子活力增强，以及血脂增高、水肿、激素的应用等多种因素均可导致肾病患者存在明显的高凝倾向。本例患儿脾肾阳虚，无以温煦，日久寒凝血滞均可致血瘀，故在第三诊减利湿之药，加丹参、当归以增强活血化瘀之力。

2.肾病综合征（肺脾气虚兼血瘀）

李某，女，10岁。2016年1月11日初诊。

主诉：发现尿检异常近7年，再发1天。

现病史：近 7 年前（2009 年 2 月）患儿无明显诱因出现颜面及足背浮肿，伴小便混浊，于当地查尿常规：蛋白（+++），潜血（+），红细胞 45/μL；血清白蛋白 14.2g/L，总胆固醇 8.7mmol/L；24 小时尿蛋白 2.9g/2.1L，诊断为"肾病综合征"，予泼尼松（45mg，qd）等药治疗 1 周，浮肿消退，尿检转阴，出院后继续口服泼尼松片，1 周减 5mg，逐渐减量。后 5 年间，多次泼尼松减量至每日 17.5mg 时出现尿检蛋白阳性，激素加量至 45mg 后 1 周内尿检转阴，次数每年大于 5 次。2014 年 3 月查尿蛋白（+++），于外院行肾组织活检提示：微小病变肾小球病。泼尼松片由每日 17.5mg 加量至每日 45mg，2 周后尿蛋白转阴。另于我院门诊加用中药治疗，病情稳定，泼尼松逐渐减量至隔日 5mg 至今。1 天前患儿无明显诱因自测尿蛋白（+++），家属为求进一步系统治疗，遂来就诊。刻下症：患儿神志清，精神差，面色萎黄，语声低微，乏力汗出，无颜面及双下肢浮肿，纳眠可，小便多泡沫，量可，大便质中，1 ~ 2 次 / 天。

体格检查：舌质淡，苔白，脉细。咽无充血，双侧扁桃体无肿大。全身皮肤黏膜及浅表淋巴结未见异常。心肺听诊未见异常。腹部柔软，无压痛及反跳痛，未触及包块。肝脾肋下未触及。双肾区无叩击痛，移动性浊音阴性。双下肢无水肿。

辅助检查：尿常规：蛋白（+++），隐血（-）；24 小时尿蛋白定量 1.1g/2.1L；血常规：白细胞 8.64×10^9/L，血小板 231×10^9/L，中性粒细胞百分比 49.9%，嗜酸性粒细胞百分比 5.7%；血生化：白蛋白 16.3g/L，三酰甘油 0.93mmol/L，总胆固醇 4.24mmol/L。

诊断：中医诊断：尿浊（肺脾气虚兼血瘀）。

　　　　西医诊断：肾病综合征（原发性，单纯型，激素依赖）。

治法：益气健脾，活血化瘀。

处方：黄芪 30g，炒白术 10g，防风 10g，党参 20g，茯苓 10g，丹参 15g，盐菟丝子 10g，覆盆子 10g，益母草 10g，当归 10g，薏苡仁 15g，甘草 6g。7 剂，日 1 剂，分 2 次服，水煎服。

同时予医嘱：西药泼尼松继续隔日 5mg 口服。注意预防外感，适量活动，避免剧烈运动。

2016 年 1 月 17 日二诊：患儿服药第 5 天自测尿蛋白转阴。处方为上方继服 1 个月。患儿口服激素治疗 6 年余，始终不能减停，生长发育落后，今为助激素减停，中成药加用雷公藤多苷片（40mg/d，分 3 次服，签署知情同意书后应用）。

2016年2月17日三诊：患儿尿蛋白持续阴性。处方为上方继服。西药予泼尼松减量至隔日2.5mg，拟4周后停服，雷公藤多苷片规律减量。

按语：本病患者属肺脾气虚兼血瘀型。脾气虚则见面色少华，纳呆便溏，肺气虚则见易感冒，自汗出，气短乏力。中药治以益气健脾、活血化瘀。方中黄芪为补气之君药，炒白术、防风、党参补益肺脾，茯苓健脾益气，菟丝子、覆盆子温补脾肾，益母草、当归、丹参活血化瘀，薏苡仁淡渗利湿，甘草调和诸药药性。

本病症患儿属于激素维持阶段，激素减至小剂量时肾病反复，属激素依赖型。就小儿难治性肾病而言，基本证型以肺脾气虚和肾阴阳两虚为核心，标证中则以外感、湿热及血瘀为著。故治疗应以益气、健脾、滋补肾之阴阳为主要方法，同时必须标本兼顾、扶正祛邪，适时予以宣肺、清热、活血化瘀，方能取得满意疗效。此外，经过多年临床实践，笔者认为对小剂量激素依赖患儿与雷公藤多苷联合治疗效果较好，现代药理研究表明，雷公藤多苷具有较强的抗炎和免疫抑制作用，还可改变肾小球毛细血管通透性，减少尿蛋白。激素和雷公藤多苷片联合可加强疗效，减少副作用。在皮质激素撤减过程中产生反复的病例，加用雷公藤多苷常可使激素顺利撤减。对估计常用量激素疗效不佳或虽疗效好、不良反应难耐受的免疫介导性肾病综合征，可通过应用小剂量激素加雷公藤多苷而得到缓解。

3. 肾病综合征（肝肾阴虚兼风热血瘀）

翟某，男，4岁。2016年1月19日初诊。

代主诉：发现全身浮肿肿伴尿检异常5月余，再发3天。

现病史：5个月前（2015年8月20日）患儿无明显诱因出现眼睑、颜面及双下肢浮肿，活动受限，至当地医院，查尿常规：蛋白（+++），隐血（+++），红细胞55/μL；血生化：白蛋白17.3g/L，三酰甘油0.63mmol/L，总胆固醇5.24mmol/L。余化验结果不详，诊为"肾病综合征"，予泼尼松（30mg/d）口服1周，效差，尿蛋白持续（+++），水肿进行性加重。遂转至某肾病医院治疗，予甲强龙针静脉滴注（最大量120mg/d），环磷酰胺针冲击3次（量不详），2周后尿蛋白转阴。后因外感，尿检再次出现蛋白阳性，遂继予甲强龙针、环磷酰胺针冲击，1周后尿检转阴。后改为泼尼松口服（30mg/d），尿蛋白间断出现，呈进行性加重。2015年11月30日加用吗替麦考酚酯片（0.25g，bid）治疗，1个月后尿蛋白转阴，未再反复。3 天前患儿感冒后自测尿蛋白（++），隐血（－），遂来就诊。刻下症：患儿神志清，精神差，眼睑轻度浮肿，双下肢无明显浮肿，面色潮红，毛发旺盛，面部痤疮，午后自觉手足心发热明显，偶咳嗽，有痰，纳眠可，大便干，小便色黄，多泡沫，量可。

体格检查：舌质红，苔薄黄，脉细数。柯氏征阳性，面红，毛发旺盛，眼睑轻度浮肿，咽腔充血，双侧扁桃体无肿大。肺部听诊呼吸音粗，未闻及干湿性啰音。心律齐，各瓣膜听诊区未闻及病理性杂音。腹部柔软，无压痛及反跳痛，未触及包块。肝脾肋下未触及。双肾区无叩击痛，移动性浊音阴性。双下肢无水肿。

辅助检查：尿常规：蛋白（+++），隐血（－）；24 小时尿蛋白定量 2.3g（尿量不详）。血常规：白细胞 $11.76×10^9$/L，血小板 $332×10^9$/L，中性粒细胞百分比 60.5%。肝肾功：白蛋白 17.0g/L，总胆固醇 10.4mmol/L，尿素氮 3.45mmol/L，肌酐 44μmol/L，尿酸 260μmol/L。补体、自身抗体等正常。

诊断：中医诊断：水肿（肝肾阴虚兼风热、血瘀）。

西医诊断：①肾病综合征（原发性、单纯型）；②急性上呼吸道感染。

治法：滋阴补肾，疏风清热，活血化瘀。

处方：知柏地黄丸加减。

用药：熟地黄 10g，山药 10g，酒萸肉 10g，桑寄生 10g，牡丹皮 10g，茯苓 10g，知母 10g，黄柏 10g，泽泻 9g，煅龙牡各 15g，黄芩 10g，干鱼腥草 10g，桔梗 6g，甘草 6g。7 剂，日 1 剂，分 2 次服，水煎服。

西药予泼尼松（30mg/d），吗替麦考酚酯片口服同前。

同时予医嘱：注意预防外感，适量活动，避免剧烈运动。

2016 年 1 月 26 日二诊：患儿服药后汗出减少，眼睑浮肿消退。辅助检查：24 小时尿蛋白定量 1.9g。处方为上方继服 14 剂。

2016 年 2 月 10 日三诊：患儿无特殊不适。辅助检查：尿常规：蛋白（++），隐血（－）；24 小时尿蛋白定量 0.7g。处方为上方加用丹参 10g，益母草 15g，加强活血化瘀，激素及吗替麦考酚酯口服同前。

2016 年 2 月 24 日三诊：患儿一般情况可，未诉特殊不适。辅助检查：尿蛋白阴性，潜血阴性，24 小时尿蛋白定量 0.14g。中药上方继续口服，1 周后激素隔日减 1 片，至 30mg/ 隔日晨顿服，后巩固维持，规律减量，吗替麦考酚酯及降脂补钙治疗同前，嘱监测血压及眼压眼底。

按语：患儿属肝肾阴虚兼风热血瘀，本型多见于素体阴虚，过用温燥或利尿过度，尤见于长期、大量使用激素，加之外感风热之邪，水肿或轻或无者。肾阴虚可见口干舌燥、手足心热、腰脊酸痛；阴虚火旺可见痤疮、失眠、多汗。治以滋阴补肾、平肝潜阳。本方为知柏地黄丸加减，方中熟地黄滋肾阴，山药平补三焦，酒萸肉滋补肝阴，茯苓淡渗脾湿，丹皮清泻肝火，知母、黄柏滋阴，煅龙骨、煅牡蛎滋阴敛汗，黄芩、鱼腥草、桔梗清肺热。众药合用，共奏滋补肝肾之效。

本例患儿外院应用激素及免疫抑制剂欠妥帖，临床有部分难治性肾病综合征为激素不合理运用所致。应规范激素的用量、疗程及减药方法。对频繁反复及激素依赖患儿激素减量尤应谨慎，速度可适当减慢，进行拖尾疗法，并及早行肾活检术，对于激素耐药患儿及时联合用药。另外，长期应用激素及免疫抑制剂，患儿免疫力低下，易合并感染，必须引起重视并积极治疗。应积极处理并发症，纠正感染及低免疫状态。《内经》云："邪之所凑，其气必虚。"当肾病出现诸脏不足，正虚于内，不可避免出现外邪侵袭。外邪的侵入，必使脏腑功能失调而诱发水肿的反复。因患儿多表虚不固，易感风邪，或为风寒，或为风热，而以风热之证尤为多见。患儿在病程中极易出现咽红、咽痛、咳嗽、发热等症。对于此证，一是注意保护患儿防其外感，二是感邪之后及时治之，以防化热入里。临证以银翘散加减，解在表之邪的同时，常加黄芩清上焦之热以防其入里。如咽红较甚，予以冬凌草、射干、玄参清热利咽。湿热之邪每易从下焦而入，患儿可出现尿频、尿急、尿痛等症，但多数患儿因体虚正气不足，无力抗邪而多无症状，仅见尿道口发红。对于此证，一是嘱患儿平素注意清洗外阴防湿邪侵入，二是查体时要仔细检查方能及时发现异常。治疗则以清热利湿为法，方选八正散加减，合用知母、黄柏清下焦之湿热，使热邪清，湿邪利，往往收效较好。

4. 肾病综合征（气阴两虚兼血瘀）

高某，女，7岁。2016年4月3日初诊。

主诉：反复浮肿伴尿检异常4个月，再发5天。

现病史：4个月前（2015年12月1日）患儿感冒后出现全身浮肿伴尿少，至当地医院查尿常规：蛋白（+++），隐血（+），红细胞35/μL；24小时尿蛋白定量3.1g/1.9L；血常规：白细胞8.94×10^9/L，血小板155×10^9/L，中性粒细胞百分比 47.9%，嗜酸性粒细胞百分比 6.7%；血生化：白蛋白 17.5g/L，三酰甘油 0.95mmol/L，总胆固醇 4.35mmol/L，诊为"肾病综合征"。予泼尼松片（45mg，qd）口服，9 天尿蛋白转阴。1 个月后泼尼松减至隔日 45mg，此后每 2 周减 5mg。20 天前泼尼松减至隔日 30mg 时，患儿无明显诱因，再次查尿常规：蛋白（+++），隐血（-），24 小时尿蛋白定量 3.91g，遂行肾活检示：微小病变肾小球病。遂予泼尼松剂量调整为 30mg/d 并联合环磷酰胺冲击治疗，2 周后尿蛋白转阴。5 天前患儿感冒后再次试纸自测尿蛋白（+），遂来我院就诊。刻下症：患儿神志清，精神差，眼睑及双下肢无浮肿，汗出较多，口渴，手足心热，鼻塞，无咳嗽、发热，平素易反复感冒，纳一般，眠安，平素大便偏稀，小便量可，色黄，多泡沫。

体格检查：舌质暗红，苔白，脉细数。咽充血，双侧扁桃体无肿大。全身皮肤黏膜及浅表淋巴结未见异常。心肺听诊未见异常。腹部柔软，无压痛及反跳痛，未触及包块。肝脾肋下未触及。双肾区无叩击痛，移动性浊音阴性。双下肢无水肿。

辅助检查：尿常规：蛋白（+++），隐血（+），红细胞 35/μL；24 小时尿总蛋白 9.67g/2.1L；血生化：白蛋白 14.1g/L，三酰甘油 2.93mmol/L，总胆固醇 4.89mmol/L。

诊断：中医诊断：水肿（气阴两虚兼血瘀）。

西医诊断：肾病综合征（原发、单纯、激素敏感、频复发型）。

治法：益气养阴，健脾补肾，活血化瘀。

处方：黄芪 30g，太子参 10g，菟丝子 10g，桑寄生 10g，生地黄 10g，当归 10g，丹参 10g，益母草 10g，肉苁蓉 10g，巴戟天 10g，芡实 10g，黄芩片 10g，玄参 10g，白芷 10g，甘草 6g。7 剂，日 1 剂，分 2 次服，水煎服。

同时予医嘱：西药予泼尼松片（15mg，tid）口服，并继续行环磷酰胺冲击治疗。注意预防外感，适量活动，监测血糖、血压。

2016 年 4 月 9 日二诊：外感症状消失，汗出较多，手足心热，大便糊状，日行 1 次。辅助检查：尿常规：蛋白（++），隐血（-）；24 小时尿总蛋白定量 2.5g。处方上方去玄参、白芷，加五味子 10g，薏苡仁 15g，金樱子 10g，红花 6g。7 剂，日 1 剂，分 2 次服，水煎服。

2016 年 4 月 17 日三诊：患儿无特殊不适，汗出、口渴较前好转，二便正常。尿常规：蛋白（+），隐血（-）；24 小时尿总蛋白 0.7g。处方守上方继服 7

剂。西药予泼尼松片继服，嘱注意补钙降脂对症治疗，规律环磷酰胺冲击治疗，定期监测血压、血糖及眼压。

按语：本病患儿中医辨证属气阴两虚兼血瘀型水肿病，临床多见于病程较久，或反复发作，或长期、反复使用激素后，其水肿或重或轻或无；气虚多见汗出、反复感冒、神疲乏力，阴虚多见口干咽燥、手足心热、头晕耳鸣。本型治以益气养阴、化湿清热为则。方中黄芪补气为君药，太子参补气益脾、养阴生津，菟丝子、桑寄生、生地黄滋补肝肾，当归、丹参、益母草活血化瘀，肉苁蓉、巴戟天补肾阳、益精血，芡实温补脾肾，阴血生化有源，黄芩、玄参、白芷以清肺热、通鼻窍。《内经》云："诸湿肿满，皆属于脾。"患儿素体本虚，易感外邪，病情多次反复，大便稀溏。治疗此类患儿宜先调其脾胃，顾护后天之本，方能恢复转运之机，中焦气机通畅，水湿得化。病情缓解期或减药后期，尚应注意汤药煎出量宜少，以免量多难饮更伤其脾胃。笔者经常给予患儿两日一剂中药，或口服两天，停药一天之法，使脾复健，病体安康。

第二节　肾小球肾炎

急性肾小球肾炎是一组急性起病，以两侧肾脏弥漫性肾小球非化脓性炎症为主要病理特征的疾病，常因感染后的免疫反应而引起。临床上以起病急、血尿、少尿、水肿、高血压或伴短暂氮质血症为主要表现，严重者可危及生命。本病发病以 5～14 岁儿童多见，男性多于女性。属中医"阳水""风水""尿血"等范畴。

慢性肾小球肾炎是多种原因引起的、主要为免疫炎症损伤介导、有多种病理类型、原发于肾小球的一组疾病。临床以水肿、高血压、蛋白尿、血尿为表现，起病隐匿，病情迁延进展，大部分患者发展成终末期肾衰。可参见于中医"水肿""阴水""尿血""尿浊"等范畴。

中医认为，水液代谢与肺、脾、肾三脏密切相关，正如《素问·经脉别论》曰："饮入于胃，游溢精气，上输于脾，脾气散精，上归于肺，通调水道，下输膀胱，水精四布，五经并行。"若肺、脾、肾三脏功能失常，则发为水肿。本病外因为风邪、水湿或疮毒入侵，内因主要是肺、脾、肾三脏功能失调。小儿脏腑娇嫩，若感受风热、风寒、乳蛾、疮疡、疖痈等病，又因禀赋不足，邪伏于内，更易发生本病。

【临证经验】

（一）急性肾小球肾炎

西医据流行病学、免疫学及临床研究，证明本症是由 β 溶血性链球菌 A 族感染引起的一种免疫复合物性肾小球肾炎，治疗重视感染灶的清除和预防，认为清除感染灶可明显控制本病的发展，降低蛋白尿等尿检异常。中医传统认为尿浊的机制为脾肾两虚、摄藏失司所致，治用固涩之法，效欠佳。笔者根据多年临床效验认为"风激水浊"为尿浊中医病机之关键。

肺为水之上源，主通调水道，若风邪夹寒或夹热袭于肌表，致肺气郁遏，失于宣降之职，上不能宣发敷布水津，下不能通调水道，致风遏水阻。风水相搏，内侵脏腑经络，外犯四肢肌肤，而发为本病之风水肿。正如《证治汇补·水肿》所言："肺主皮毛，风邪入肺，不得宣通，肺胀叶举，不能通调水道，下输膀胱，亦能作肿。"明代李梴亦认识到水肿与外感邪气有关，在《医学入门·水肿》言："阳水多外因涉水冒雨，或兼风寒、暑气，而见阳症。"故风邪遏肺是肾炎水肿的重要中医病机之一。

基于中医基本理论，笔者认为尿浊与水液同出于下窍，浊邪随水液而出，二者同源同流，故尿浊仍属水液运化失常，与水肿中医病机类同，属于肺脾肾三脏功能失常。中医传统理论认为尿浊为脾虚及肾，脾主摄精，肾主封藏，脾肾两虚，脾失摄精，肾失封藏，固摄无权，精微漏出，出现蛋白尿。即言尿浊主要责之于脏虚失摄，病在脾肾，而与肺无关。但尿浊中医病机类同水肿，故其发生不但责之于脾肾，而是关乎肺脾肾三脏，且与肺的关系更为密切，尤其在疾病急性期或慢性期感邪时。简言之，肺为五脏之华盖，外合皮毛，为水之上源；若六淫之邪外袭，首先犯肺；风为百病之长，多首先由表犯肺，肺因风窒，水由风起，风激水浊，源不清则流不洁。临床所见，风邪又有夹寒、夹热、夹毒之不同。可见，同水肿发生机制相同，风邪遏肺亦是肾炎尿浊的重要中医病机，但是与脾肾虚弱而失于固涩导致尿浊机制迥异，肺脏所致之尿浊主要因为风邪窒肺、风激水浊所致，责之于肺之实。

（二）慢性肾小球肾炎

1. 湿热邪毒为致病关键

慢性肾炎病程较长，迁延缠绵，病发多端，但湿热毒邪是其主要致病因素之一。《温热经纬》言："太阴内伤，湿饮停聚，客邪再至，内外相引，故病湿热。"湿热证的产生以水湿为基础，或因感受风邪热毒，壅阻于肺，下损及肾；或湿热疮毒，浸淫于脾，导致三焦气化不利，水湿内停，并与热毒相合，湿从热化，形成湿热，热久蕴毒，湿热毒邪而成。另外，激素类及免疫抑制类药物的长期大量应用，每易致机体阴阳失调、水火失济、阴虚阳亢、水湿化热，出现湿热证候。

2. 分消湿热，适时补虚

笔者认为在治疗过程中施以清热利湿之品，应注意以下几点：首先，水肿之湿热证的辨证，要分清湿热之邪侵犯的部位，或上犯肺卫，或湿热阻胃，或结于下焦，然后再根据部位之不同，选择相应的清热利湿药物，治以宣上、畅中、渗下，使湿热之邪得以分消。其次，要权衡湿与热的轻重，湿重则重在淡渗利湿，热重则重在清热利湿。然后，要辨别湿热与阴虚孰轻孰重，或以养阴为主，或以清利为主，不可尽投苦寒之品，徒伤中气，更耗阴液，且致湿邪凝滞不化。水肿急性期，以邪实为主，正邪相搏，湿热蕴结，当积极清利，即使有虚，不补其虚，虚亦可自复；慢性期，湿热久稽，正气损伤，正虚邪恋，此时应在补虚的同时加以清利湿热，方可免虚虚实实之虞。最后，在慢性肾小球肾炎病程中，即使没有湿热的表现，亦应适当使用清利之品，以提高疗效。

【典型医案】

1. 急性肾小球肾炎（风水相搏）

李某，男，4岁。2014年3月5日初诊。

代主诉：颜面浮肿1周，加重伴下肢浮肿、小便短少1天。

现病史：患儿于1周前受凉后出现发热，伴咳嗽、流涕、咽痛，当地予头孢类抗生素治疗 3 天后热退，仍流涕、偶咳，出现水肿，颜面为著。1 天前浮肿加重，下肢水肿，小便短少，当地医院查尿常规：红细胞（++）/HP，蛋白（++），遂来就诊。刻下症：神志清，精神差，颜面及双下肢浮肿，非凹陷性，小便短少，伴流涕，偶咳，无发热，无肉眼血尿，无尿急、尿频，无头晕、呕吐，纳可，眠安，大便正常。

体格检查：舌质暗红，苔薄黄，脉浮。血压 80/56mmHg，咽部充血，扁桃体 I 度肿大。心肺听诊无异常。腹软，无压痛及反跳痛。肝脾肋缘下未触及明显肿大。移动性浊音阴性。肠鸣音可。双下肢水肿，按之不凹陷，阴囊不肿。

辅助检查：血常规：白细胞 12×10^9/L，中性粒细胞百分比 53%，血小板 150×10^9/L；尿常规：蛋白（++），红细胞（++）/HP；血生化正常；免疫五项：IgG：11g/L，IgA：2.1g/L，IgM：3.5g/L，C3：0.35g/L，C4 正常；血脂正常；血沉：55mm/h；抗"O"：210U；肝胆脾胰及肾脏 B 超未见明显异常。

诊断：中医诊断：水肿（风水相搏）。

西医诊断：急性肾小球肾炎。

治法：宣肺解表利水。

处方：麻黄连翘赤小豆汤加减。

用药：麻黄 5g，连翘 6g，赤小豆 6g，车前子 10g，桑白皮 6g，杏仁 5g，茯苓 10g，蝉蜕 6g，甘草 3g。5 剂，日 1 剂，早晚分服，水煎服。

同时予医嘱：注意预防外感，适量活动，避免剧烈运动。

2014 年 3 月 10 日二诊：患儿浮肿减轻，单声咳嗽，咽充血，乏力，微烦，小便黄，无尿频。舌质暗红，苔薄黄，脉数。血压正常。

辅助检查：尿常规：蛋白（+），白细胞 6 个 /HP，红细胞（++）/HP，

治法：清热解毒，利尿除湿。

处方：上方加用白花蛇舌草 10g。7 剂，日 1 剂，早晚分服，水煎服。

2014 年 3 月 17 日三诊：患儿浮肿消退，咳嗽缓解，盗汗，手足心热，小便淡黄，舌质暗红有瘀斑，苔薄白，脉细数。

辅助检查：尿常规：红细胞（++）/HP，白细胞 0 ~ 1 个 /HP，蛋白（-）。

治法：滋阴清热，凉血止血。

处方：生地 10g，丹皮 9g，山茱萸 9g，土茯苓 9g，旱莲草 10g，女贞子 9g，仙鹤草 12g，当归 6g，茜草 9g，小蓟 10g，五味子 6g，牡蛎 10g，三七粉 3g（冲服），甘草 6g。7 剂，日 1 剂，早晚分服，水煎服。

2014年3月24日四诊：患儿阴虚内热症状缓解，口不渴，觉咽部不适，纳食好，二便正常。咽充血，舌质暗红，少苔，脉细数。

辅助检查：尿常规：红细胞（＋）/HP，余（－）。

处方：上方加牛蒡子9g以清余邪，7剂，日1剂，水煎服。

2014年4月3日五诊：患儿1周后来诊，诸症好转。辅助检查：尿常规：隐血（＋），红细胞0/HP。建议停药，2个月后随访无复发，尿检转阴。

按语：本病初期以邪实为主，治疗以祛邪为要，方中麻黄、杏仁、茯苓、车前子宣肺降气，取提壶揭盖之意；连翘清热解毒利湿；桑白皮泻肺利水。笔者认为，本病临床多数以"实热"为主，不论是风水相搏，还是湿热内侵，突出的都是一个实证，故清热利湿是本病急性期的主要治疗方法，切不可盲目进补，闭门留寇，使疾病难治。二诊患儿浮肿减轻，单声咳嗽，咽红，乏力，微烦，小便黄，尿检有白细胞，表现邪实正虚之象，但以邪实为主，予白花蛇舌草联合连翘以增加清热解毒，利尿除湿之功。三诊邪去而正气渐虚，且"久病必伤络"，湿热易阻滞气机而致瘀，属于阴虚兼瘀血。予生地、丹皮、山茱萸以补肾阴，清虚热；旱莲草、女贞子以滋阴清热，兼以止血；仙鹤草、茜草、小蓟以凉血化瘀止血；辅以三七寓止血于活血之中，切忌止血留瘀。四诊患儿阴虚内热症状缓解，唯咽部不适，仍血尿残留。西医研究表明，慢性扁桃体炎症是导致慢性肾炎血尿迁延不愈的主要原因之一，故祛邪务尽，加牛蒡子以利咽解毒，又7剂而病体安康。

2. 急性肾小球肾炎（阴虚邪恋）

张某，男，10岁。1997年9月4日初诊。

主诉：浮肿伴尿检异常4个月。

现病史：患儿于4个月前发热后出现眼睑浮肿，少尿，尿常规：蛋白（＋＋＋），隐血（＋＋＋），红细胞（＋）/HP，血压130/90mmHg，补体C3曾一过性下降。诊断为"急性肾小球肾炎"，经抗感染等相关治疗后，血压逐渐恢复正常，浮肿消失，复查尿常规正常。为求巩固治疗，至我院门诊。刻下症：汗多，手足心热，口渴，微烦，纳可，眠差，大便偏干，小便正常。

体格检查：舌红少苔，脉细弱。咽充血，双侧扁桃体无肿大。全身皮肤黏膜及浅表淋巴结未见异常。心肺听诊未见异常。腹部柔软，无压痛及反跳痛，未触及包块。肝脾肋下未触及。双肾区无叩击痛，移动性浊音阴性。双下肢无水肿。

辅助检查：尿常规（－）。

诊断：中医诊断：水肿（阴虚邪恋）。

西医诊断：急性肾小球肾炎（恢复期）。

治法：滋阴清热，凉血止血。

处方：生地黄 30g，丹皮 15g，山茱萸 15g，土茯苓 15g，墨旱莲 15g，女贞子 12g，仙鹤草 15g，当归 15g，鱼腥草 20g，五味子 6g，牡蛎 15g，三七粉 3g，甘草 10g。日 1 剂，分 3 次服，水煎服。服用 14 剂，患儿手足心热、汗多口渴症状缓解。连服 4 个月，诸症悉除，尿常规检查持续阴性。后随访 5 个月，虽其间反复呼吸道感染，但病情一直稳定。

按语：阴虚邪恋为急性肾小球肾炎恢复期常见的类型，多见于体质虚弱，外感热病者，因患儿正气渐虚，余邪留恋体内所致。小儿素体虚弱，感受外邪后肺脾肾三脏功能失调，水湿泛滥发为水肿，经积极治疗后，水肿消退，尿量增加，邪势渐退，但同时正气亦受损，故患儿出现汗多，手足心热，口渴，微烦之阴虚邪恋征象，宜滋阴补肾清热兼凉血止血。予生地、丹皮、山茱萸以补肾阴，清虚热；女贞子、旱莲草以滋阴清热，兼以止血，辅以活血化瘀之三七，寓止血于活血中，切忌止血留瘀，符合"瘀血不去，新血不归""祛瘀止血"的中医理论。辨证准确，有的放矢，虽用药精简，但速能奏效，难症得除。

3. 慢性肾小球肾炎（肾气不足，水饮内停）

沈某，男，16 岁。1999 年 6 月 30 日初诊。

主诉：浮肿伴尿检异常 1 月余。

现病史：患儿 1 个多月前因浮肿伴尿常规异常于当地医院住院治疗，住院期间查尿常规：蛋白（++），隐血（－）；24 小时尿蛋白定量 2.1g。诊断为"慢性肾小球肾炎（肾病型）"，经对症治疗后，尿蛋白较前减轻，浮肿未完全消退。为求进一步治疗，至我院门诊。刻下症：腰酸乏力，下肢轻度水肿，一般情况可，纳食可，二便调。

体格检查：舌质暗淡，边有齿痕，苔薄白，脉沉细。咽稍充血，双侧扁桃体无肿大。全身皮肤黏膜及浅表淋巴结未见异常。心肺听诊未见异常。腹部柔软，无压痛及反跳痛，未触及包块。肝脾肋下未触及。双肾区无叩击痛，移动性浊音阴性。双下肢轻度水肿。

辅助检查：尿常规：蛋白（+），隐血（－）；24 小时尿蛋白定量 1.6g。

诊断：中医诊断：水肿（肾气不足，水饮内停）。

西医诊断：慢性肾小球肾炎。

治法：补肾益气，温肾利水。

处方：生黄芪45g，党参15g，巴戟天12g，芡实15g，益母草30g，菟丝子15g，桑寄生15g，当归15g，丹参30g，薏苡仁15g，冬凌草15g，玄参15g，白花蛇舌草15g，甘草6g，山萸肉15g，水蛭粉3g。30剂，日1剂，分3次服，水煎服。

西药予雷公藤多苷片1次4片，日3次，葡醛内酯（肝泰乐）片1次4片，日3次续用。

1999年7月30日二诊：患儿尿常规较前有所好转，自觉小腿酸胀，仍乏力，腰酸，但较前有所减轻，下肢仍轻微凹陷性浮肿，纳食可，二便调，余未诉特殊不适。舌质暗淡，边有齿痕，苔薄白，脉沉细。辅助检查：尿常规：蛋白（+），红细胞0～1个/HP，白细胞0～1个/HP。

处方：上方14剂续用，雷公藤多苷及葡醛内酯片续用。

1999年8月18日三诊：患儿服上药后症状明显减轻，腰酸、腿胀症状消失，仍感乏力，有直立性头晕现象，双下肢轻度凹陷性水肿，大便偏干，小便可。血压：110/80mmHg。尿常规：蛋白（−），白细胞0～1个/HP。舌质暗淡，边有齿痕，苔白，脉沉细。

处方：上方继服14剂，日1剂，雷公藤多苷及葡醛内酯片续用。

1999年9月1日四诊：患儿时觉小腿发胀，双下肢无浮肿，大便偶有干结，余未诉特殊不适。血压：110/80mmHg。尿常规：蛋白（−），白细胞0～1个/HP。舌质暗淡，边有齿痕，苔白，脉沉细。

处方：上方14剂，日1剂，分3次服，水煎服。西药予雷公藤多苷改为3片，日3次；葡醛内酯3片，日3次。

1999年9月15日五诊：患儿自觉小腿稍胀，双下肢稍浮肿，纳可，眠安，二便调。体格检查：咽腔充血，舌质淡，苔薄黄，边有齿痕。辅助检查：尿常规：（−）。

处方：上方冬凌草改为20g，14剂。雷公藤多苷及葡醛内酯片均减为每次2片，日3次。

2000年6月7日六诊：患儿病情稳定，无不适，尿常规正常，效不更方，上方继服14剂，随访半年未见复发。

按语：本病类属于中医的"水肿"，水肿与脾、肺、肾三脏关系密切。《景岳全书·水肿论治》曰："肺虚则气不化精而化水，脾虚则土不制水而反克，肾虚则水无所主而妄行，水不归经，则逆而上泛，故传入脾而肌肉浮肿，传入于肺，则气息喘急。"《金匮要略》论水肿的治疗原则为："诸有水者，腰以下肿，当利小便；腰以上肿，当发汗乃愈。"本例患儿以下肢水肿持续不消为主诉，伴腰酸、乏力等症，结合舌质脉象，属肾气不足、水饮内停证，治宜补肾益气，温肾利水。予生黄芪、党参益气行水；巴戟天温补肾阳；菟丝子、桑寄生补益肾气；薏苡仁、芡实利水渗湿；冬凌草、玄参凉血利咽；白花蛇舌草、益母草清热解毒；山萸肉收涩固脱；当归、丹参活血化瘀；水蛭粉破血通经；甘草调和诸药，全方共奏补肾益气、温肾利水之功。上方药证相符，机圆法活，故可收桴鼓之效。

第三节　IgA 肾病

IgA 肾病是最常见的原发性肾小球肾炎，其特点是以 IgA 为主的免疫复合物在肾小球内（包括基质、毛细血管壁）的沉积，同时有系膜细胞增生、基质增多。本病发病以年长儿和青年多见，其临床表现非常广泛，包括发作性肉眼血尿和持续性镜下血尿，可伴有不同程度的蛋白尿。部分表现为肾病综合征、急性肾炎综合征，甚至进行性肾功能不全，也是导致终末期肾衰竭的一个主要原因。

根据临床症状，本病归属于中医学"肾风""风水""尿浊""尿血"等范畴。《素问·奇病论》言："有病庞然如有水状，切其脉大紧，身无痛者，形不瘦，不能食，食少……病生在肾，名为肾风。"该条文明确指出本病病位在肾，临床表现以水肿为主。《素问·水热穴论》曰："……勇而劳甚，则肾汗出；肾汗出逢于风，内不得入于脏腑，外不得越于皮肤，客于玄府，行于皮里，传为胕肿。本之于肾，名曰风水。"表明本病的发生分为肾气不足、风邪扰肾两个方面。其后，《金匮要略·水气病脉证并治》对此作补充曰："风水，其脉自浮，外证骨节疼痛，恶风"；"视人之目窠上微拥，如蚕新卧起状，其颈脉动，时时咳，按其手足上，陷而不起者，风水。"此外，巢元方《诸病源候论·小便血候》云："下部脉急而弦者，风邪入于少阴，则尿血。"说明，尿血也与风邪扰肾密切相关。现代医家认为，本病病因为本虚标实，治疗本病当以"扶正祛邪"为主要治则，再根据其病情进展，选择或扶正为主，或祛邪为主，或扶正祛邪并重的治疗方案，且不应仅按水肿等病进行论治，需强调从风论治血尿、蛋白尿等。

【临证经验】

（一）分期论治，辨标本缓急

根据"急则治其标，缓则治其本"的原则，从 IgA 肾病的发病因素、病程及证候特点考虑，将本病分为急性发作期和慢性迁延期。急性发作期，多与外邪侵袭有关，病机主要为标实；慢性迁延期，以脏腑功能失调为主，病机重点为本虚。

急性发作期，多为风热壅盛证、肠胃湿热证、膀胱湿热证等。①风热壅盛证症见尿色鲜红，咽干，心烦口渴，舌质红、苔黄，脉数，治以疏散风热、解毒利咽、凉血止血为主，常选银翘散与小蓟饮子化裁。②肠胃湿热证症见口苦口黏，大便黏腻不爽，脘腹痞满，纳差，苔黄腻，治以清热除湿、凉血止血为主，常选参苓白术散合小蓟饮子加减。③膀胱湿热证症见口渴多饮，口苦，喜冷饮，多尿，尿频，尿急，口臭便秘，心烦易躁，小腹胀满，舌质红、苔黄，脉滑数，治以清热利湿、凉血止血为主，方用八正散与小蓟饮子化裁。

慢性迁延期分为肺脾气虚、肝肾阴虚、气阴两虚、脾肾阳虚四种类型，以气阴两虚型多见。①肺脾气虚型以面浮肢肿、面色少华、少气乏力、易感冒、纳差腹胀为主症，舌质淡红，舌苔薄白，脉沉细弱，方以玉屏风散加减。②肝肾阴虚型以目睛干涩、头晕耳鸣、五心烦热、口干咽燥等为主症，舌质红，少苔，脉弦细数，方用知柏地黄丸合二至丸。③气阴两虚型以面色无华、午后低热、咽痛咽充血、腰膝酸软、神疲乏力为主症，舌质偏红或薄白少津、少苔，脉细或弱，选用参芪地黄汤加减。④脾肾阳虚以面色㿠白、畏寒肢冷、腰酸腿软、足跟痛、神疲、纳呆、小便清长、大便溏、夜尿频多等为主症，舌质淡胖，脉沉细或沉迟无力，方以右归丸加减。

（二）注重伏邪致病，强调攻补兼施

伏邪，是指藏伏于体内而不立即发病的病邪。吴又可《温疫论》曰："凡邪

所客，有行邪，有伏邪。"当正气不足，未能及时清除邪气，或邪气潜伏于正虚之所不易祛除，则致邪气留连，潜伏体内，待时而发，待机而作，即谓之伏邪。伏邪致病具有隐匿性、时间性、反复性、缠绵难愈性等特点。伏邪疾病的形成受以下因素影响：第一，感受外邪，邪气潜伏，感而不发或反复发作。第二，内外感召，在环境的影响下，疾病发作。第三，六气化火，伏邪易从火化。第四，伏邪疾病的反复发作和转归还受体质、外感、七情等因素的影响。基于 IgA 肾病病程迁延、反复发作的特点及本病与感染的密切相关性，笔者提出了从伏邪论治 IgA 肾病的观点。

本病之伏邪可分为外感伏邪与内生伏邪。①外感伏邪以风、湿、热、毒为主，临床包括上呼吸道感染、肠道感染、泌尿系感染、皮肤感染等各种感染。②内生伏邪以虚、痰、湿、瘀、毒为主，与本病发病遗传因素、免疫失调及 IgA 肾病由于系膜区广泛 IgA 沉积而使基质增生、基底膜断裂等认识相对应。正虚邪伏，新感引动伏邪是本病的病机关键。IgA 肾病迁延难愈与治疗不彻底、预防不到位和再度感染等因素密切相关，这些因素也是伏邪再发的重要诱因。

本病的基本治则为扶正祛邪。在伏邪的基础上，扶正是关键，扶正不仅是补气、滋阴，更要助正以使机体除邪。刘吉人《伏邪新书》中说："一面扶正，一面祛邪，不操切圆功，务使内伏之邪解，脏腑之真元复旧而后已。"在 IgA 肾病治疗中，常合用六味地黄丸、玉屏风散等方，以起到补气、滋阴、扶正之功用。祛邪当除尽，注意因势利导。当代医家裘沛然在《壶天散墨》中认为余存的热毒是慢性肾炎的发病因素，热毒残留未清，壅遏下焦，遂成余邪而致病。外感伏邪，依据病位，或予银翘散，或予葛根芩连汤，或予八正散等；内生伏邪，根据病因病性，或健脾燥湿，或清热祛痰，或活血化瘀。

IgA 肾病以虚为本，在治疗过程中既不能单独扶正，也不能过度攻邪，一味扶正恐使闭门留寇，过度攻邪又使正气耗伤，往往需要攻补兼施，标本兼顾，方能起到较好的治疗效果。

【典型医案】

1.IgA 肾病（风热犯肺）

李某，男，16 岁。2011 年 6 月 7 日初诊。

主诉：发作性肉眼血尿伴持续镜下血尿 10 天。

现病史：患者系初三学生，体育锻炼后不慎感冒发热，次日出现肉眼血尿，伴有腰痛、头痛、咽痛。在外院经抗生素治疗后蛋白尿症状消失，但肉眼血尿症状持续，镜检红细胞维持在（++ ~ +++）/HP，遂行肾组织活检，结果回示：IgA 肾病（Ⅲ级）。为进一步治疗肉眼血尿，遂来就诊。刻下症：咽痛，腰痛，肉眼血尿，纳眠可，大便调，小便量可。

体格检查：舌质红、苔薄黄，脉滑数。咽腔充血，扁桃体Ⅱ度肿大。全身皮肤黏膜及浅表淋巴结未见异常。心肺听诊未见异常。腹部柔软，无压痛及反跳痛，未触及包块。肝脾肋下未触及。双肾区无叩击痛，移动性浊音阴性。双下肢无水肿。

辅助检查：尿常规：蛋白（-），隐血（+++），红细胞（+++）/HP。

诊断：中医诊断：尿血（风热犯肺）。

西医诊断：IgA 肾病（Lee 氏分级Ⅲ级）。

治法：疏风清热，凉血活血。

处方：银翘散合小蓟饮子加减。

用药：金银花 10g，连翘 10g，生地黄 15g，玄参 10g，丹皮 10g，黄芩 10g，白茅根 15g，小蓟 10g，侧柏叶 10g，板蓝根 20g，三七粉 3g（冲服），生甘草 6g。5 剂，日 1 剂，分 2 次服，水煎服。

同时予医嘱：注意预防外感，适量活动，避免剧烈运动。

2011 年 6 月 12 日二诊：服药后咽痛及腰痛明显减轻，大便偏稀，日 3 次，小便色深黄。体格检查：舌尖红赤，脉滑，扁桃体Ⅰ度肿大。辅助检查：尿常规：蛋白（-），隐血（++），红细胞（+++）/HP。

处方：上方减金银花、连翘，加薏苡仁 30g，车前草 10g。5 剂，日 1 剂，分 2 次服，水煎服。

2011 年 6 月 17 日三诊：服药后咽痛、腰痛、肉眼血尿症状消失。舌质红、舌苔少，脉细数。尿常规：隐血（-），红细胞 0/HP。

处方：上方减侧柏叶、板蓝根，加墨旱莲 15g，女贞子 10g。5 剂后复查尿常规未见异常，坚持门诊复查半年，未有肉眼血尿出现。

按语：IgA 肾病以热为多，发病部位在下焦，正如《金匮要略·五脏风寒积聚病脉证并治》曰："热在下焦者，则尿血，亦令淋秘不通。"病因是外感风热之邪，内伤膀胱血络。"温邪上受，首先犯肺""足少阴之脉，循喉咙，挟舌本"，热毒之邪由外而入，从喉咙循经而入肾，损伤肾络而尿血；热邪最易伤阴，阴亏而见五心烦热，肾阴亏虚，咽喉失养，亦可加重咽痛，病情迁延而发展为慢性。肾络损伤，加之湿热下注，精微不固可发展为蛋白尿或血尿。

　　IgA肾病多病势缠绵，病程较长，经久不愈，这就造成了较为复杂的病机。疾病的早期多以热毒侵袭，损伤肾络，表现以尿血伴蛋白尿为主。热邪最易耗伤阴液，遣方用药以清热凉血、活血化瘀为法，生地黄、玄参、丹皮、黄芩清热凉血；金银花、连翘、板蓝根疏风清热解毒；白茅根、小蓟、侧柏叶、三七粉、生甘草利尿通淋，活血化瘀。后期加用墨旱莲、女贞子，滋阴补肝肾为法。本病的治疗以活血化瘀为中心，正如唐容川所言："离经之血，虽清血鲜血，亦是瘀血。"早期以疏风清热兼活血化瘀，后期以滋阴补肾兼活血化瘀。

2.IgA 肾病（阴虚火旺）

任某，男，14岁。2012年7月12日初诊。

主诉：反复血尿、蛋白尿4年余。

现病史：患儿病初因感冒后出现肉眼血尿，无浮肿，血压正常，不伴尿频、尿急、尿痛等症状，无皮肤紫癜、腹痛及关节痛，无腰酸、腰痛等不适，予以抗感染对症治疗后症状消失，后因感冒等原因反复。既往于我院行肾活检提示IgA肾病（轻度系膜增生），今遂来就诊。刻下症：无浮肿，无肉眼血尿，低热，咽干咽痛，手足心热，纳眠可，大便正常，小便量可，色黄。

体格检查：舌红少津，苔薄黄，脉细数。体温37.6℃。咽腔充血，扁桃体Ⅰ度肿大，全身皮肤黏膜及浅表淋巴结未见异常。心肺听诊未见异常。腹部柔软，无压痛及反跳痛，未触及包块。肝脾肋下未触及。双肾区无叩击痛，移动性浊音阴性。双下肢无水肿。

辅助检查：尿常规：蛋白（++），隐血（++++），红细胞（+++）/HP。

诊断：中医诊断：尿血（阴虚火旺）。

　　　　西医诊断：IgA肾病。

治法：滋阴降火，凉血止血。

处方：六味地黄汤加减。

用药：生地黄15g，牡丹皮10g，山茱萸10g，云苓10g，泽泻10g，柴胡10g，鱼腥草15g，山豆根9g，墨旱莲15g，茜草10g，地锦草15g，甘草6g。24剂，日1剂，分2次服，水煎服。

中成药予雷公藤多苷 [1.5mg/（kg·d）] 口服。

同时予医嘱：注意预防外感，适量活动，避免剧烈运动。

2012 年 8 月 6 日二诊：患儿体温正常，咽痛减轻，时觉腰痛，偶咳，白痰，大便正常，小便量可，舌红，苔薄黄、微干，脉细数。辅助检查：尿常规：蛋白（－），隐血（＋），红细胞 3 ～ 5 个 /HP。

处方：上方去柴胡、山豆根、茜草，加紫草 10g，冬凌草 15g，桔梗 10g，半夏 6g。14 剂，日 1 剂，分 2 次服，水煎服。雷公藤多苷片原量继用。

2012 年 8 月 20 日三诊：患儿咽痛、咳嗽缓解，大便正常，小便量可。舌红、苔黄，脉细数。辅助检查：尿常规：蛋白（＋），隐血（±），红细胞（－）/HP。

处方：上方去紫草、鱼腥草、冬凌草、桔梗、半夏、墨旱莲，加益母草 15g，当归 10g，金银花 10g，白术 10g。14 剂，日 1 剂，分 2 次服，水煎服。雷公藤多苷片减半量服用。

2012 年 9 月 5 日四诊：患儿近期病情稳定，偶咳，纳眠可，二便调。舌红、苔薄黄，脉细数。咽稍红。辅助检查：尿常规（－）。

处方：上方加鱼腥草 15g、法半夏 10g。14 剂，日 1 剂，分 2 次服，水煎服。雷公藤多苷片渐减停，随访半年，患儿情况良好。

按语：尿血以血液不循常道，溢于体外为特点。外感、内伤等均可引起。基本病机可归纳为火热熏灼及气不摄血两大类。在火热之中有实火、虚火之分；在气虚之中有气虚、气损之别。治疗实火当清热泻火，虚火当滋阴降火；气虚当补气益气。各证均应酌情选用凉血止血、收敛止血及活血化瘀中药。

依据患儿病程长，外感后反复出现肉眼血尿，手足心热，舌红少津、苔薄黄，脉细数，辨病辨证为尿血（阴虚火旺证）。患儿素体阴虚，或热病日久，耗伤阴液致肾阴亏虚，虚火灼伤血络，血溢脉外而出现血尿。予生地黄、牡丹皮、山茱萸、云苓、泽泻滋补肾阴以降虚火，"壮水之主，以制阳光"；根据"久病宜通"的原则，予茜草、墨旱莲以化瘀止血。共奏补而不留瘀，活血而不伤正之效，辨证准确，效如桴鼓。

3.IgA 肾病（脾肾气虚，湿热瘀阻）

刘某，男，6 岁。2009 年 12 月 22 日初诊。

代主诉：反复血尿、蛋白尿 1 年余。

现病史：患儿 1 年前感冒后查尿常规：蛋白（＋＋），隐血（＋＋），红细胞

（+++）/HP。经多方治疗，效果欠佳。2个月前病情反复，至郑大一附院行肾活检示：局灶增生型IgA肾病，诊断为IgA肾病（蛋白尿兼血尿型），遂来我处。刻下症：精神不振，四肢乏力，汗多，口渴，小便红赤，大便正常。

体格检查：舌质暗红，苔黄腻，脉涩无力。咽充血，双侧扁桃体无肿大。全身皮肤黏膜及浅表淋巴结未见异常。心肺听诊未见异常。腹部柔软，无压痛及反跳痛，未触及包块。肝脾肋下未触及。双肾区无叩击痛，移动性浊音阴性。双下肢无水肿。

辅助检查：尿常规：蛋白（+），隐血（++），红细胞6～10个/HP；24小时尿蛋白定量0.23g。

诊断：中医诊断：尿血（脾肾气虚、湿热瘀阻证）。

西医诊断：局灶增生型IgA肾病（血尿和蛋白尿型，Lee氏分级Ⅱ级）。

治法：益气化瘀，清热利湿。

处方：生黄芪30g，太子参12g，菟丝子15g，桑寄生15g，生地黄15g，当归15g，丹参15g，益母草15g，积雪草15g，首乌藤15g，黄芩12g，甘草10g。14剂，日1剂，分3次服，水煎服。

2010年1月29日二诊：患儿未出现肉眼血尿，汗出减少，胃脘不适，纳少，眠可，大便可。舌质暗红，苔白腻。辅助检查：血常规：白细胞7.2×10^9/L，血小板265×10^9/L，中性粒细胞百分比42.3%；尿常规：蛋白（+），隐血（+），红细胞0～4个/HP。

处方：上方去益母草，加制半夏6g，砂仁6g，海风藤12g，泽兰12g。10剂，日1剂，分3次服，水煎服。

2010年3月30日三诊：患儿1周前患感冒，现已愈，纳眠可，二便正常。舌质红，苔薄白。辅助检查：尿常规蛋白（+），隐血（+++），红细胞（+++）/HP。

处方：上方去半夏、砂仁、海风藤，加墨旱莲30g，茜草30g，三七粉3g（冲服）。9剂，日1剂，分3次服，水煎服。

2010年5月4日四诊：患儿无不适感，食欲正常，唯大便偏稀，日3次。辅助检查：血常规：白细胞10.04×10^9/L，中性粒细胞百分比60.3%；尿常规：蛋白（+），隐血（-），红细胞0～3个/HP；24时尿蛋白定量0.06g。

处方：上方易太子参为党参，加炒白术12g，薏苡仁15g。守方调理3个月，尿常规正常，随访1年，病情稳定。

按语：本病早期治疗很重要，尤其是中医药治疗，展现了良好的前景。根据本患儿病程长，反复血尿、蛋白尿，且以血尿为主，伴四肢乏力，汗多，口渴，小便红赤，舌质暗红、苔黄腻，脉涩无力，中医辨病为尿血，证属脾肾气虚，湿热瘀阻证。治当补气化瘀兼清热，方中以生黄芪、太子参益气养阴；菟丝子、桑寄生补肝肾以资先天之本；生地、丹参、益母草凉血活血；当归、首乌藤行血补血；黄芩、积雪草清热泻血中之火；甘草调和诸药。全方共奏益气扶正、清热活血之功。二诊患儿胃脘部不适，纳少，舌质暗红、苔白腻，上方去益母草加半夏、砂仁、海风藤、泽兰以理气化痰，活血温通，以防上方清热太过滋生痰浊。三诊患儿胃脘部不适缓解，食欲恢复，舌苔白腻消失，故上方去半夏、砂仁、海风藤；患儿感冒后血尿再次加重，故加墨旱莲、茜草、三七粉凉血止血以治其标。四诊患儿大便稀溏，系脾虚之象，故易太子参为党参，并加白术、薏苡仁以健脾益气，利湿止泻。脾主统摄，脾气健运则统摄有力，血不外溢而血自止。

4.IgA 肾病（气阴两虚，湿热夹瘀）

李某，男，12 岁。2008 年 12 月 12 日初诊。

主诉：乏力，腰酸伴尿检异常 3 月余。

现病史：患儿 3 个多月前无明显原因出现乏力、腰酸，就诊于当地医院。查尿常规：隐血（+++），蛋白（+++），红细胞 4～6 个 /HP，白细胞 5～7 个 /HP；24 小时尿蛋白定量 1.26g；血常规、肾功能、抗链球菌溶血素"O"、类风湿因子均正常；肾穿结果示：局灶增生性 IgA 肾病。为求中药治疗前来就诊。刻下症：神疲乏力，自汗出，平素易感冒，腰酸腰痛，咽干咽痛，纳呆，大便稀溏，小便短赤。

体格检查：舌质红，舌体胖有齿痕，苔少，脉弦滑。咽充血，双侧扁桃体无肿大。全身皮肤黏膜及浅表淋巴结未见异常。心肺听诊未见异常。腹部柔软，无压痛及反跳痛，未触及包块。肝脾肋下未触及。双肾区无叩击痛，移动性浊音阴性。双下肢无水肿。

辅助检查：尿常规：隐血（+++），蛋白（++），红细胞 7～10 个 /HP；血常规正常。

诊断：中医诊断：尿血（气阴两虚、湿热夹瘀）。

西医诊断：局灶增生型 IgA 肾病（血尿和蛋白尿型，Lee 氏分级 Ⅱ 级）。

治法：益气固表，滋阴清热，祛湿活血。

处方：生黄芪 15g，白术 12g，防风 9g，知母 12g，黄柏 12g，太子参 15g，金银花 15g，板蓝根 15g，茯苓 12g，当归 15g，丹皮 15g，丹参 15g，小蓟 15g，蒲公英 15g，白花蛇舌草 15g，凌霄花 15g，薏苡仁 15g。14 剂，日 1 剂，分 3 次服，水煎服。

2008 年 12 月 30 日二诊：患儿腰酸、咽干减轻，时有腰痛不适，舌质淡，苔薄白，脉细弦。辅助检查：尿常规：隐血（＋＋），蛋白（＋＋），红细胞 3～5 个/HP。

处方：上方加菟丝子 15g。14 剂，日 1 剂，分 3 次服，水煎服。

2008 年 1 月 16 日三诊：腰酸腰痛、咽干消失，尿常规：隐血（－），蛋白（＋），红细胞 3～5 个/HP。继以原方加减服用半年后，复查尿常规：隐血（－），蛋白（－），红细胞 1～4 个/HP；24 小时尿蛋白定量 0.14g。随访至 2010 年 4 月，患儿无明显不适，每 2～4 周化验尿常规 1 次，蛋白均（－）。

按语：IgA 肾病同原发性肾病综合征中医病机相似，不外乎本虚标实，以正虚为本，表现为肺、脾、肾亏虚；邪实为标，为风热、风毒、湿热、湿毒、瘀血等标实证候。IgA 肾病常夹有风热、痰热或中下焦湿热。临床中必须详细辨证这些证候。因为风热和湿热等邪气往往是 IgA 肾病黏膜抗原的来源。重视对这些邪实的清除，可以减少抗原进入机体，抑制免疫复合物的形成，对于 IgA 肾病的病情缓解和减少复发非常重要。另外，本病要注意瘀血这一病理环节。本例患儿气阴两虚为本，湿热、瘀血内阻为标，故以生黄芪、太子参、白术、防风益气养阴固表；知母、黄柏滋阴清热；金银花、板蓝根、小蓟、蒲公英、白花蛇舌草、凌霄花清热解毒；清代唐容川《血证论》云"故凡血证总以祛瘀为要"，故予当归、丹皮、丹参活血化瘀；薏苡仁、茯苓健脾利湿，共奏益气固表、滋阴清热、祛湿活血之功，切中病机，故获良效。

第四节　乙型肝炎病毒相关性肾炎

乙型肝炎病毒相关性肾小球肾炎（HBV-GN），简称乙肝肾，是人体感染乙型肝炎病毒后引起免疫复合物沉积在肾脏所导致的疾病。乙肝肾是临床上较为常见的继发性肾小球疾病之一。西医学上，乙肝肾的诊断标准为：①血清 HBV 抗原阳性；②确诊为肾小球肾炎；③肾组织中找到 HBV 抗原，其中②③为必要条件。在诊断乙肝肾时应注意排除肾组织 HBV 标志物假阳性；排除 HBV 肾组织沉积伴发原发性肾炎；注意与狼疮肾炎的鉴别。本病主要临床表现包括血尿、蛋白尿、浮肿、HBV 标志物阳性等。根据其主要临床表现，中医上可归属于"尿血""水肿""尿浊""虚劳""黄疸"等范畴。根据有关研究报道，全球约 4 亿人感染 HBV，中国为高流行区，乙肝病毒携带者约为 15%，而乙肝肾的发生率为 23% ~ 65%，且多见于儿童及成年男性。儿童乙肝肾病程多呈自限性，而成人则常呈缓慢进展，常发展为慢性肾衰竭。

乙肝病毒是具有强烈传染性的致病因素，属于中医"毒"的范畴，相当于"疫毒""湿热之毒"。《黄帝内经》云："邪之所凑，其气必虚。"本病病因为患者禀赋不足，或饮食不洁，或劳累过度，或情志所伤，导致正气虚损；外感疫毒，从表入里，内阻中焦，正气不足以驱邪外出，则会导致乙肝病毒长期在体内存留。《黄帝内经》提出"久病及肾"的学术思想，《景岳全书》也指出："五脏之伤，穷必及肾。"这说明五脏病证发展日久，必然会导致肾的生理功能失常。现代医家认为，疾病初起，湿热浊毒蕴结于肝，入于气血，流注下焦，化而为浊，壅塞肾络，而见肾病诸症。肾病日久，肾络气血亏虚，运行无力，更易导致疫毒乘虚侵及肾络，形成肾络瘀阻、毒瘀互结的病理状态。

【临证经验】

中医药对于乙肝肾的治疗有独特的优势，副作用少，应用空间广泛，尤其在控制临床症状，延缓肾衰竭，改善不良预后等方面均取得较好的疗效。笔者认为乙肝肾病因病机在于湿热瘀毒蕴结，肝失疏泄、脾失运化、肾失封藏，即本病为邪实与正虚并存，故基本治则为"健脾益肾、解毒祛湿、疏肝活血"。笔者在开展 2003—2005 年国家中医药管理局科技攻关项目"小儿乙肝相关性肾炎临床治疗方案的研究"中，采用乙肝肾宝方联合雷公藤多苷治疗小儿乙肝肾，观察不同剂量中药联合雷公藤多苷对儿童乙肝肾的疗效，评价其各自量效关系，同时通过和西药对比运用，筛选出了儿科对乙肝肾的治疗方案。

（一）病因详辨，把握虚实

乙肝肾的发生，或因感受外邪，或素体禀赋不足，或其他疾病损伤元气，湿热毒邪乘虚而入；或脾失运化，或肝失疏泄，或肾失封藏，以致精微泄漏而见蛋白尿、血尿。本病的病因，总体可描述为肝脾肾虚为本，水、湿、瘀、毒蕴结为标，具体包括以下三方面：①外感湿热毒邪，内蕴脏腑；②饮食不洁，湿热邪毒内伤；③先天禀赋不足或素体虚弱，劳累过度，情志内伤，以及其他疾病损伤元气，湿热毒邪乘虚而入。"湿热邪毒"为本病的主要病因。因此，笔者认为本病的基本病理变化为本虚标实，虚实夹杂。本虚为脾肾阳虚、肝肾阴虚或气阴两虚，标实以湿、热、毒、瘀为多，病机特征是本虚标实、虚实夹杂，并形成恶性循环。

（二）分期论治，主次分明

本病分为发作期和缓解期，须辨明虚实，这一点尤为重要。发作期以标实为主，证型多为湿热内蕴、肝脾血瘀，治疗上以清利湿热、活血化瘀为主；缓解期多为肝肾阴虚、脾肾阳虚，治疗上多以扶正为主，兼以祛邪。最后当牢记清利湿热贯穿其中。缓解期时，病机多为虚实夹杂，复杂多变，从中西医结合的观点来看，尿中的蛋白、红细胞可归属于中医所言的体内精微物质。肾为先天之本，病久可致肾气虚损，治疗时宜攻补兼施，以补益肾气、清热利湿为原则，常用的补气药为生黄芪、太子参等，同时，佐以温阳药以推动气的运行，常用的温阳药为菟丝子、桑寄生、淫羊藿、刺五加等，柴胡、虎杖、凌霄花为治疗肝病的常用药物，配伍其他护肝中药亦可治疗肝癌。柴胡专入肝胆二经，有疏肝解郁，升举阳气，疏散退热的功效。现代药理也研究显示，柴胡中的柴胡多糖可抗肝炎病毒，增强白细胞吞噬功能、增强自然杀伤细胞功能，提高肝炎病毒特异性抗体滴度，提高淋巴细胞转化率。虎杖入肝、胆、肺经，有利胆退黄、清热解毒、活血化瘀的功效，虎杖中含有的一种黄酮类物质对金黄色葡萄球菌、白色葡萄球菌、变形杆菌等有抑制作用。凌霄花入肝经，有破瘀通经、凉血祛风的功效。从现代药理学来看，三者合用，能抑制肝脏病毒复制，有保肝、抗菌、抗病毒等作用。根据多年临床经验，三药为治疗该病的要药，疗效显著。

（三）证治分类

（1）湿热蕴结证：胸闷恶心、口苦口黏、厌食油腻、不思饮食，目黄、身黄、胁痛腹胀，肢体浮肿，大便黏滞不爽，小便短赤，血尿或蛋白尿，舌质红，苔黄腻，脉滑数。治宜清热利湿，利水消肿。常选乙肝肾宝方合甘露消毒丹加减。药用茵陈、虎杖、柴胡、凌霄花、益母草、滑石、白豆蔻、石菖蒲、木通、黄芩、射干、菟丝子等。血尿者加大蓟、小蓟、白茅根；蛋白尿者加黄芪、萆薢、益智仁。

（2）肝肾阴虚证：胁痛隐隐，头晕耳鸣，视物昏糊，目睛干涩，五心烦热，潮热盗汗，咽干口燥，腰膝酸软，下肢浮肿，血尿或蛋白尿，舌红少津、苔少或无苔，脉弦细数。治宜滋补肝肾，养阴清热。常选乙肝肾宝方合一贯煎加减。药用生熟地、枸杞子、当归、麦冬、沙参、川楝子、山萸肉、山药、桑寄生、菟丝子、柴胡、茵陈、虎杖、凌霄花等。血尿者加女贞子、墨旱莲；蛋白尿者加生黄芪、太子参、金樱子、芡实。

（3）脾肾阳虚证：肢体浮肿、按之凹陷，面白无华，神疲乏力，畏寒肢冷，脘腹胀闷，纳少便溏，口淡不渴，小便不利，夹有泡沫，蛋白尿为主，舌质淡胖，边有齿痕，脉沉迟无力。治宜健脾益气，温阳利水。常选乙肝肾宝方合实脾饮加减。药用生黄芪、菟丝子、桑寄生、杜仲、巴戟天、干姜、大腹皮、茵陈、虎杖等。

（4）气阴两虚证：神疲体倦，气短乏力，食少纳呆，易患感冒，午后低热，或手足心热，口干咽燥，咽痛不适，肢体浮肿，小便黄赤，大便秘结，血尿、蛋白尿均可见，舌质淡红、苔薄少苔，脉沉细或弦细。治宜益气养阴，清热利水。常选乙肝肾宝方合参芪地黄汤加减。药用黄芪、太子参、菟丝子、桑寄生、麦冬、五味子、生地黄、山药、山萸肉、玄参、茵陈、虎杖、凌霄花等。

（5）肝郁脾虚证：胸胁胀痛，胸闷纳呆，腹胀便溏，心烦急躁，疲乏纳差，小便多泡沫，血尿、蛋白尿，舌质淡红、舌苔薄白，脉弦或濡。治宜疏肝健脾，利湿消肿。常选乙肝肾宝方合逍遥散加减。药用柴胡、白芍、当归、炒白术、茯苓、党参、茵陈、薄荷、虎杖、益母草、凌霄花、生黄芪、菟丝子。大便溏者，用党参；大便不溏或干者，用太子参。

（6）气滞血瘀证：久病不愈，面色黯黑，形体消瘦，肌肤甲错，胁肋刺痛，癥瘕积聚，腹部青筋暴露，小便暗红，有血尿、蛋白尿，舌紫暗或有瘀点瘀斑，脉细涩。治宜活血祛瘀。常选乙肝肾宝方合血府逐瘀汤加减。药用柴胡、当归、川芎、桃仁、红花、枳壳、陈皮、白芍、牛膝、桔梗、丹参、血竭、茵陈、虎杖、益母草。食欲不振者，加焦三仙；肝脾癥瘕者，加䗪虫、水蛭；血尿者，加三七粉、蒲黄、琥珀；蛋白尿者，加芡实、金樱子、莲子。

（四）"乙肝肾宝方"扶正祛邪

乙肝肾宝方是笔者总结 30 余年治疗乙肝肾的临床经验所得，以扶正祛邪为治则，以疏肝健脾益肾、解毒利湿活血为法。由生黄芪、菟丝子、柴胡、茵陈、虎杖、凌霄花、益母草、甘草等组成。方中生黄芪补气生阴，益卫固表，补"诸虚不足"；菟丝子养肝明目，填精益髓，平补脾肾；柴胡疏肝理气，行气中之血；茵陈、虎杖清利湿热，清热解毒；益母草活血行血，解毒利水；甘草益气健脾，清热解毒，调和诸药。全方共奏疏肝健脾益肾、解毒利湿活血之功。临床根据所表现的证候，随症加减，合方应用，常能取得显著的疗效。现代药理研究证明：黄芪能增强网状内皮系统功能，能促进机体产生干扰素，减少蛋白尿。清热解毒药与活血化瘀药合用，有助于肾脏的血液循环，并促进肾脏病变修复和纤维蛋白吸收。柴胡、茵陈有保肝降低转氨酶的作用。

（五）中西结合，优势互补

目前临床常见的关于乙肝肾的治疗方法包括：抗病毒治疗，如干扰素及核苷酸类似物，像替诺福韦、拉米夫定；糖皮质激素治疗，此种方法存在一定争议，因为有学者认为糖皮质激素会导致乙型肝炎病毒复制加强，尤其肝功能严重异常时；免疫抑制剂治疗，如霉酚酸酯、来氟米特。此外，还有少数将上述方法联合用药的报道。笔者在治疗时采用中药加用雷公藤多苷片，疗效更佳，雷公藤用量为 1mg/（kg·d），分 3 次口服，疗程 3 ~ 6 个月。但雷公藤多苷为免疫抑制剂，主要副作用之一为肝脏损害，所以在治疗期间要定期监测肝功能各项指标，密切观察病情变化，方能达到疗效最大化，副作用最小化。

【典型医案】

1. 乙型肝炎病毒相关性肾炎（肾气虚弱，热毒血瘀）

刘某，男，16 岁。2000 年 9 月 20 日初诊。

主诉：浮肿伴尿常规异常 1 月余。

现病史：1 个多月前患儿无明显诱因出现晨起眼睑及双下肢浮肿，后至当地医院住院治疗。查尿常规：蛋白（++），隐血（+++），红细胞（+）/HP，行肾活检示：乙型肝炎病毒相关性肾炎，治疗3周后（具体药物不详），患儿浮肿消退，复查尿常规：蛋白（－），隐血（+++），红细胞（+）/HP；肝功：谷丙转氨酶330U/L，谷草转氨酶246U/L；血浆白蛋白26g/L。现为求进一步系统治疗，遂来我院。刻下症：眼睑及双下肢无浮肿，平素易体倦乏力，时怕冷，腰膝酸软，纳食减少，二便调。

体格检查：舌暗淡，苔厚略黄，脉沉。咽稍充血，双侧扁桃体无肿大。全身皮肤黏膜及浅表淋巴结未见异常。心肺听诊未见异常。腹部柔软，无压痛及反跳痛，未触及包块。肝脾肋下未触及。双肾区无叩击痛，移动性浊音阴性。双下肢无水肿。

辅助检查：尿常规：蛋白（－），隐血（++++），红细胞（+）/HP；肝功：谷丙转氨酶310U/L，谷草转氨酶247U/L。

诊断：中医诊断：尿血（肾气虚弱，热毒血瘀）。

西医诊断：乙型肝炎病毒相关性肾炎。

治法：补益肾气，解毒化瘀。

处方：乙肝肾宝方加减。

用药：生黄芪60g，太子参15g，菟丝子15g，桑寄生15g，茯苓30g，益母草30g，当归15g，丹参30g，郁金15g，茵陈15g，虎杖15g，甘草10g。40剂，水煎服，日1剂。潘生丁片、肝泰乐续用。

2000年10月31日二诊：腰困，纳食可，二便调。舌尖红，苔白厚腻，脉沉弦。咽腔略红。辅助检查：尿常规：蛋白（－），隐血（+），红细胞3～5个/HP；乙肝五项：HbsAg（+），HbcAb（+），HbeAg（+）；肝功：谷丙转氨酶127U/L，谷草转氨酶106U/L。上方去茯苓、虎杖，加桃仁12g，柴胡15g，墨旱莲30g。30剂，日1剂，水煎服，分3次服。

2000年11月29日三诊：双下肢困重，下午较重，纳食可，二便调。舌尖红，苔白厚腻，脉沉。辅助检查：尿常规：蛋白（－），隐血（+），红细胞1～4个/HP。上方加怀牛膝15g。30剂，日1剂，水煎服，分3次服。

2001年1月3日四诊：双下肢无力，困乏，夜尿日一次，纳眠可，二便调。舌质淡红、苔黄腻，脉沉细。辅助检查：尿常规：蛋白（+），隐血（++++），红细胞（+++）/HP，白细胞0～2个/HP；肝功：谷丙转氨酶46U/L，谷草转氨酶32U/L。

治法：补益肾气，活血化瘀。

处方：生黄芪 45g，太子参 15g，菟丝子 15g，陈皮 10g，桃仁 15g，桑寄生 15g，当归 15g，丹参 15g，益母草 30g，甘草 10g，芡实 15g，茵陈 30g，郁金 30g，炒蒲黄 15g，三七粉 3g。14 剂，日 1 剂，水煎服，分 3 次服。

2001 年 1 月 16 日五诊：仍感双下肢乏力，口干不欲饮，饮食及二便正常。辅助检查：尿常规：正常。继续上方加减治疗 3 月余。随访半年，病情稳定。

按语：乙肝相关性肾炎病后期多以肾脏损害为主要表现，所以临床治疗要在综合治疗的同时，积极改善受损的肾功能。乙肝肾在祖国医学里属尿血、水肿范畴，病因主要与先天禀赋不足，肝肾阴虚，脾胃虚热，情志不舒，饮食不洁，感染湿热邪毒有关。治疗的时候要分清证候类型，在辨治肾病的基础上，谨记宜解毒化瘀，勿见血止血，选用郁金、茵陈、虎杖等，方显良效。

2. 乙型肝炎病毒相关性肾炎（气阴两虚兼血瘀）

丁某，男，6 岁。1999 年 6 月 15 日初诊。

代主诉：反复浮肿伴尿常规异常 2 月余。

现病史：2 个月前无明显诱因出现眼睑浮肿，肉眼血尿，血压不高，无腰酸腰痛、皮疹、皮肤紫癜，亦无腹痛、关节痛，查尿常规：隐血（++++）、蛋白（+++~++++），在当地医院给予抗感染及利尿等治疗，效不佳。半个月前加用泼尼松片（45mg，隔日）口服，复查尿常规无明显改善，乙肝五项：HBsAg（+）、HBeAg（+）、HBcAg（+），行肾活检：乙型肝炎病毒相关性肾炎。为求中西医结合治疗遂来诊。刻下症：眼睑、双下肢浮肿，多汗，手脚心热，大便干。

体格检查：舌暗红、苔白腻，脉细数。全身皮肤黏膜及浅表淋巴结未见异常。眼睑浮肿，咽充血，双侧扁桃体无肿大。心肺听诊未见异常。腹部柔软，无压痛及反跳痛，未触及包块。肝脾肋下未触及。双肾区无叩击痛，移动性浊音阴性。双下肢水肿。

辅助检查：尿常规：隐血（++++）、蛋白（+++~++++）、红细胞（+++）/HP。

诊断：中医诊断：水肿（气阴两虚兼血瘀）。

西医诊断：乙型肝炎病毒相关性肾炎。

治法：益气养阴，活血化瘀。

处方：乙肝肾宝方加减。

用药：生黄芪 45g，太子参 15g，菟丝子 15g，桑寄生 15g，当归 15g，茵陈蒿 30g，郁金 15g，虎杖 15g，益母草 20g，白花蛇舌草 15g，柴胡 12g，甘草 10g。7 剂，日 1 剂，水煎服，分 3 次服。三甲散 6g，隔日服，水冲服。

1999 年 6 月 24 日二诊：眼睑及双下肢仍轻度浮肿，呈凹陷性，二便调。舌质淡、苔白厚。尿常规：蛋白（＋），隐血（－），红细胞 0～3 个 /HP。

处方：上方去柴胡，加鳖甲 10g，丹参 15g，地肤子 10g。20 剂，日 1 剂，水煎服，分 3 次服。

1999 年 7 月 15 日三诊：眼睑稍浮肿，下肢水肿消退，乏力，纳差，二便调。舌质暗、苔白厚，脉沉细。尿常规检查持续阴性。

处方：生黄芪 45g，太子参 15g，菟丝子 15g，何首乌 15g，当归 12g，山药 20g，丹参 15g，虎杖 15g，郁金 15g，鸡内金 15g，砂仁 3g，陈皮 10g，甘草 10g。7 剂，日 1 剂，水煎服，分 3 次服。

1999 年 7 月 22 日四诊：无浮肿，纳眠可，二便调，舌淡红、苔薄白，脉数。尿常规检查阴性。

处方：上方继服 14 剂。随访 1 年无再发。

按语：人体水液的运行和排泄，必以脾气的健运、肝气的疏泄、肺气的宣降、肾气的气化、心脉的运载、三焦的通利来完成，尤以肺、脾、肾三脏功能最为重要。肺为水之上源，肺虚则肃降失职，运行障碍；脾虚则土不制水，堤防难固；肾为水之根本，肾虚蒸腾气化无力。本案例以生黄芪、太子参补益肺脾；菟丝子、桑寄生调理肾脏；茵陈、郁金、虎杖、柴胡疏肝理气；当归、益母草等活血化瘀。药专而效佳。

3. 乙型肝炎病毒相关性肾炎（气阴两虚兼湿瘀）

张某，男，13 岁。2001 年 11 月 10 日初诊。

主诉：反复浮肿伴尿检异常 1 年余。

现病史：患儿于 1 年 2 个多月前因感冒发热出现双下肢浮肿，血压正常，不伴尿频、尿急、尿痛，无皮疹、皮肤紫癜、腹痛及关节痛，无腰酸、腰痛等不适，大便正常，小便量可。查尿常规：隐血（＋＋＋）、蛋白（＋＋＋＋）；尿素氮、肌酐均正常；补体 C3 降低。在当地县医院诊为"肾病综合征"，给予泼尼松 2 片，日 3 次口服，疗效差，半个月后转入河南医科大学第一附属医院（现郑州大学第一附属医院）给予泼尼松 4 片，日 3 次，尿蛋白及水肿无减轻。后至北京医科大学第一附属医院（现北京大学第一医院）行肾活检，诊断为"乙型肝炎病毒相关性肾炎"，给予"干扰素"治疗9个月，"大三阳"转阴，激素停用。1个月后水肿消退出院。后无明显诱因水肿反复2次，7月至今水肿未消退。刻下症：周身乏力困重、汗出，双下肢浮肿，肉眼血尿，大便正常，小便量可。

体格检查：舌红、苔白腻，脉细弱。全身皮肤黏膜及浅表淋巴结未见异常。咽稍充血，双侧扁桃体无肿大。心肺听诊未见异常。腹部柔软，无压痛及反跳痛，未触及包块。肝脾肋下未触及。双肾区无叩击痛，移动性浊音阴性。双下肢水肿。

辅助检查：尿常规：隐血（+++），蛋白（++），红细胞（++++）/HP。

诊断：中医诊断：水肿（气阴两虚兼湿瘀）。

西医诊断：乙型肝炎病毒相关性肾炎。

治法：益气养阴、利水渗湿，活血化瘀。

处方：乙肝肾宝方加减。

用药：生黄芪45g，党参15g，菟丝子15g，茯苓30g，泽泻30g，猪苓15g，柴胡15g，茵陈蒿30g，郁金30g，凌霄花15g，三棱15g，莪术15g，五味子10g，甘草10g。7剂，日1剂，水煎服，分3次服。

2001年11月17日二诊：患儿活动后双下肢水肿，但较前明显减轻，汗仍较多，大便调，小便量可。舌暗红、苔白腻，脉细数。辅助检查：尿常规：隐血（+++），蛋白（++），红细胞（++++）/HP。

处方：上方去党参、甘草，加太子参15g，桑寄生15g，墨旱莲15g。14剂，日1剂，水煎，分3次服。

2001年12月1日三诊：双下肢浮肿消退，出汗减少，纳眠可，大便调，小便量可，舌红、苔白腻，脉数。辅助检查：尿常规：隐血（+++），蛋白（++），红细胞0～2个/HP。

处方：生黄芪45g，太子参15g，菟丝子15g，当归15g，丹参30g，虎杖15g，益母草30g，茵陈蒿30g，郁金30g，凌霄花15g，甘草10g。16剂，日1剂，水煎服，分3次服。

2001年12月17日四诊：患儿无水肿，无特殊不适，纳眠可，二便调，舌红，苔白腻，脉数。辅助检查：尿常规：隐血（++），蛋白（-），红细胞6～8个/HP；肝功：总蛋白66g/L，白蛋白43g/L，谷丙转氨酶37U/L，谷草转氨酶33U/L；肾功：尿素氮5.7mmol/L，肌酐74μmol/L。

处方：生黄芪45g，太子参15g，菟丝子15g，当归15g，丹参30g，玉米须30g，鱼腥草30g，茵陈蒿30g，郁金30g，凌霄花15g，甘草10g。30剂，日1剂，水煎服，分3次服。

2002年1月17日五诊：病情稳定，随访半年未复发。

按语：《诸病源候论·水通身肿候》云："水病者，由肾脾俱虚故也。肾虚不能宣通水气，脾虚又不能制水，故水气盈溢，渗液皮肤，流遍四肢，所以通身肿也。"本案患儿病程较长，病情反复发作，发作时水肿以双下肢明显，按之凹陷，伴见乏力困重，汗出较多，结合舌脉，应给予益气养阴，利水渗湿。以生黄芪、太子参益气养阴；茯苓、猪苓、泽泻利水渗湿；菟丝子、桑寄生调理肝肾；茵陈、郁金、柴胡疏肝理气；三棱、莪术、凌霄花活血化瘀；五味子收敛固涩。诸药补而不留瘀，活血而不伤正之效，故能速获佳效。

第五节　过敏性紫癜 / 紫癜性肾炎

一、过敏性紫癜

过敏性紫癜是一种以小血管炎为主要病变的全身性血管炎综合征，以皮肤紫癜、关节肿痛、腹痛、便血、尿血为主要临床表现。本病各年龄段均可发生，儿童常见发病年龄为6～10岁，男孩发病率高于女孩。一年四季均可发病，以春秋两季多见。本病为自限性疾病，多数患儿预后良好。轻症经7～10日痊愈，也可反复发作持续1年以上，发生肾衰竭或伴颅内出血者预后不良。

过敏性紫癜属中医学"血证""紫癜""紫癜风""葡萄疫"等范畴，古代医籍中的许多记载均与本病有关。如陈实功《外科正宗》云："葡萄疫，其患多生小儿，感受四时不正之气，郁于皮肤不散，结成大小青紫斑点，色若葡萄，发在遍体头面。"巢元方《诸病源候论》云："斑毒之病，乃热气入胃，而胃主肌肉，其热夹毒，蕴积于胃，毒气熏发肌肉，状如蚊虫所螫，面赤斑起，周匝遍体。"《证治准绳·疡医》曰："夫紫癜风者，由皮肤生紫点，搔之皮起，而不痒痛者是也。此皆风湿邪气客于腠理，与气血相搏，致营卫否涩，风冷在于肌肉之间，故令色紫也。"对本病的病因病机进行了初步的阐释；而李用粹在《证治汇补》中说："热极沸腾发为斑。""热则伤血，血热不散，里实表虚，出于皮肤而为斑。"

认为本病主要是由于热邪所致。中医认为，本病外因多为外感风热、湿、毒等邪，内因为禀赋不足、血分伏热，并且是迁延不愈的关键所在，病位在心、肝、脾、肾。治疗上多采用祛风、清热、凉血、燥湿之法。

【临证经验】

本病病机可概括为热、虚、瘀三个方面。过敏性紫癜早期临床多表现为大量皮肤紫癜，多为实证，病因病机重在风热邪毒和瘀血，同时可伴有肾脏损害。早期多为风热、血热；后期以虚为主，多为阴虚、气虚，血瘀贯穿本病的始末。本病病机突出"热、瘀、虚"，需创立主证、次证的辨证论治体系及脏腑分期论治的治疗体系。

（一）脏腑辨证，分期论治

（1）初期从肺论治，兼顾血脉

肺主气，朝百脉，心主血脉，血在脉中运行，有赖气的推动。小儿肺常虚，虚则气郁，血运不畅则瘀滞而为瘀血，瘀阻血络，血不循经，渗于脉外，留于肌肤，积于皮下，而形成紫癜；肺为娇脏，主皮毛，卫表尤弱，易感外邪，而风为百病之长，小儿纯阳之体，热证居多，不论何处感受，必内归于肺，风热邪毒入侵，内搏营血，灼伤络脉，络损则血溢脉外，而形成紫癜。《小儿卫生总微论方·血溢论》云："小儿诸血溢者，由热乘于血气也。"

过敏性紫癜初期皮疹多散在或密集分布，可斑，可疹，甚至紫疱，大小不一，多反复或分批出现，微感瘙痒，色红，压之不褪色。《医述》曰："斑发于阳明，疹发于太阴，疹之所由，乃肺为热灼，故红点见于皮毛。"叶天士云："……小儿，体属纯阳，所患热病居最多"，"风为阳邪，易袭阳位，易化火生风。"故阳盛则火动，火曰炎上，可载血上行而见鼻衄、咽痛、乳蛾肿大等，阳盛则热故见发热，肺失宣发肃降则咳嗽甚或喘息等。现代医学研究发现过敏性紫癜与黏膜免疫异常密切相关。细菌、病毒等外来病原体侵袭人体第一道屏障就是呼吸道、消化道、泌尿系等黏膜系统，以呼吸系统最为常见，黏膜免疫系统 B 淋巴细胞异常活化产生异常的 IgA，经循环沉积到血管壁引发血管炎而为紫癜。笔者认为此期病变多因风热邪毒与血分伏热相合，血热妄行故也。紫癜早期病位在心，病因责之于风热邪毒与血热。

治则从肺治兼顾血脉，以祛风清热解毒、凉血通络为则辨证施治，方选银翘散、消风散合犀角地黄汤加减。瘙痒明显者，常加白鲜皮、地肤子、苦参等清热解毒祛风之品；风邪善行数变，对于反复皮肤紫癜，常配忍冬藤、鸡血藤通络活血；风热加荆芥、防风、地肤子祛风止痒；血热加紫草、牡丹皮、水牛角凉血止血。

（2）中期从胃论治，兼顾心肝

《素问·太阴阳明论》曰："阳道实，阴道虚。"阳道者，阳明胃经也，阳明经实，胃热炽盛，损伤胃络，血溢肌腠，发为紫癜，大者为斑，而"斑出阳明"，"阳明为多气多血之府"，"胃喜湿恶燥"，风热邪毒留于中焦多气多血之府而酿生湿热。又如《张氏医通·湿热》曰："湿病本不自生，因热而怫郁，不能宣行水道，故停滞而生湿也。"外感湿邪，内困于脾，阻碍了脾气的升发，导致脾阳不振，水液代谢失常，又内生湿邪，湿邪阻滞气机，形成瘀血，湿浊瘀血交织，形成恶性循环，病情则更易迁延。小儿为纯阳之体，热多寒少，湿易从阳化火，形成湿热瘀血。邪伤于中焦肠络，阻滞气机可为腹痛，越出诸窍可为吐血、呕血，甚或便血、溺血。湿邪趋下，阻滞气机，留滞于关节可为关节痛，伸展不利。

过敏性紫癜中期皮疹多分布于下肢、关节或腹部，多伴有关节痛、腹痛、呕吐或便血。本期过敏性紫癜的患儿多有特殊的过敏体质，亦可由进食鱼虾、辛辣等燥热、腥发之品而诱发，加之小儿"阳道实，阴道虚"，故本期更应注意饮食，避免膏粱厚味，酿生湿邪而使本期病程迁延或症状复发。亦有报道认为该病与食物及幽门螺杆菌感染等有关。本期病人因腹痛、关节痛，多应用糖皮质激素，而激素为阳刚之品，也易助热、助燥，而加重湿热、瘀血之证，更易阻滞气机，正如朱丹溪曰"血受湿热，久必凝浊"，"血瘀必兼气滞"，则湿热瘀血互结，病情多迁延，易产生腹痛、关节痛，甚至溺血、尿浊等变证。

在临床中也发现，如若患者初发胃肠道症状重者，则以紫癜反复或早期出现肾脏损伤为特点，而肾损伤是决定本病预后的关键。早期多联合应用雷公藤多苷以保护肾脏，糖皮质激素缓解腹痛、关节痛等症状。但应注意以腹痛为首发症状的腹型过敏性紫癜，在没有出现典型皮疹之前极易误诊，甚可并发肠套叠、肠穿孔、肠坏死等外科急腹症，严重者甚至会危及患儿生命安全，应引起足够的重视。故笔者认为此期病变多因湿热与血分伏热相合，气机阻滞，湿热瘀血留滞胃络、关节而发病。病因责之于湿热、瘀血与血热，病位在脾胃，兼与心相关。

热盛为主选用犀角地黄汤为基础方，中焦湿热为重者选用泻黄散、凉膈散为基础方；关节痛者以宣痹汤、四妙散为基础方加减。同时酌加三七、当归、紫草、丹参等凉血活血之药；腹痛配以白芍、甘草缓急止痛。

总之，阳明经实，胃热炽盛，损伤脉络亦可发为紫癜。病初即阳明湿热内生；或疾病中期，肺卫怫郁，邪气入里，湿热丛生；或血瘀气滞，水停成湿，中焦阳明湿热亦是紫癜发病的重要病机，患儿常表现为腹痛、便血、腹胀、关节肿痛、紫癜缠绵难愈，治疗应注意清热利湿或燥湿，兼以活血化瘀理气导滞。

（3）后期从心、肝论治，兼顾脾肾

《诸病源候论》曰"肝藏血，心之液为汗，言肝心俱伤于邪，故血从肌腠而出也"；《温热论》曰"热邪不燥胃津，必耗肾液"。邪毒炽盛，久病易耗伤气阴，故过敏性紫癜后期可见气不摄血或阴虚火旺证。而脾胃为气血生化之源，肾藏精，精化血，肝藏血，精血同源，心主血脉。故心肝之血损伤之后也可伤及脾肾，则脾不敛精，肾不固精，精微外漏，可见尿血或尿浊。

笔者认为过敏性紫癜后期多以肾脏损伤为主，临床以单纯血尿，或血尿兼蛋白尿，或肾病综合征型多见。本期也是关系到过敏性紫癜疾病的预后，更需要辨证论治，谨慎用药。此期为风热毒瘀湿之邪互结，病情迁延，耗气伤阴，形成阴虚火旺或脾肾阳虚之证，病机复杂，虚实夹杂。本期病情多因外感而反复发作，但此时并非都是免疫功能低下，而是免疫紊乱，特别是应用免疫调节剂后病情仍反复迁延者，更应辨证、辨病结合，而不应一味应用免疫调节剂，否则疾病亦仍反复、迁延难愈。"心主血，心主火"，"肝藏血为刚脏"，同气相求，小儿阳热亢盛，更易耗伤阴津，故此时之虚，多为阴血虚，治以凉血为重，而并非纯粹温补也。"实则阳明，虚则太阴"，后期亦有一部分患儿体质差或病情迁延不愈，脾肾虚弱，水液代谢异常，湿困脾肾阳气，水湿、湿浊内生，阻遏气机，升降失常，水谷精微外溢，则溺血或尿浊，甚或肾衰竭而预后极差。故病因责之于热、虚、瘀，病位在心肝，兼与脾肾有关。

本期重视滋阴清热凉血兼活血，方选知柏地黄丸加减，常加生地黄、丹皮、当归等凉血活血，墨旱莲、女贞子等加强滋阴之效。溺血则多选小蓟饮子加减。病程日久，以蛋白尿为主或蛋白尿兼血尿，则以黄芪、太子参、菟丝子、桑寄生等健脾补肾，佐当归、丹参等活血化瘀，生地黄、知母等养阴清热。对于气虚、阳虚不明显者，切勿滥用补气之品，以防"气有余便是火"而加重血尿或使紫癜反复。笔者在临床中对于过敏性紫癜合并肾脏损伤，表现为血尿、蛋白尿、肾病

综合征、病理检查有新月体形成等表现时，多联用雷公藤多苷、糖皮质激素、环磷酰胺、肝素等，同时给予体质调理、和胃止呕等中医治法，中西医结合治疗以增强疗效，控制病情，又降低西药可能存在的毒副作用，常收到满意效果。

总之，紫癜日久必伤正气。疾病早期及中期邪毒炽盛，损伤气阴，甚则伤及精血，呈现"热、瘀、虚"虚实夹杂之象。从脏腑看，初伤肺胃，后为肝脾，再而为心肝肾，五脏俱损。故疾病后期，祛邪之余，应注意辨证补虚，重视滋阴清热，凉血活血，重视心肝肾。

（二）邪实正虚，阶段论治

早期起病急骤多属实证，以风热、血热为主，辨证以实证为主，虚证较少；后期为病情反复迁延不愈，时发时止，耗气伤阴，多属虚证，以阴虚火旺，气阴两虚为主。依据其病机特点将本病划分为两个阶段进行辨证论治，即邪实阶段和正虚阶段。邪实阶段治疗采用疏风清热凉血之法；正虚阶段治以益气养阴清热之法，全程兼以活血化瘀。本病证属于正虚阶段之气阴两虚夹瘀型（兼气虚及阳），但多以阴虚火旺兼瘀血型为主，故临床治疗以滋阴清热活瘀为主，予知母、黄柏、黄精以滋阴清热；当归、丹参、益母草、鸡血藤、金银花藤活血通络。部分患儿也会出现气虚，加用生黄芪、太子参等补气之品，但尤其强调，在临床气虚不明显时，切勿滥用补气之品，而致皮肤紫癜反复或尿血加重等。即使补阳或补气也应用平和之品而非大热之品，以防"壮火食气"。但疾病后期确实有脾肾阳虚而蛋白尿不消失者，可给予补脾肾阳之品，也要"阴中求阳"。尤其临证要善用藤类植物药如鸡血藤、金银花藤，因鸡血藤能养血活血而舒筋活络，金银花藤能清热解毒，疏风通络。在过敏性紫癜出现肾损伤时，多应用雷公藤多苷和（或）糖皮质激素抑制免疫。

综上所述，对于过敏性紫癜强调辨证论治，不仅要抓住过敏性紫癜的风、热、毒、瘀、虚的病机特点，更要结合肺、脾胃、心肝、肾等脏腑的传变及临床所表现的证型，灵活、多样选择用药及中西医结合治疗。病程中强调活血为主，止血为辅，但后期阴虚明显时则强调养血、止血为主，活血为辅。若非气虚、阳虚明显，切勿滥用补药。

（三）辨病辨证，施治不同

（1）明确病机，定祛邪安络法

过敏性紫癜是多种因素引起的一种变态反应性小血管炎，以非免疫性血小板减少症，关节炎或关节痛、腹痛、胃肠道出血及肾炎为主要临床表现，好发于学龄期儿童。笔者认为外感因素、饮食因素与体质因素等均可导致本病的发生。其病机为风热毒邪浸淫腠理，深入营血，燔烁营阴；或素体阴虚，血分伏热，复感风邪，与血热相搏，壅盛成毒，致使脉络受损，血溢脉外。因小儿体质稚嫩，腠理不密，易感风邪，故此病多发于小儿；小儿脾肾相对不足，发病时常见消化道及肾脏受累，出现便血、尿血等症；因风性善变，游走不定，窜至关节，故可见关节肿痛症状。紫癜虽证在外表，但其发生发展与外感六淫之邪、气血及脏腑功能紊乱均有密切关系。

本病初起多为实证，久则多致虚证。外邪伤络、迫血妄行、血不循经是紫癜的病理基础；血不循经，流溢脉外，致紫癜及各种出血则为其病理变化的结果；血不归经，瘀血内阻，气血及脏腑功能紊乱，是导致病程迁延，形成虚实夹杂之候的继发因素。此与西医学认为本病的发生发展与感染、饮食等外因致敏，使自身免疫功能紊乱，而有全身毛细血管炎性改变、脆性增加，血液外渗，并继发高凝状态的病因病理等认识有相似之处。在此基础上，笔者提出"祛邪安络"之法应贯穿本病治疗的始终。

（2）发病初期，擅长清热解表

过敏性紫癜早期多见风热伤络之证，证候特点是有风热表证伴有紫癜。临床可表现为伴或不伴发热，微恶风寒，咳嗽，咽充血，全身不适，食欲不振，紫癜以下肢和臀部为多，颜色较鲜红，大小形态不一，可融合成片，或有痒感，面部微肿，或可见关节痛、腹痛、便血、尿血等症，舌红，苔薄腻，脉浮数。本期治疗要点在于清热解表，祛邪安络。临证善用银翘散为底方加减。常用药物如薄荷、防风、牛蒡子以疏风散邪；连翘、栀子、黄芩、升麻以清热解毒；玄参、当归养血祛风；赤芍、紫草清热凉血。若皮肤紫癜瘙痒者，常加地肤子、白鲜皮、浮萍、赤小豆、蝉蜕等清热解毒祛风之品，使邪去络安。

（3）热邪深入，辅以清热凉血

若患儿感邪较重，或初期治疗不及时，则容易导致热邪入里，灼伤血络，出现血热妄行证。本期的特点是起病急骤，热毒炽盛，正盛邪实。临床多表现为起病急骤，出血较重，除皮肤瘀斑成片，斑色深紫外，多伴壮热，面赤，烦躁，口渴，咽干，喜冷饮，大便干燥，小便短赤，舌红绛、苔黄燥，脉弦数或滑。笔者认为本证临床也较为多见，临证善用犀角地黄汤加减，以清热凉血，祛邪安络。常用药物如连翘、玄参、桔梗、竹叶清热解毒；石膏、知母、甘草清气分之热；黄连、黄芩、栀子泻三焦实火；水牛角、牡丹皮、生地黄、赤芍专于凉血止血化瘀。皮肤紫癜量多者，加藕节炭、地榆炭、茜草炭、三七粉等以活血化瘀。

（4）迁延不愈，多用祛风通络

临床除风热伤络和血热妄行二证多见之外，尚有部分患儿表现为紫癜此起彼伏，迁延不愈。观其临床症状多表现为皮肤紫癜反复不止，颜色较深，消退缓慢，或见面色晦暗，或有血肿，腹痛剧烈，便血，或有关节肿痛，或伴肾脏损伤（临床以单纯血尿或血尿兼蛋白尿多见），舌质紫暗，有瘀点，舌下脉络粗长显露，脉沉涩。笔者认为本期的病机关键在于邪毒留络，瘀血阻滞，经络不通。治疗应以活血化瘀，祛风通络为主。然络病难治，非一般药物可达。《本草便读》有云："凡藤蔓之属，皆可通经入络。"因此，在辨证选方的基础上尤需运用藤类药物。现代药理研究认为，藤类药物有类似非甾体抗炎药的直接抗炎作用，又有免疫抑制作用，这为藤类药物在过敏性紫癜中的应用提供了依据。通过多年临床实践，观察到藤类药物可以起到消退紫癜，减少紫癜复发，预防和减轻肾脏损害等作用。藤蔓之类药物，缠绕蔓延，犹如网络，纵横交错，无所不至，取象比类，为通络之佳品。这类药不仅有通经活络、引经作用，而且还有养血活血之功。常用的藤类药物有忍冬藤、青风藤、海风藤、络石藤、鸡血藤、首乌藤等。对于风热邪毒，郁蒸肌肤，灼伤络脉为病者，常用忍冬藤、青风藤、海风藤以祛风清热，解毒通络；关节肿痛者，常用桑枝、络石藤以清热利湿，通络止痛；若病程日久耗伤气血，瘀阻肾络者，以鸡血藤、首乌藤养血补血，活血通络。

除选用以上藤类药物之外，对于皮肤紫癜反复出现，日久难消，或病初消化道症状显著者，临床还擅长应用中成药雷公藤多苷片。中药雷公藤具有祛风湿、活血通络之功。其中药提取物制剂雷公藤多苷片，对减少蛋白尿的产生，延缓肾损伤具有不可忽视的作用。临床上常以 $1.5mg/（kg·d）$ 雷公藤多苷为常规使用剂量，疗程一般控制在 3 个月之内，多能起到显著疗效，且副作用较少发生。

（5）体虚反复，重视益气固表

临床发现部分患儿气血不足，皮肤紫癜反复不消，或伴肾脏损伤，病程较长。此类患儿临床表现紫癜色淡红或反复发作，形体消瘦，面色无华，体倦乏力，食欲不振，自汗，小便短少，便溏，或伴腹痛，甚或全身或下肢浮肿，舌淡，苔薄白，脉细弱或沉弱。临证将此类患儿归为"气不摄血证"，常以归脾汤为基础方加减治疗。常用药物有：党参、黄芪、白术、红枣补脾益气；当归养肝而生血；茯神、枣仁、龙眼肉养心安神；远志宁心定志；木香理气醒脾，以防益气补血药物滋腻滞气。笔者认为若气虚甚者，黄芪应重用。益气固表为治本之法，酌加祛邪之品方能获良效，如兼有风邪表证者，可加荆芥、防风、牛蒡子等疏风解毒之品，但用量不宜大，以防化燥伤阴。

若患儿病程日久，紫癜量少或完全消退，多存在尿检异常，表现为蛋白尿或蛋白尿兼血尿。治以益气养阴，活血化瘀，以黄芪、太子参、菟丝子、桑寄生等为基础健脾补肾，同时以当归、丹参等活血化瘀，并配合生地黄、知母等养阴清热。

（四）辨治经验，六点提要

1. 临证善用藤类药物

笔者认为紫癜病位在络，而藤类药物皆擅入经络搜邪，又可引药直达病所，故效果甚好。藤类药物能清热解毒，疏风通络。现代研究证明，认为二者皆有类雷公藤抑制免疫之功用，经临床实践，疗效满意。

2. 遣方用药重视反佐配伍

过敏性紫癜的诸多证型中以热证为主，无论是实热还是虚热，遣方配伍时多使全方偏于寒凉。笔者在临证配伍时常加味辛性温、理气助运之砂仁，消食助运之鸡内金，一则监制主药或辅药的偏性，二则顾护脾胃，迎合小儿"脾常不足"的生理特点。

3. 注重解毒利咽

本病早期多因风热袭表，毒凝咽喉而发病，这也是该病病情反复的关键中医病机，故临证时重视应用解毒利咽药物以取效，已验效于临床。常用的解毒利咽药物如牛蒡子、桔梗、冬凌草等。现代研究也证明，本病发生和复发可能与感染有关，特别是咽部反复感染。控制咽部感染，常有助于控制病情。

4. 临证善于乌梅与水牛角同用

水牛角药性苦、寒，归心、肝经，功效清热凉血、解毒镇惊，治血热妄行之证，如《陆川本草》"凉血、解毒……"乌梅药性酸、涩、平，功擅收敛。二药合用，水牛角清热凉血以治"瘀"，而乌梅药性酸、涩，功擅敛以防"溢"，两者相得益彰，故效良。现代研究证明，乌梅性酸，降低了汤药的 pH 值，从而使水牛角在酸性环境中容易被吸收利用，现代药理研究证实乌梅能增强机体免疫功能及对非特异性刺激的防御能力，二者皆有抗过敏作用，应进一步进行研究。

5. 注重脏腑辨证

肺主皮毛，脾主统血，肾藏精，肝藏血，精血同源；心主脉，血行脉中；五脏病变影响气血运行，加之外感或内蕴湿热，迫血妄行，阳络伤则血外溢、阴络伤则血内溢，可见皮肤紫癜、尿血、便血；离经之血即为瘀血，瘀血阻络或湿热留滞关节，可见病程迁延或关节痛，留滞肠络则腹痛。从五脏辨证，要根据所在脏腑性质，形成病因、脏腑、气血的多种辨证体系。

6. 活血化瘀贯彻始终

笔者认为，"瘀"是"溢"的病理产物，"瘀""溢"互为因果，这使本病具有反复发作、缠绵难愈的特点，"瘀"贯穿本病全过程，故活血化瘀要贯彻始终。活血化瘀法不仅有充足的理论依据，而且有大量的临床效验。现代研究也证明本法有可靠的药理学基础和广阔的应用前景，值得推广应用。但是，鉴于紫癜病机复杂，故常以本法结合他法应用，不可偏废。

（五）雷公藤颗粒剂量探索

过敏性紫癜是儿童时期最为常见的由免疫介导的过敏性疾病，具有反复发作、病程长、病情迁延不愈、易损伤肾脏的特点。本病发病率呈逐年升高趋势，每年发病率约为（10～20）/10 万，病程中 30%～50% 的过敏性紫癜患儿可发展为紫癜性肾炎，严重威胁患儿健康。目前对于过敏性紫癜患儿皮疹反复新出，尚无明确统一的治疗方案。

过敏性紫癜患儿体内普遍存在细胞因子分泌异常、体液免疫系统功能失调、T 淋巴细胞亚群分布紊乱等情况，是过敏性紫癜的重要发病机制，故调节机体紊乱的免疫状态、抑制炎症因子释放是过敏性紫癜重要的治疗手段。目前研究中，对于皮疹反复发作、面积大，消退迟、常规抗过敏治疗2周仍不能缓解者，常加用雷公藤多苷片、昆仙胶囊、吗替麦考酚酯等药物。我院儿科肾脏病团队在国家"十一五""十二五"科技支撑计划研究中也证实了清热止血方联合雷公藤多苷片具有减少紫癜性肾炎患儿皮疹新出、降低蛋白尿的作用。雷公藤多苷片治疗反复性过敏性紫癜疗效确切且无明显副作用，然仍有部分家长担忧其带来的性腺损害作用；此外，说明书"儿童禁用"这一字眼，使该药在临床中的使用进一步受限。昆仙胶囊、吗替麦考酚酯治疗顽固性紫癜的疗效也得到了证实，然其价格昂贵，不符合中国国情。故寻找可替代的疗效显著、无明显副作用、价格低廉的新剂型是研究热点。

笔者根据临床经验，综合考虑患儿病情、疗效、家庭经济状况，首次将雷公藤颗粒用于治疗儿童反复性过敏性紫癜；结合过敏性紫癜热、虚、瘀的病机本质，联合应用紫癜I号方，取得了显著疗效。本次研究中，中剂量组共54例，占雷公藤颗粒组总数的45.4%，且在皮疹疗效及皮疹消退时间上，均优于低剂量组、高剂量组、中医组及西医组，差异具有统计学意义（$P < 0.05$），这提示我们雷公藤颗粒治疗儿童反复性过敏性紫癜的最佳剂量可能为0.5g/（kg·d），率先开展儿科以公斤体重计算"大毒有大效"中药配方颗粒剂量的先例体现了"有故无殒"的中医思想。

雷公藤具有祛风除湿通络、活血消肿止痛的功效，可影响机体多个系统，尤其是对免疫系统有着独特的抑制作用。现代药理研究表明，雷公藤的主要有效成分雷公藤甲素可通过影响机体的免疫器官（胸腺、脾脏、骨髓）和组织（淋巴结和黏膜免疫系统）、免疫细胞（T细胞、B细胞等）的活化及抗体生成、免疫因子（细胞因子、趋化因子、黏附分子等）及各种信号通路（NF-κB、EP2-PKA、JNK-MAPK等），来发挥免疫抑制作用，用于多种免疫性疾病的治疗，具有其他免疫抑制剂无法比拟的临床作用。雷公藤颗粒由卫矛科植物雷公藤去皮的根茎水提炼浓缩而成，可通过发挥抗炎、免疫抑制等作用，来减轻患儿皮疹症状。此外，过敏性紫癜可归属于"络病"范畴，如《灵枢·百病始生》云："阳络伤则血外溢，血外溢则衄血。"雷公藤属于藤类植物，根据"凡藤蔓之属，皆可通经入络"的理论，雷公藤可用于治疗皮肤紫癜等"络脉性疾病"。

雷公藤临床应用范围极广，其毒副作用也受到国内外学者的高度重视。雷公藤的不良反应涉及生殖系统、血液系统、心血管系统、消化系统、神经系统等多个系统，其毒性成分主要为雷公藤甲素、雷公藤红素。我们在反复性过敏性紫癜患儿使用雷公藤颗粒的回顾性研究中，根据雷公藤颗粒使用剂量的不同，分为低剂量、中剂量、高剂量3组，研究结果显示，3组雷公藤颗粒剂量的不良反应发生率分别为6.7%、5.6%、8.5%，与中医组、西医组比较，差异无统计学意义（$P > 0.05$）。需要说明的是，雷公藤高剂量组发生月经延期者1例，此女性患儿年龄为13岁，考虑与患儿刚步入青春期，卵巢功能发育尚不完全成熟有关；其他使用雷公藤颗粒的9例女性患儿月经期均正常，表明雷公藤颗粒对女性患儿生殖系统无明显毒性作用。然而由于此次研究中，月经初潮患儿较少（仅18例），且尚未对女性儿童进行生殖系统彩超检查，故雷公藤颗粒对生殖系统的毒性还需进一步研究证实。

通过临床研究，初步表明了雷公藤颗粒联合中药可明显减轻患儿皮疹症状，且无明显不良反应，雷公藤颗粒最佳有效剂量可能为0.5g/（kg·d）。然由于本研究为单中心回顾性分析，纳入病例数较少，且大多数为门诊病人，存在一定的局限性，尚需大样本、多中心、随机对照研究深入探讨雷公藤颗粒治疗儿童反复发作性过敏性紫癜的疗效及不良反应。

【典型医案】

1. 过敏性紫癜（风热伤络夹湿）

尹某，男，6岁。2018年11月7日初诊。

代主诉： 皮肤紫癜5天，关节痛1天。

现病史： 患儿5天前外感后出现双下肢皮肤紫癜，低热，鼻塞，咳嗽，咽痛，在当地治疗病情缓解不佳，1天前出现踝关节肿痛，行走困难，遂来就诊。刻下症：双下肢皮肤紫癜，对称分布，大小不一，右踝关节肿胀，行走困难，咳嗽，有痰，鼻塞，纳眠可，大便黏腻，小便正常。

体格检查： 舌质红、苔白腻，脉浮数。双下肢皮肤紫癜，对称分布，部分融合成片，踝关节处有聚集，色红，高出皮肤，压之不褪色。咽充血，双侧扁桃体无肿大。心腹查体未见异常。右踝关节处有压痛。双下肢无水肿。病理反射未引出。

辅助检查： 血常规：白细胞 9.56×10^9/L，红细胞 4.3×10^{12}/L，血红蛋白

117g/L，血小板 265×10^9/L，中性粒细胞百分比 71%，淋巴细胞百分比 15%；尿常规未见异常。

诊断：中医诊断：紫癜（风热伤络夹湿）。

西医诊断：过敏性紫癜（关节型）。

治法：疏风清热，祛湿凉血。

处方：银翘散加减。

用药：金银花 10g，连翘 10g，板蓝根 10g，牛蒡子 10g，生地黄 10g，牡丹皮 10g，赤芍 10g，茜草 10g，川芎 10g，当归 10g，白鲜皮 10g，牛膝 10g，苍术 10g，薏苡仁 10g，炙甘草 5g。7 剂，水煎服，日 1 剂，分 2 次服。同时禁食辛辣食物，避风寒，防外感。

2018 年 11 月 14 日二诊：患儿无咳嗽、鼻塞，皮肤紫癜减少，关节痛缓解。处方：上方去金银花、牛蒡子、白鲜皮、牛膝、薏苡仁、苍术，加蒲公英 10g，水牛角 15g，以清热解毒；加忍冬藤 15g，鸡血藤 15g，丹参 10g，以通络活血。7 剂，日 1 剂，水煎服，分 2 次服。

同时予医嘱：禁食辛辣食物，避风寒，防外感。

2018 年 4 月 21 日三诊：皮肤紫癜消退，效不更方，继服 2 周巩固疗效。嘱监测尿常规。1 个月后随访未见复发。

按语：本例患儿为外感风热之邪，邪犯肺卫，营卫失和则低热；肺失宣降则出现鼻塞、咳嗽；风热化火，蕴郁于皮毛肌肉之间，郁蒸血分，灼伤脉络，血不循经而溢于肌肤之间发为紫癜；邪热夹湿流注关节则踝关节局部肿痛，舌质红、苔白腻，脉浮数皆为外感风热之表象。治以疏风清热凉血为主，兼以祛湿，方选银翘散加减。"风热不断，作祟不断"，方中银翘散诸药合用疏风清热，为辛凉平剂；加用生地、牡丹皮、赤芍、茜草、川芎、当归、牛膝共奏活血化瘀之功，正所谓"治风先治血，血行风自灭"。患儿舌苔白腻，大便黏腻，为湿邪困阻中焦之象，关节痛为湿邪流注关节阻滞气机，故加用白鲜皮、苍术、薏苡仁祛湿，全方切合病机。二诊时外感症状好转，紫癜及关节痛均缓解，故去金银花、牛蒡子、白鲜皮、薏苡仁、苍术等解表祛湿之品及牛膝；加用蒲公英、水牛角以清热解毒；加忍冬藤、鸡血藤、丹参加强搜风活血之力。因本病易于外感后诱发，故临床务必交代患儿家长慎起居以防感冒。

2.过敏性紫癜（血热妄行）

田某，男，9岁。2007年5月14日初诊。

主诉：皮肤紫癜伴关节肿痛20天。

现病史：20天前患儿食海鲜后出现四肢皮肤大量紫癜，色红，对称分布，针尖至黄豆大小，可融合成片，伴双下肢水肿，膝关节疼痛，至外院住院治疗（具体治疗不详），皮疹反复，故来我院就诊。刻下症：四肢及臀部皮肤可见大量紫癜，双膝关节疼痛，无腹痛，双下肢轻度水肿，纳差，眠一般，大便干，2日1次，小便黄赤。

体格检查：舌质红、苔黄厚，脉数。四肢及臀部皮肤大量紫癜，色红，对称分布，针尖至黄豆大小，融合成片，略微高出皮面，压之不褪色。咽充血，双侧扁桃体无肿大。腹部柔软，无压痛及反跳痛，未触及包块。双肾区无明显叩击痛。移动性浊音阴性。双膝关节处有压痛。双下肢轻度水肿。病理反射未引出。

辅助检查：尿常规未见异常；大便常规潜血（－）。

诊断：中医诊断：紫癜（血热妄行）。

西医诊断：过敏性紫癜（关节型）。

治法：清热凉血，活血化瘀。

处方：犀角地黄汤加减。

用药：生地黄15g，牡丹皮10g，赤芍12g，紫草12g，水牛角粉15g，当归15g，鸡血藤15g，丹参15g，乌梅10g，鸡内金10g，砂仁6g，炒槟榔6g，甘草6g。7剂，日1剂，水煎服。

西药予开瑞坦、维生素C口服。

2007年5月21日二诊：5天后皮肤紫癜减少，纳食较前好转，大便正常。处方：上方去炒槟榔，服6剂后，诸症愈，后去西药，中药随症加减，坚持口服3个月，随访半年未复发。

按语：患儿食用海鲜后药食之毒化热，且小儿素体热盛，起病急骤，致热毒内伏，日久化火动血，灼伤络脉，迫血妄行，血溢脉外，外渗肌肤而以紫癜为主要临床表现。如《小儿卫生总微论方·血溢论》所说"小儿诸血溢者，由热乘于血气也"；热结阳明，损伤胃络则大便干结；热毒下注关节，不通则痛，水液输布失常，故双下肢出现水肿；结合患儿舌脉，符合血热妄行证，治以清热凉血，活血化瘀，方以犀角地黄汤加减。方中苦咸寒之水牛角为君，凉血解毒，使火平热降，毒解血宁。臣以甘苦寒之生地，凉血滋阴生津，一以助水牛角清热凉血，又能止血，一以复已失之阴血。用苦微寒之赤芍与辛苦微寒之丹皮共为佐药，清热凉血，活血散瘀，可收化斑之功；加当归、鸡血藤、丹参、乌梅、紫草加强凉血活血之功；辅以鸡内金、砂仁、炒槟榔消积和胃，同时使全方不过于寒凉；最后少佐甘草调和诸药。二诊时患儿诸症明显缓解，纳食好转，故去力大之槟榔以防过用伤正。全方切合病机，收效甚佳。

3. 过敏性紫癜（阴虚夹瘀）

刘某，男，8岁。2010年3月3日初诊。

主诉：反复皮肤紫癜1年，再发10天。

现病史：患儿1年前受凉后出现双下肢皮肤紫癜，色暗红，对称分布，压之不褪色，不伴关节疼痛、腹痛，尿常规检查无异常。在当地医院治疗2周后（具体不详）紫癜消退。其间又因受凉等复发2次，皆在当地医院治疗后痊愈。10天前受凉后紫癜再次新出，以双下肢为主，色暗红，对称分布，不伴关节痛、腹痛、便血，无肉眼血尿，在当地查尿常规、血小板计数正常，为求中医治疗，遂来就诊。刻下症：双下肢皮肤紫癜，色暗红，对称分布，轻度瘙痒，不伴关节疼痛、腹痛，盗汗、手足心热、口干喜饮，纳眠可，二便调。

体格检查：舌质红，舌下脉络紫暗，少苔，脉细数。生命体征平稳，双下肢紫癜，色暗红，对称分布，压之不褪色。咽充血。心、肺、腹查体无异常。双下肢无水肿。神经系统检查无异常。

辅助检查：尿常规未见异常。

诊断：中医诊断：紫癜（阴虚夹瘀）。

西医诊断：过敏性紫癜（单纯皮肤型）。

治法：养阴清热，活血化瘀。

处方：知柏地黄汤加减。

用药：生地黄15g，丹皮12g，知母10g，黄柏10g，当归10g，丹参15g，鸡血藤15g，益母草15g，玄参10g，墨旱莲30g，茜草12g，女贞子15g，首乌藤15g，乌梅15g，甘草10g。14剂，日1剂，水煎服，分3次服。

西药予开瑞坦每次10mg，日1次。

2010年3月17日二诊：皮肤紫癜消失，舌脉同前。查患儿咽红明显。

处方：上方继服7剂。西药同前。

2010年3月24日三诊：患儿病情稳定，嘱停药观察，随访半年未见复发。

按语：本例患儿为学龄期儿童，脏腑娇嫩，形气未充，故紫癜每于受凉后易复发。久病耗气伤阴，肝肾阴亏，虚火上炎，血随火动，离经妄行，致紫癜时发时止，紫癜色暗红，为气滞血瘀所致；盗汗、手足心热、口干喜饮等均为阴虚内热之象，符合阴虚内热夹瘀证，治以养阴清热，活血化瘀，方选知柏地黄汤加减。肝肾阴不足，首当滋其不足之阴，故用生地黄补肾滋阴；虚火内生，又宜泻其有余之阳，故用知母、黄柏泻其相火，牡丹皮凉其血热。滋阴清热，双管齐下，正合《灵枢·终始》所说"阴虚而阳盛，先补其阴，后泻其阳而和之"的治则；佐以丹参、当归、鸡血藤、益母草、墨旱莲、玄参等凉血活血；配伍乌梅、甘草，其一可柔肝助肝气疏泄而藏血，其二可敛虚热。全方滋阴、清热、活血并用，各有侧重，疗效优异。二诊时紫癜便已消退，效不更方，故继服7剂，后随访未再复发。

4.过敏性紫癜（阴虚火旺）

梁某，男，7岁。2011年10月10日初诊。

主诉：皮肤紫癜半年。

现病史：患儿于半年前出现皮肤紫癜，伴关节肿痛及腹痛，于多地医治，虽未再出现关节痛、腹痛，但皮肤紫癜时发时止，时轻时重，遂来就诊。刻下症：神志清，精神差，双下肢可见散在皮肤紫癜，色泽暗淡，时隐时现，屡发不止，五心烦热，潮热盗汗，口渴，纳食一般，便干溲黄。

体格检查：舌质暗红而干，舌下静脉迂曲，苔薄少，脉细数而涩。眼周发暗，似"熊猫眼"，双下肢皮肤紫癜，散在分布，色泽暗淡，压之不褪色。咽充血。余正常。

辅助检查：血常规示血小板计数正常，余无异常。尿常规未见异常。

诊断：中医诊断：紫癜（阴虚火旺）。

西医诊断：过敏性紫癜。

治法：滋阴清热，凉血活瘀。

处方：知柏地黄汤合五藤通络饮加减。

用药：生地黄15g，知母15g，黄柏10g，牡丹皮6g，墨旱莲15g，鸡血藤15g，忍冬藤15g，络石藤15g，乌梅10g，三七粉3g，丹参15g，当归10g，水牛角15g，炙甘草6g。14剂，日1剂，水煎服，分2次服。

同时予医嘱：忌肥甘厚味、辛辣刺激、鱼虾海鲜。

2011年10月24日二诊：患儿遵医嘱服上方，原有紫癜已逐渐消退，运动量增大后偶有新出，口渴心烦、手足心热症状减轻，纳可，二便调。虚热渐退，阴血渐生，瘀血尚存。

处方：上方继服14剂，日1剂，水煎服，分2次服。嘱同前。

2011年11月8日三诊：皮肤紫癜未再反复，阴虚火旺之证已消。处方为上方去黄柏，改为2日1剂，坚持口服3个月以巩固疗效。随访半年未复发。

按语：本例患儿为素体精血不足，或紫癜屡发不止；或下焦湿热灼耗肾阴，阴血耗损，肝肾亏虚，虚火内生，灼伤血络；或血随火动，外走肌肤则紫癜时发时止；心烦口渴，手足心热，盗汗等均为阴虚内热之象，如《证治汇补》曰："热极沸腾发为斑""热则伤血……出于皮肤而为斑。"可见阴虚血热、瘀血阻滞为其病机，立法滋阴清热、凉血活瘀，予知柏地黄汤合五藤通络饮加减治疗。方中生地性寒味甘苦，清热凉血、养阴生津，既能复已失之阴血，又能止血，如《本草汇言》曰："生地，为补肾要药，益阴上品，故凉血补血有功，血得补，则筋受荣，肾得之而骨强力壮。"知母味苦性寒，滋阴清热、生津润燥，可"泻无根之肾火，疗有汗之骨蒸，止虚劳之热，滋化源之阴"，与生地共为君药以滋阴清热、凉血生津；牡丹皮苦辛微寒，清热凉血、活血散瘀，可收化斑之效，如《本草经疏》曰"辛以散结聚，苦寒除血热，入血分，凉血热之要药也"，又"能和血、凉血、生血，除烦热，善行血滞"；黄柏苦寒沉降，走少阴而泻火，直入肾经，泻相火，清虚热，坚肾阴，与知母相须为用以苦寒降火、坚阴抑阳；墨旱莲性寒，味甘酸，能补肝肾阴、凉血止血；丹参味苦微寒，活血祛瘀、养血安神，与牡丹皮、黄柏、墨旱莲、丹参共为臣药，既能助君药滋阴清热、凉血止血，又能活血化瘀。鸡血藤、络石藤、忍冬藤为藤蔓类药物，具有清热凉血、活血通络之功，《本草经疏》云"凡藤蔓之属，皆可通经入络"，藤蔓之属，缠绕蔓延，犹如网络，纵横交错，无所不至，为通络之佳品。三七性温味甘微苦，既能止血，又能活血散瘀，且"止血而不留瘀，化瘀而不伤正"，为血证之良药；当归性温味甘，补血活血，补中有动、行中有补，诚血中之气药，亦血中之圣药也，二者相配，既可活血化瘀、养血补血，又可防全方过于寒凉。乌梅酸涩，能敛浮热，除热烦闷；水牛角可清心火，心火得清，则诸经之火自平，水牛角清热凉血以治"瘀"，而乌梅酸涩以防"溢"，两者相得益彰。鸡血藤、忍冬藤、络石藤、三七、当归、乌梅、水牛角共为佐药以加强凉血活血通络之功。甘草，凉血解毒、调和诸药，以为使药。全方共奏滋阴清热、凉血活血之功，使得旧血去、新血生，血分安宁，紫癜自消。

二、紫癜性肾炎

紫癜性肾炎是儿童时期最常见的继发性肾小球疾病，是决定过敏性紫癜预后的最重要因素。紫癜性肾炎的临床表现多种多样，从较常见的短暂孤立性镜下血尿、蛋白尿到肾病综合征，急进性肾小球肾炎，甚至肾衰竭均可表现。病理上常呈系膜增生性改变，后期多出现肾小球硬化的病理改变，严重影响患儿生命健康。

在中国古代文献中虽没有"紫癜性肾炎"这一病名记载，但根据其临床表现，当属中医"血证""尿血""紫癜风""葡萄疫""发斑""水肿"等疾病范畴。《素问·经脉别论》曰："饮入于胃，游溢精气，上输于脾，脾气散精，上归于肺，通调水道，下输膀胱，水精四布，五经并行。"若紫癜迁延不愈，脾失统摄，肾失封藏，导致水谷精微下泄膀胱，并从小便而泄，则会出现尿少、水肿等临床表现，属于中医"水肿"范畴。南宋《小儿卫生总微论方·血溢论》言："小儿诸血溢者，由热乘于血气也，血得热则流溢……渗入小肠而下者，为溺血。"若见呕血、便血、尿血等出血征象，属于中医"血证"范畴。对于本病，多数医家认为致病因素主要为风、湿、热、毒等温热病邪，病理因素责之于血瘀、湿热。

【临证经验】

紫癜性肾炎是儿童时期占第1位的继发性肾小球疾病。临床上常表现为一定程度的血尿、蛋白尿、高血压或肾功能减退。不少患儿在起病前有感染或接触某些致敏原病史。但至今尚未发现特异性致敏原，也未知感染与致敏通过何种机制或途径激发本病。对于该病的治疗，西药常用糖皮质激素、环磷酰胺（CTX）、霉酚酸酯（MMF）、卡托普利等治疗。国内外文献报道一致认为上述药物对重型紫癜性肾炎有一定疗效，但因激素、CTX毒副作用较大，MMF费用比较昂贵，也不能改变紫癜性肾炎病程及预后，更不用于血尿的治疗。故对紫癜性肾炎中占主要比例的血尿伴蛋白尿型患儿，迄今仍缺乏规范有效的治疗方案。

（一）探究虚实病机

本病外因多为外感风热、湿、毒等邪，或进食鱼、虾等腥发动风之品；禀赋不足、血分伏热为重要内因，并且是迁延不愈的关键所在。可发生于任何年龄，尤以儿童多见。西医治疗主要采取预防感染，使用抗组胺药，改善血管通透性，应用糖皮质激素及免疫抑制剂，对症治疗。中医学认为血瘀阻络是该病的病机，其病机演变主要为虚实两个阶段。本病早期多为实证、热证，为风热袭络或热邪入血，血热妄行，血溢脉外而发为紫癜；病情迁延日久，热邪耗气伤阴，损及肝肾之阴与脾肾之阳，表现为肝肾阴虚或脾肾阳虚，故用药要谨记此病机，才能更好地把握病情。中西医治疗效果更佳。

血尿是紫癜性肾炎的主要表现之一，几乎所有的紫癜性肾炎患儿都有血尿，临床表现为肉眼血尿或镜下血尿。中医学则将其归入"溺血""泄血""尿血"等的范畴，病位主要在肾与膀胱。笔者综观紫癜性肾炎的发病特点及临床表现，将其概括为"热""瘀""虚"三个方面，并且强调热、瘀尤为突出。紫癜性肾炎血尿的形成不外乎：①感受外邪，邪气化火，热及下焦，伤其血络，迫血妄行；②素体阴虚或病中邪热伤阴，肾阴亏损，虚火妄动，灼伤络脉，络伤血溢；③素体气虚或病久耗气，脾肾两虚，脾不统血，肾失固摄，血不循常道而下走于膀胱；④离经之血，留而为瘀，或久病入络，血脉瘀阻，血不循经而致出血。因此，笔者认为此热有实热与虚热之分，此虚有气虚与阴虚之别，而血瘀贯穿紫癜性肾炎的始末，而且由于瘀血的存在导致络脉瘀滞，血不归经，血尿反复发作，迁延难愈。现代医学认为本病为全身性小血管变态反应性炎症，其可导致凝血因素增多，如血小板聚集、释放，凝血酶及纤维蛋白增加，致血液黏滞度增高。这与中医之血瘀凝滞的理论是相符的。

（二）运用雷公藤制剂

雷公藤是卫矛科雷公藤属植物，雷公藤多苷是从雷公藤根、茎中得到的，为我国自主知识产权的中成药（国家食品药品监督管理局将此产品归为中药类别，其质量控制标准收录在《中华人民共和国卫生部药品标准　中药成方制剂》（第十七册）。自1981年黎磊石院士等首次将雷公藤用于治疗肾炎以来，雷公藤已作为最基本的具有抗炎及免疫抑制作用的药物被应用于治疗本病。动物实验研究表明，雷公藤能通过改善肾小球电荷屏障，抑制免疫复合物沉积，抑制系膜细胞增生及氧化作用等起到减少尿蛋白及血尿的作用，主要是通过阻止尿蛋白对肾小球滤过膜的破坏作用，维持其电荷屏障的完整性。它具有与激素相似的效应机制，在抑制细胞免疫、体液免疫、炎症因子等方面与其他免疫抑制剂有不同的特点，部分实验发现雷公藤的免疫效价高于其他免疫抑制剂。药理研究显示，雷公藤多苷不仅可以降低尿蛋白、尿红细胞，还可以改善其病理变化。我们既往研究也证实，雷公藤多苷片通过对肾小球系膜细胞 IL-6 的影响，从而达到抑制肾小球系膜细胞增殖的作用。雷公藤多苷片对小儿紫癜性肾炎的疗效显著，且使用方便、价格低廉，但因其毒副作用，特别是对儿童性腺的影响，使儿科临床医师不敢大胆或合理使用，从而使很多紫癜性肾炎患儿失去了宝贵的治疗机会。雷公藤多苷片确实可导致部分女性月经紊乱、男性精液异常等近期性腺损伤，但这些副作用在停药以后基本较快恢复。笔者及团队既往的临床实验及动物实验皆证实雷公藤多苷片的性腺损害大多是"可逆"的。广东省计划生育专科医院唐运革、秦卫兵团队，联合美国内华达大学闫威教授团队，2021 年在国际顶尖学术期刊《Nature》子刊《Nature Communications》杂志发表了题为《雷公藤内酯酮是小鼠和非人类灵长类动物中可逆的非激素雄性避孕药》的研究论文。该研究发现并证实，传统中药雷公藤中提取的雷公藤内酯酮是一种口服、非激素的、高效男性避孕药，停药后数周即可恢复，且未发现明显的系统毒性副作用。这与中医"有故无殒"的理论不谋而合。

【典型医案】

1. 紫癜性肾炎（血热妄行兼血瘀）

张某，男，8 岁。2009 年 5 月 23 日初诊。

主诉：反复紫癜伴尿检异常 3 个月。

现病史：3 个月前患儿无明显诱因急性起病，出现双下肢皮肤紫癜，伴轻度浮肿，关节肿痛及肉眼血尿，查尿常规：尿蛋白（+++），红细胞（+）/HP。24 小时尿蛋白定量 1.19g。余无异常。既往治疗经过：泼尼松每次 10mg，每日 3 次；1 个月后改为每次 30mg，每日 1 次。15 天后，隔日递减 5mg。雷公藤多苷片每次 20mg，每日 2 次；1 个月后减为每次 10mg，每日 2 次。静滴肝素 2 200 IU（3 周）。刻下症：双下肢皮肤紫癜伴双膝关节痛，眼睑轻度浮肿，纳可，眠一般，大便偏干，日1次，小便正常。

体格检查：舌质暗红、苔黄，脉滑数。双下肢紫癜，色红，对称分布，略高出皮肤，压之不褪色。眼睑轻度浮肿。咽充血，双侧扁桃体未见肿大。心肺腹查体无异常。双膝关节轻度压痛，双下肢无水肿。神经系统检查无异常。

辅助检查：尿常规：尿蛋白（+），隐血（++++），红细胞（+）/HP；血常规：血小板 333×10^9/L。余未发现异常。

诊断：中医诊断：尿血（血热妄行兼血瘀）。

西医诊断：紫癜性肾炎。

治法：清热凉血，化瘀止血。

处方：十灰散合犀角地黄汤加减。

用药：生地黄15g，丹皮15g，墨旱莲15g，茜草15g，女贞子12g，当归12g，丹参12g，白及15g，大蓟15g，小蓟15g，仙鹤草15g，黄芩12g，连翘12g，甘草10g。7剂，日1剂，水煎服，分3次服。

中成药予雷公藤多苷片每次10mg，每日3次；西药予泼尼松每次30mg，隔日服（计划减量）。另加用潘生丁、芦丁、肝泰乐（葡醛内酯）等。

2009年5月30日二诊：紫癜明显消退，关节痛减轻，眼睑浮肿消退。近日尿常规波动：尿蛋白（++），隐血（++～+++），红细胞（+）/HP；当日查尿钙2.8mmol/L。上方加三七粉3g，益母草15g，14剂，日1剂，水煎服，分3次服。西药予加服 α-D₃ 口服，余药同前，按原计划减量。

2009年6月14日三诊：患儿病情稳定。其间尿常规波动：尿蛋白（-），隐血（+～++），红细胞亦较前减少。上方加茯苓15g，28剂，日1剂，水煎服，分3次服。余按原计划减药量。

2009年7月14日四诊：其间患儿2次感冒均于当地治疗（具体不详）后好转，时测尿蛋白（-），2次阵发性腹痛均为自行缓解。现尿常规未见异常。

处方：上方28剂巩固治疗，停用葡醛内酯片、双嘧达莫片、芦丁片。余按原计划减药量。

2009年8月12日五诊：昨日感冒，发热，时测体温37.5℃，流清涕，咳吐白痰，于当地治疗（不详）一天无效。查体：舌质红，苔薄白，咽腔无明显充血。

辅助检查：尿常规：尿蛋白（-），红细胞1～3个/HP。

处方：①炙麻黄10g，杏仁10g，荆芥10g，防风6g，柴胡15g，黄芩15g，鱼腥草 30g，前胡 15g，冬凌草 15g，桑白皮 15g，半夏 10g，甘草 10g。4 剂，水煎服，日 1 剂，分 3 次服。②陈皮 10g，半夏 6g，茯苓 10g，川贝母 12g，黄芩 10g，鱼腥草 15g，桑白皮 10g，冬凌草 10g，墨旱莲 15g，玄参 12g，茜草 15g，甘草 10g。14 剂，日 1 剂，水煎服，分 3 次服。停用泼尼松、雷公藤多苷片。

2009 年 9 月 1 日六诊：患儿病情稳定。于今日停药观察。

按语：本例患儿属热伤血络，导致血不循经，而致皮下出血、尿血。治疗需清热凉血为主。离经之血，阻于经络，加重出血，故一味收涩止血，则加重瘀血，导致病情加重，血尿反复。《血证论》云："凡物有根者，逢时必发，失血何根，瘀血即其根也，故凡复发者，其中多伏瘀血。"由此可知，瘀血既是紫癜性肾炎的病理产物，又是加重本病的致病因素，因此对于血尿，不可见血止血，应在辨证的基础上酌加化瘀止血之品，如益母草、三七粉、丹参、当归、牡丹皮等。

2. 紫癜性肾炎（脾肾阳虚兼血瘀）

蒋某，男，13 岁。2005 年 3 月 8 日初诊。

主诉：反复皮肤紫癜伴血尿、蛋白尿 6 月余。

现病史：6 个多月前（2004 年 8 月）患儿因反复皮肤紫癜伴血尿、蛋白尿住院治疗，住院期间诊断为"紫癜性肾炎（肾病综合征型）"，给予泼尼松片、雷公藤多苷片口服及静脉滴注抗感染药物治疗 25 天后，皮肤紫癜消退，血尿消失，尿蛋白（＋），出院后于门诊巩固治疗，病情稳定，复查尿蛋白持续阴性。刻下症：平素畏寒，夜尿较多，2～3 次/夜，小便时刺痛，未诉有尿频、尿急感，偶咳，咳痰，色白质黏稠，量不多，无咽痛，纳差，大便不成形。

体格检查：舌质暗淡、苔白，脉弱。双下肢无紫癜。咽无充血，双侧扁桃体无肿大。心腹查体未见异常。双下肢无水肿。病理反射未引出。

诊断：中医诊断：尿浊（脾肾阳虚兼血瘀）。

西医诊断：紫癜性肾炎（肾综型）。

治法：温补肾阳，佐以补气健脾。

处方：参芪地黄丸加减。

用药：生黄芪 45g，党参 15g，茯苓 15g，山药 30g，玉米须 30g，菟丝子 15g，巴戟天 12g，当归 15g，丹参 30g，五味子 10g，覆盆子 10g，石韦 15g，甘草 6g。30 剂，2 日 1 剂，水煎服，分 3 次服。

2005 年 5 月 20 日二诊：患儿病情稳定，偶咳，咳声重浊，咳白痰，流黄涕，无发热，夜尿已不多，纳差，眠可，大便调。余未诉特殊不适。

体格检查：舌质红、苔白厚腻。咽腔稍充血，余未见异常。

辅助检查：24 小时尿蛋白总量 0.155g；尿常规：隐血（+++），红细胞（+）/HP。

治法：清热解表，活血化瘀。

处方：银翘散加减。

用药：金银花 20g，连翘 20g，黄芩 15g，鱼腥草 20g，大青叶 15g，橘红 15g，牡丹皮 20g，炒蒲黄 20g，小蓟 24g，茜草 15g，丹参 20g，甘草 10g。30 剂，2 日 1 剂，水煎服，分 3 次服。

2005 年 7 月 26 日三诊：患儿病情稳定，无新出皮肤紫癜。纳差，大便日 1 次，质溏，咽微充血，脉细尺弱，舌红、苔厚。

辅助检查：尿常规：尿蛋白持续（-），红细胞（+）/HP；血常规正常。

治法：补肾益气佐以活血化瘀。

处方：太子参 15g，茯苓 20g，山药 15g，茜草 10g，大小蓟各 15g，地锦草 15g，茅根 20g，陈皮 15g，丹参 15g，炒蒲黄 10g，焦山楂 10g，甘草 4g。30 剂，2 日 1 剂，水煎服，分 3 次服。

2005 年 9 月 20 日四诊：患儿病情稳定，现鼻塞，偶有干咳。

辅助检查：血常规正常；尿常规：隐血（±），尿蛋白（-），红细胞（+）/HP，白细胞（-）。

治法：滋补肾气。

处方：六味地黄丸加减。

用药：太子参 15g，茯苓 15g，山药 15g，生地黄 15g，当归 15g，墨旱莲 30g，丹参 15g，白及 15g，甘草 6g，石韦 15g，三七粉 5g，枳壳 6g，冬凌草 15g。30 剂，2 日 1 剂，水煎服，分 3 次服。

2005 年 11 月 1 日五诊：患儿病情稳定，紫癜未再新出。4 天前患儿鼻塞，有少许鼻涕，不发热、咳嗽，未服药。昨日出现咳嗽，有痰，仍鼻塞，不流涕。

辅助检查：尿常规：隐血（++），尿蛋白（-），红细胞（++）/HP；血常规未见异常。

治法：疏风解表，清热凉血。

处方：银翘散加减。

用药：金银花 15g，连翘 15g，板蓝根 15g，冬凌草 15g，辛夷 10g，当归 15g，生地黄 15g，墨旱莲 30g，丹皮 15g，石韦 15g，三七粉 3g，甘草 6。15 剂，2 日 1 剂，水煎服，分 3 次服。

2005 年 12 月 13 日六诊：患儿病情稳定，1 周前出现咳嗽，咳白黏痰，咽痒，鼻塞，无发热，纳差，眠可，大便可，小便黄，舌淡、苔白。

辅助检查：血常规示白细胞总数不高，分类淋巴高；尿常规：尿蛋白（－），隐血（＋），蛋白（－），红细胞 1～3 个 /HP，白细胞 0/HP。

治法：补益肾气，佐以解表。

处方：上方加杏仁 15g，清半夏 12g，桔梗 10g，黄芩 15g，茯苓 15g，鱼腥草 30g，海蛤粉 15g，丹参 30g，桑白皮 10g，全瓜蒌 20g，陈皮 12g，甘草 10g。5 剂，2 日 1 剂，水煎服，早晚分服。

按语：患儿为尿浊病，迁延日久，耗气伤阴，损及肝肾之阴，脾肾之阳，则出现脾肾阳虚之候。故需把握时机，辨证用药，才能取得更好的疗效。本例患儿病程较长，平素畏寒，夜尿较多，纳差便溏，结合舌脉，属脾肾阳虚兼血瘀证，法当温肾助阳，益气健脾，兼用活血化瘀药物。予黄芪、党参、茯苓、山药益气健脾；菟丝子、巴戟天补益肝肾；当归、丹参活血化瘀；五味子、覆盆子固精缩尿；石韦通淋止痛。本病常需配合激素、雷公藤多苷综合治疗，中西医结合，疗效更佳。

3. 紫癜性肾炎（气虚血瘀）

周某，女，11 岁。2009 年 3 月 16 日初诊。

主诉：反复皮肤紫癜伴尿常规异常 5 月余。

现病史：5 个多月前患儿无明显诱因急性起病，出现双下肢、臀部皮肤紫癜，较密集，对称分布，偶有瘙痒，无浮肿、关节肿痛，无腹痛、便血，时尿常规：蛋白（＋～＋＋），持续肉眼及镜下血尿，红细胞（＋＋）/HP，白细胞 0～5 个 /HP。既往治疗以地塞米松（因效差用 1 周后停用）、潘生丁、复方丹参针等，效果不佳。刻下症：全身未见皮肤紫癜，纳食可，大便偏稀，小便正常。

查体：舌质暗、苔白，舌体略胖，脉象沉细。全身未见皮肤紫癜。咽无充血，双侧扁桃体无肿大。心腹查体未见异常。双下肢无水肿。病理反射未引出。

辅助检查：尿常规：尿蛋白（＋＋），隐血（＋＋＋）。肝功能示谷丙转氨酶升高（具体不详）。

诊断：中医诊断：尿血（气虚血瘀）。

西医诊断：紫癜性肾炎。

治法：益气补肾、凉血散瘀。

处方：肾病方加减。

用药：生黄芪45g，太子参15g，桑寄生15g，菟丝子15g，桃仁15g，当归15g，丹参30g，徐长卿15g，益母草30g，地肤子30g，五味子12g，郁金15g，甘草10g。24剂，日1剂，水煎服，分3次服。

2009年4月21日二诊：10天前颈部淋巴结化脓切开引流，余无不适。

辅助检查：尿常规：尿蛋白持续（＋），红细胞（＋＋＋）/HP，隐血（＋＋＋）。

处方：上方去地肤子、五味子、郁金，加猫爪草30g，水蛭粉2.25g，日2次（冲服）。30剂，日1剂，水煎服，分3次服。

西药加用雷公藤多苷片每次20mg，每日3次；葡醛内酯片每次0.2g，每日3次。

2009年5月26日三诊：今日查尿常规：尿蛋白（＋），隐血（＋＋），红细胞（＋）/HP。蛋白较前好转。

处方：上方加用败酱草15g，另每日加服水牛角粉15g。30剂，日1剂，水煎服，分3次服。

2009年7月7日四诊：治疗期间患儿多次复查尿蛋白为阴性。隐血（＋＋），红细胞于少许至（＋）之间波动。

处方：肾病方加减。

用药：生黄芪45g，太子参15g，桑寄生15g，菟丝子15g，肉苁蓉15g，当归15g，丹参15g，益母草30g，墨旱莲20g，茜草15g，金银花15g，甘草10g。14剂，日1剂，水煎服，分3次服。

西药同前，服完后停药2周观察。随访未见复发。

按语：本病初期，邪热由表入里，或饮食内生蕴热。热入血分，迫血妄行，渗入肌肤，则紫癜布发；下伤膀胱血络，则尿血。脾主运化，脾虚则易致水运失调，出现水肿。病久气血不足，脾肾亏虚。脾主固摄，肾主纳气。脾虚不固，肾不纳气，精微下泄，则会出现蛋白尿。血溢于脉外则为"瘀"，因此治疗上不忘对瘀血的兼顾。该患儿病程日久，治疗上应清补兼施而不可峻补，并以雷公藤多苷片联合应用治疗。雷公藤多苷片对本病的各种类型均有较好的疗效，其中尤以轻中度蛋白尿伴或不伴血尿、组织病理改变在Ⅲ级以下者疗效最好。对表现为肾病综合征，但组织病理改变为Ⅲ级者也有满意效果。

4. 紫癜性肾炎（气阴两虚兼血瘀）

宣某，女，9岁。2009年11月6日初诊。

主诉：反复双眼浮肿伴尿常规异常4月余。

现病史：患儿于4个多月前无明显诱因出现双下肢对称分布性紫癜，压之不褪色，伴双踝关节肿痛，血常规检查正常，未做特殊处理。3个月前出现肉眼血尿，1周后眼睑浮肿，查尿常规：尿蛋白（+++），隐血（++++），红细胞（+++）/HP。在外院诊断为"紫癜性肾炎"，经对症治疗及泼尼松40mg/d，口服3个月，尿蛋白维持在（+~++），红细胞（+~++）/HP。为进一步诊治前来就诊。刻下症：双眼睑浮肿，面部有紧绷感，纳差，小便短赤，大便正常。

体格检查：舌红、苔少，脉细弱。全身未见皮肤紫癜。双眼睑浮肿，咽充血，双侧扁桃体无肿大。心腹查体未见异常。双下肢无水肿。病理反射未引出。

辅助检查：尿常规：尿蛋白（+），隐血（+），红细胞（++）/HP；24小时尿蛋白定量0.69g。

诊断：中医诊断：尿浊（气阴两虚兼血瘀）。

　　　　西医诊断：紫癜性肾炎。

治法：益气养阴、凉血活血。

处方：肾病方加减。

用药：生黄芪30g，太子参15g，桑寄生15g，当归15g，川芎10g，丹参15g，生地黄15g，墨旱莲30g，石韦15g，地肤子15g，荆芥6g，鸡内金10g，甘草10g，三七粉3g。14剂，日1剂，水煎服，分3次服。

西药以雷公藤多苷片治疗1.5mg/（kg·d）。

2009年11月20日二诊：服上药14剂后，眼睑浮肿症状消失，食欲稍增，2天前出现咽干、咽痛不适，小便黄，舌质红、舌苔白，脉浮。

辅助检查：尿常规：尿蛋白（-），隐血（+），镜检红细胞2~4个/HP。

处方：上方加冬凌草15g，薏苡仁15g。14剂，日1剂，水煎服，分3次服。

2009年12月5日三诊：服14剂后，咽干、咽痛消失，尿蛋白（-），隐血（-），镜检红细胞（-）/HP。继予上方调理半年，未再复发。

按语：本病病机概括分为"热""瘀""虚"三个方面。本例患儿病程较久，久病则耗气伤阴，脾肾两虚，脾不统血，肾失固摄，血不循常道，下走于溲，而成血尿。治疗应以益气养阴为主，兼以凉血活血。予生黄芪、太子参益气养阴；桑寄生补益肝肾；当归、川芎、丹参活血化瘀；生地、墨旱莲滋阴凉血；石韦利水通淋；地肤子、荆芥祛风解表；鸡内金健脾消食；三七粉活血不留瘀，补虚不伤正。把握基本病因病机，虽用药精简但可事半功倍。

5. 紫癜性肾炎（气阴亏虚、瘀热内停）

曹某，女，8 岁。2008 年 5 月 16 日初诊。

主诉： 反复皮肤紫癜 3 个月，尿检异常 2 月余。

现病史： 患儿 3 个月前不明原因出现右上肢皮肤紫癜，不伴瘙痒，尿中有泡沫，尿常规检查异常（具体不详），在当地医院治疗（具体不详），效欠佳。2 个多月前到我院住院治疗，刻下症：右上肢数个针尖大小皮肤紫癜，色暗，压之不褪色，不伴瘙痒，尿中有泡沫，大便调，纳眠可。咽充血，扁桃体 Ⅱ 度肿大，余均无异常。查尿常规：隐血（－ ～ +++），尿蛋白（+ ～ +++），红细胞（++）/HP，白细胞（－）；血常规：白细胞（11.39 ～ 15.89）×10^9/L，血小板（330 ～ 393）×10^9/L，中性粒细胞百分比 68% ～ 77%，淋巴细胞百分比 24% ～ 31%；24 小时尿蛋白定量：0.407 ～ 4.026g；尿 NAG 酶无异常；肝肾功血脂：白蛋白 33.3 ～ 37.1g/L，三酰甘油 2.52 ～ 2.62mmol/L，余均无异常；免疫学检查、T 细胞亚群无异常；彩超：肝内钙化灶，余均无异常；心电图正常；肾脏病理检查：光镜下见 1 条皮质和 1 条髓质交界组织，17 个小球中 3 个小球节段毛细血管塌陷，壁层细胞肿胀，可见蛋白吸收滴，其中 1 个细胞外基质增多，球囊粘连，有新月体形成倾向，余小球节段系膜轻中度增生，其中 6 个小球节段内皮细胞肿胀，肾小管上皮细胞肿胀，肾间质和间质血管未见明显异常。诊断意见：紫癜性肾炎（Ⅲ b 型）。给予泼尼松片 10mg，每日 3 次，1 个月后改为 30mg，每日 1 次；雷公藤多苷片，早晚各 20mg，中午 10mg；潘生丁片 50mg，每日 3 次；同时服用钙剂、保肝药、降压药等。中药给予益气活血之品（具体不详）。服药期间仍有复发，刻下症：患儿双上肢仍可见散在皮肤紫癜，压之不褪色，鼻塞，喷嚏，二便调，纳眠可。

既往史： 有过敏性鼻炎病史 3 年。

体格检查： 舌淡、苔薄黄，脉涩。神志清，精神欠佳，双上肢散在皮肤紫癜，压之不褪色，咽充血，心肺腹查体无异常。神经系统检查无异常。

辅助检查： 尿常规：隐血（+），尿蛋白（++）；24 小时尿蛋白定量 0.342g；

肝功能：总蛋白 61.9g/L，白蛋白 37.4g/L，谷丙转氨酶 23U/L，谷草转氨酶 26U/L，三酰甘油 5.35g/L。

诊断：中医诊断：尿浊（气阴亏虚、瘀热内停）。

西医诊断：紫癜性肾炎（蛋白尿型，Ⅲ b 型）。

治法：益气养阴、活血解毒。

处方：肾病方加减。

用药：生黄芪 30g，太子参 12g，菟丝子 10g，桑寄生 10g，生地黄 12g，知母 12g，当归 12g，丹参 15g，鸡血藤 20g，墨旱莲 30g，茜草 15g，益母草 12g，冬凌草 15g，牛蒡子 12g，辛夷 10g，甘草 10g。25 剂，每日 1 剂，水煎服，分 3 次。

西药予泼尼松片 30mg，隔日口服（足 4 周后每 2 周减服半片）；雷公藤多苷片 20mg，每日 2 次；余西药继服。

2008 年 6 月 13 日二诊：患儿近日病情较稳定，尿常规好转，自测尿蛋白（－），服用上述中药后出现腹泻，每日 4～5 次，质稀，喉中有痰，爱清嗓子，纳眠尚可。未新出紫癜，瘙痒消失，纳差，小便仍黄，舌淡、苔薄，脉弱。

辅助检查：尿常规：隐血（＋），尿蛋白（－），红细胞 3～6 个 /HP，白细胞 0～2 个 /HP；血常规：白细胞 15.29×10^9/L，血小板 420×10^9/L，中性粒细胞百分比 75%，淋巴细胞百分比 20.5%；24 小时尿蛋白定量 0.107g；肝功能：总蛋白 66.2g/L，白蛋白 42.8g/L，谷丙转氨酶 23U/L，谷草转氨酶 15U/L。

处方：补中益气汤加减。

用药：生黄芪 30g，党参 15g，生白术 12g，山药 12g，薏仁 15g，白扁豆 12g，当归 12g，墨旱莲 30g，茜草 15g，炒蒲黄 12g，大小蓟各 12g，鸡血藤 15g，射干 10g，甘草 10g。14 剂，日 1 剂，水煎服，分 3 次。西药同前。

2008 年 7 月 1 日三诊：患儿病情较稳定，皮肤紫癜持续未再新出，大便可，偶咳，喉中有痰，轻度流涕，舌脉同前。

辅助检查：尿常规：隐血（±），尿蛋白（－），红细胞 2～5 个 /HP，白细胞 0～1 个 /HP；血常规：白细胞 8.55×10^9/L，血小板 420×10^9/L，中性粒细胞百分比 53%，淋巴细胞百分比 38%；24 小时尿蛋白定量：0.026g；肝功能：总蛋白 66.2g/L，白蛋白 43.8g/L，谷丙转氨酶 31U/L，谷草转氨酶 17.04U/L，三酰甘油 1.56mmol/L。

处方：上方去射干、大小蓟，加制半夏 9g，黄芩 10g，水蛭粉 3g。34 剂，日 1 剂，水煎服，分 3 次。

西药予泼尼松片按原计划减量服用（现 22.5mg，隔日顿服）；雷公藤多苷片 10mg，每日 3 次（计划 1.5 个月后改为 10mg，每日 2 次，再 1 个月后停服，共用 6 个月）。

2008 年 8 月 26 日四诊：患儿病情较稳定，皮肤紫癜未新出，尿蛋白持续阴性，尿蛋白定量亦正常，近两日大便稍稀，每日 2～3 次，无腹痛，纳欠佳，眠可，小便调。偶尔咳嗽，喉中有痰，轻度流涕，舌脉同前。

辅助检查：尿常规：隐血（－），尿蛋白（－），红细胞 3～5 个 /HP，白细胞 0～2 个 /HP；血常规：白细胞 $5.95×10^9$/L，血小板 $358×10^9$/L，中性粒细胞百分比 46%，淋巴细胞百分比 47%；24 小时尿蛋白定量 0.149g。

处方：中药上方去制半夏、桔梗，加炒山药 15g。34 剂，日 1 剂，水煎服，分 3 次。

西药予泼尼松片按原计划减量服用（现 15mg，隔日顿服）；雷公藤多苷片 10mg，每日 2 次；余同前。

2009 年 6 月 9 日五诊：患儿近几个月病情稳定，未新出紫癜，大便可，纳眠尚可，查血、尿常规、24 小时蛋白定量、肝功、血脂均正常。中药在补中益气汤基础上随症加减，隔日水煎服。泼尼松片于 2008 年 12 月 1 日停服，雷公藤多苷片于 2008 年 9 月 18 日停服，现继服洛汀新、潘生丁及百令胶囊。时患儿病情稳定，无新出紫癜，二便调，纳眠可，舌淡、苔薄白，脉沉细。

处方：中药上方 28 剂，隔日 1 剂，水煎分 3 次服，后停药随访 1 年，病情稳定。

按语：本病例的治疗采用半量激素加中药。由于激素相当于中药的纯阳之品，服用后产生耗阴状况，加之应用中成药雷公藤多苷，属于中药免疫抑制剂，久用则伤气，故产生气阴两虚之证。由于气虚推动血液无力，血液运行不畅而出现血瘀证。本例患儿初诊时同时伴有热毒症状，故治疗以益气养阴、活血解毒为法。激素减量后，出现脾气亏虚之证，治疗方案予以补中益气。本患儿辨证精细，最终临床治愈。

6. 紫癜性肾炎（阴虚内热兼血瘀）

王某，女，11 岁。2019 年 1 月 3 日初诊。

主诉：双下肢皮肤紫癜 20 天，发现尿检异常 3 天。

现病史：20 天前患儿无明显诱因出现双下肢皮肤紫癜，针尖样至黄豆样大小，色鲜红，高出皮肤，压之不褪色，对称分布，伴膝踝关节肿痛、腹痛，但无便血、无呕血、无咳血等症状。至当地医院查血、尿常规均正常，予氢化可的松针、西咪替丁针治疗1周，关节痛缓解，紫癜消退，即停药观察。3天前复查尿常规：尿蛋白（+++），隐血（+++），红细胞（+++）/HP。24小时尿蛋白定量1.56g。刻下症：全身未见皮肤紫癜，手足心热，汗出，纳可，眠差，大便偏干，小便黄。

体格检查：舌质暗红、苔薄黄，脉细数。全身未见皮肤紫癜。双眼睑无浮肿，咽充血，双侧扁桃体无肿大。心肺腹查体未见异常。双下肢无水肿。病理反射未引出。

辅助检查：尿常规：尿蛋白（+++），隐血（+++），红细胞（+++）/HP。24小时尿蛋白定量1.56g。行肾活检提示病理为Ⅲa型。

诊断：中医诊断：尿血（阴虚内热兼血瘀）。

西医诊断：紫癜性肾炎（血尿伴蛋白尿型）。

治法：养阴清热，活血化瘀。

处方：肾病方加减。

用药：生地黄10g，牡丹皮10g，知母10g，黄柏10g，当归20g，丹参20g，墨旱莲15g，生蒲黄10g，白茅根20g，益母草15g，三七3g，五味子6g，甘草6g。15剂，日1剂，水煎服，分2次服。

中成药予雷公藤多苷片10mg，每日3次口服；西药予泼尼松，每日30mg，顿服。

2019年1月18日二诊：复查尿常规：尿蛋白（++），隐血（+++），红细胞（+++）/HP；24小时尿蛋白定量0.99g。

处方：上方加茜草15g，藕节10g。10剂，日1剂，水煎服，分2次服。中成药雷公藤多苷片及西药泼尼松片逐渐减量。

2019年1月28日三诊：未见紫癜反复。

辅助检查：24小时尿蛋白定量0.068g；尿常规：尿蛋白（-），隐血（+），红细胞5～8个/HP，肝肾功能均正常。

处方：上方继服15剂，日1剂，水煎服，分2次服。

按语：本病临床治疗往往分期而论：早期以热为主，后期以虚为主，瘀血是贯穿疾病始终的病理产物。小儿阴常不足，阳常有余，久病热病使阴津耗伤，以致阴虚火旺，虚火灼伤脉络，可见尿血、紫斑等。病变后期，因病情迁延难愈，或反复发作，常在皮肤紫癜消退后留有肾脏损伤，临床可出现持续或反复的血尿、蛋白尿。本病患儿为疾病后期，呈现出阴虚内热兼血瘀之候，治以滋阴清热为主，兼以活血化瘀，辨证准确，有的放矢，虽用药精简，但速能奏效，难症得除。患儿肾脏病理为Ⅲa型，早期加用雷公藤多苷片、糖皮质激素等可减轻肾脏损伤。

第六节　系统性红斑狼疮（肾炎）

系统性红斑狼疮（SLE）是一种病因尚不明确，可以侵犯全身多系统的慢性弥漫性结缔组织病。患者体内会产生大量自身抗体，使免疫系统攻击自身的组织，引起全身多脏器和组织受损，包括皮肤、黏膜、骨骼、肌肉、心脏、肾脏、呼吸系统、神经系统、血液系统、消化系统及其他组织器官。临床症状多为面部红斑、发热、乏力、脱发、关节痛、口腔溃疡等。本病好发于育龄女性，以10～40岁最为多见。女性与男性患病人数之比约为9∶1。发病率约为0.3%，其中儿童时期发病的系统性红斑狼疮约占总数的15%～20%。约80%的系统性红斑狼疮患者会出现肾脏受累的临床表现。根据肾脏病理，结合免疫病理和电镜检查，几乎所有的系统性红斑狼疮患者均有程度不等的肾脏病变。

一般认为，本病对应的中医病名为"蝴蝶疮""阴阳毒"等。《金匮要略》曰："阳毒之为病，面赤斑斑如锦纹，咽喉痛，唾脓血"；"阴毒之为病，面目青，身痛如被杖，咽喉痛。"指明本病病因分为阴毒、阳毒。《诸病源候论·温病发斑候》则进一步说明其发病机制："表证未罢，毒气不散，故发斑疮……至夏遇热，温毒始发于肌肤，斑烂隐疹如锦纹也。"本病往往伴随关节症状，亦可属于中医"痹证"范畴。《内经》有"周痹"之名，《灵枢·周痹》曰："周痹者，在于血脉之中，随脉以上，随脉以下，不能左右，各当其所……风寒湿气，客于外分肉之间……分裂则痛……热则痛解，痛解则厥，厥则他痹发，发则如是。"这与系统性红斑狼疮多系统病变的特点相符。本病中后期波及各个脏器，又可分属"虚劳""水肿""悬饮""痕""胁痛""心悸""喘证""血证"等不同病证范畴。历代医家以卫、气、营、血辨证，又有"温毒发斑""热毒发斑""阴虚发斑""血热发斑"之称。当代中医医家们认为，其发病部位主要在肾、脾、肝三脏，是以热、毒、瘀为标，脾肾亏虚为本的虚实夹杂疾病。采用病因辨证、脏腑辨证、气血津液辨证、卫气营血辨证、经络辨证等各个方面辨证用药。

【临证经验】

系统性红斑狼疮的形成为内外因素共同所致。内因多为先天不足、后天失养导致五脏精气损伤；外因多为外邪侵袭机体导致阴阳失调、虚火内生、伤津耗液、瘀血停滞。内因、外因相互影响：体虚多招致外邪，而外邪易侵袭体虚之人。本病的基本病机为本虚标实、虚实夹杂，主要为热毒、正虚、血瘀。热毒内侵，损经伤络，终致血瘀；正气虚损，气血运行无力，亦致血瘀。反过来血瘀加重正虚，亦可与热毒合而为邪，故血瘀既是病理产物，又为致病因素，贯穿于本病始终。

（一）中西结合，协同增效

目前系统性红斑狼疮尚无病因治疗，其西药治疗的重点在于：控制疾病活动、预防复发、防治并发症。方案主要有：免疫抑制治疗，如肾上腺皮质激素、环磷酰胺（CTX）、环孢素、骁悉（MMF）、他克莫司等联合使用，起到多靶点的治疗作用。以及其他协同治疗，如降压、降脂、血浆置换等。笔者认为，本病的病机特点为正虚邪实，一是由于素体亏虚，肝肾不足，气阴两虚，正不胜邪，邪毒乘虚而入；二是热毒乘虚而入，燔灼肌肤，或湿毒之邪困遏于脾，脾病及肾而发水肿。其治疗应以清热解毒、活血化瘀、培补肝肾为主。在免疫抑制剂、激素等治疗的同时使用中药，即在刚开始使用免疫抑制药物、激素等治疗，副作用未出现之前，进行中医辨证治疗，或在免疫抑制、激素等药物使用一段时间后，出现副作用时采取中医分阶段治疗，既能减轻免疫抑制剂、激素等药物的毒副作用，又能协同增强治疗效果。

（二）明辨病机，分型论治

根据系统性红斑狼疮的临床特点及"热、虚、瘀"的基本病机，把本病分为活动期和缓解期进行辨证论治。在病变活动期，以"热"为主，分为热毒内盛兼血瘀、阴虚内热兼血瘀。在病变缓解期，以"虚"为主，分为气阴两虚兼血瘀、脾肾气虚兼血瘀、脾肾阳虚兼血瘀。

1. 热毒炽盛兼血瘀证

多见于疾病的活动期（急性期），症见高热持续不退，烦渴，喜冷饮，躁扰不安，甚则神昏谵语；面部对称性红斑，色泽鲜红；或皮下红斑，关节疼痛，伴双下肢水肿；或血尿，腰痛，舌质红或紫暗，苔黄，脉弦数。治当清热解毒、凉血散瘀，方选清瘟败毒饮、清营汤。药用生石膏、水牛角粉、生地、丹皮、赤芍、玄参、连翘、黄芩、知母、山栀、红藤、竹叶、桔梗、紫草、凌霄花、青蒿、藿香、苍术。壮热口渴者，重用石膏、龙葵、石斛、生大黄、荆芥穗、防风；血尿明显者，加地榆、槐花、茜草；水肿尿短赤者，加泽泻、猪苓、车前子；关节疼痛者，加桑枝、木瓜、威灵仙、鸡血藤、川牛膝；关节肿痛者加威灵仙、络石藤、豨莶草、青风藤；神昏谵语者，可加羚羊角粉，或静脉滴注清开灵、醒脑静；肾功能异常者，可配用通腑泄浊类中药灌肠治疗。

2. 阴虚内热兼血瘀证

多见于疾病急性期或轻度活动期，症见面色潮红，发斑，两目干涩，五心烦热，咽干口燥，腰酸背痛；或长期低热，颧红盗汗，头晕耳鸣，溲赤便干，舌嫩红、苔少，脉细数。治以滋阴降火、凉血解毒，方选知柏地黄汤合青蒿鳖甲汤。药用生地、山萸肉、山药、泽泻、知母、黄柏、青蒿、鳖甲、丹参、赤芍、红花、银花、紫草、绿萼花、制大黄、红景天。低热盗汗者，加地骨皮、功劳叶、龟板；头晕耳鸣者加丹参、川芎、合欢皮、夏枯草、灵磁石；腰膝酸软疼痛者，加杜仲、桑寄生、延胡索、川断；尿热、血尿、蛋白尿者，加白花蛇舌草、白茅根、益母草、二至丸；大便干结者，加玄参、麦冬、决明子；脱发加枸杞、侧柏叶。

3. 气阴两虚兼血瘀证

多见于疾病非活动期，经长期标准的激素治疗后身体较虚弱者。症见气短神疲，自汗心悸，口干咽燥，五心烦热；或低热盗汗，舌红、苔少，脉细数。治以益气养阴、清热活血，方选参芪地黄汤，药用生地、山药、山萸肉、丹皮、丹参、益母草、赤芍、川芎、绿萼花、泽泻、茯苓、半枝莲、乌梢蛇、人参、生黄芪。偏于气虚者，重用生黄芪，易感冒者加玉屏风散；偏于阴虚者，重用生地、玉竹、麦冬；低热盗汗、手足心热者，加桃干、功劳叶、地骨皮、黄柏、知母；

血虚而头晕目眩，唇甲苍白，心悸怔忡者，加当归、制首乌、紫河车；口干咽燥者，加玄参、石斛；阴损及阳出现阳虚而畏寒肢冷者，加肉苁蓉、菟丝子、淫羊藿；出现带状疱疹可加用六神丸内服外敷。

4.脾肾阳虚兼血瘀证

多见于临床表现为肾病综合征和狼疮性肾炎的慢性病变。症见全身浮肿，腰以下肿甚，尿短少不利，两颧红斑色暗，肢冷乏力，腰膝酸软，纳少腹胀，便溏尿清，舌淡胖有齿痕，苔白腻，脉沉细。治予温补脾肾、活血利水，方选济生肾气丸、理中汤、实脾饮。药用肉苁蓉、淫羊藿、菟丝子，或制附片、桂枝、干地黄、山药、山茱萸、茯苓、泽泻、丹参、绿萝花、人参、干姜、白术、蜈蚣、白花蛇舌草、甘草、蕨麻。若偏于脾肾气虚，可用参芪地黄汤或大补元煎；若偏于脾肾阳虚，用实脾饮；若无明显水肿，用济生肾气丸；腰膝酸软加刺五加、狗脊、杜仲；纳少腹胀加神曲、厚朴、砂仁、枳壳；水肿甚加大腹皮、冬瓜皮、海金沙、陈葫芦、白芍。

（三）把握病程，分期治疗

对于狼疮性肾炎，西医治疗常使用激素、免疫抑制剂等药物，而长期使用激素、免疫抑制剂会产生明显的毒副作用，故需联合中药辨证治疗，起到减毒增效的作用。临床研究表明：中药在提高激素和免疫抑制剂治疗系统性红斑狼疮的疗效、减轻西药的副作用、减少病情的复发等方面确有一定疗效，优于单纯西药治疗。

1.初始时期

系统性红斑狼疮的急性活动期，患者会出现面部红斑、口腔溃疡、发热、关节痛、水肿加重、大量蛋白尿、肾功能异常、舌红苔黄腻、脉数，正邪搏结，以邪实为主，患儿初始使用大剂量激素和（或）环磷酰胺冲击治疗一段时间后，因大量激素和环磷酰胺易致机体抵抗力下降，且对机体具有毒副作用，故此时应辅以清热解毒、清利湿热、活血化瘀的中药，选用清瘟败毒饮加减，改善患者症状，减轻毒副作用，有协同治疗效果。激素为"阳刚温燥之品"，久用必导致阳亢，阳亢则耗阴，阳热易耗阴液，故临床上常出现阴虚火旺之证，表现为颧红烦热、盗汗、大量蛋白尿、水肿，舌红少津，脉细数。应予青蒿鳖甲汤、秦艽丸

（《证治准绳》）等养阴清热、活血化瘀，可降低病情反复、激素撤离综合征的发生率。滋阴药与激素同用，可加强对淋巴的抑制，对肾上腺有保护作用，免致其萎缩。

2. 减量时期

在激素撤减至一定量时，外源性肾上腺皮质激素的摄入不断减少，患者自身的肾上腺皮质激素分泌功能受到抑制，尚未恢复正常。这会出现肾上腺皮质激素功能低下或肾上腺萎缩，或不同程度的皮质激素撤减综合征。此时阴虚向气虚转化，呈现脾肾气虚、气阴两虚，症见腰酸腿软、神疲体倦、食欲不振、少气懒言、口干咽燥、舌淡苔白、脉沉弱。此时应在滋阴补肾的同时，适时加用补气养血温肾之品，如六味地黄丸合八珍汤。并且随激素逐渐减量，逐步增加补气温肾药，有助于减少机体对激素的依赖，防止症状反复、白细胞减少。此法能拮抗外源性激素反馈抑制的作用，防止出现激素撤减综合征。在这一时期，由于长期口服激素导致免疫功能低下的副作用，加之患者体内阳气虚弱，没有恢复正常，机体对外邪的抵抗能力降低，容易出现感染、感冒、疾病复发等。中医辨证论治，应以益气固表、补肾健脾之法，可予玉屏风散合参苓白术散加减。

3. 维持时期

由于激素已减至维持量，经过初始大剂量激素和缓慢撤减，此时疾病活动已经得到较好的控制，机体重新回到接近生理状态的阴阳平衡。但是由于疾病日久，伤阴耗气，正气虚弱，临床上常出现形寒肢冷、面色苍白、腰膝酸软、倦怠懒言、喜热饮、舌淡胖有齿印、舌面润滑、脉细弱等肾阳虚弱、肾阴精不足等阴阳两虚的表现。温补肾阳药有类似激素样的作用，温阳药与激素同用时，可保护肾上腺皮质免受外源性抑制而萎缩，且能维持激素促进心、肝、肺等脏器的蛋白质合成作用。这一阶段重在温肾助阳、滋肾填精，可予金匮肾气丸、杞菊地黄丸等。随着激素的减量，阴虚火旺逐渐转为气阴两虚，继而转为肾气虚、肾阳虚。由于患者治疗前期长时间大量服用激素，药源性的阴虚阳亢仍很明显，故在激素撤减初期仍以清热解毒为主，渐增益气温肾之品。治疗后期热毒渐消，应滋阴清热或阴阳双补兼清热，不宜过早大剂量使用温补之品，要"阴中求阳"，如淫羊藿、菟丝子佐用女贞子、墨旱莲。在激素撤减过程中需通过辨证论治对激素撤减的速度与滋阴清热和益气温肾的药量的调整，以维持激素在撤减过程中机体的阴阳平衡，充分发挥中医中药"代激素"的作用。

若系统性红斑狼疮后期继发为狼疮性肾炎，其在治疗方面，与慢性肾炎有许多相似之处。如补肝肾、健脾胃、益气血、调阴阳等法则，两者均可运用。但在急性期的治疗方法却不相同，因狼疮性肾炎在急性发病期以热毒、阴虚为主，以气营两燔证多见，其治疗以大剂量清气凉血解毒方药伍以透热凉营之品，以气营两清，迅速截断扭转病势。清瘟败毒饮集白虎汤、犀角地黄汤、黄连解毒汤之清气、凉营、解毒于一方，与治疗活动期狼疮性肾炎的治则极为合拍。随着病情得到控制，标实之热毒渐逝，而气虚、阴虚等本虚之证较为突出。在整个病程中血热、血瘀之象均存在，因此在益气养阴为主法时，仍宜辅以凉血解毒法，使其贯穿整个治疗过程。

（四）重视单味中成药的应用

治疗狼疮性肾炎应重视单味中成药的应用。雷公藤多苷片治疗肾病的疗效已得到肯定，一则可以减少激素用量，二则降低激素副作用。笔者认为有 4 种常规用法：第一种，常规加用激素或激素加环磷酰胺基础上加雷公藤多苷片长期口服，同时还加用联苯双酯保肝，配合补钙与保护胃黏膜治疗，以及补气养血药，以减轻激素、环磷酰胺的不良反应。第二种，常规减量。因雷公藤制剂的副作用与环磷酰胺类似，对于长期服用雷公藤仍需用环磷酰胺冲击者，一般将雷公藤的剂量减半，或者在使用环磷酰胺冲击治疗时（系指连用环磷酰胺 2 天内）暂停用雷公藤，待环磷酰胺冲击治疗时间段结束后，再续用雷公藤。第三种，常规配合使用。对激素依赖型、激素拮抗型的病例，服用激素的同时联合应用常规量雷公藤多苷片，疗效不佳时可以剂量翻倍。第四种，中途加用。对激素撤减过程中复发、加重的病例不主张恢复足量激素，而是加用雷公藤多苷片，用法、剂量同第三种方法。火把花根片是近年开发的具有较强免疫抑制效应的中成药，且毒副作用较少，黄蜀葵花片清热解毒，也可应用。

（五）以护阴为要，中药长期巩固

因热邪最易伤阴，在本病治疗中无论在邪盛或邪退正虚之时，皆以护阴为要。即使有阳虚症状，亦是寒热夹杂，用温阳药时也要配入护阴之品。除非有明显的阳虚水泛证，非必要时不可投附桂等辛燥之品。狼疮活动期不用参芪附桂类补气温阳药，狼疮急性发作期要以西药治疗为主，缓解后还要注意中药的巩固治疗和饮食的合理性，忌食海鲜、羊狗肉、香菜、芹菜、辛辣食物，以防复发或加重狼疮病情。狼疮的治疗要充分利用中西医疗法各自的优势，采用优势互补、增效减毒的方法，提高患者的远期存活率。

【典型医案】

1. 系统性红斑狼疮（热入血络）

马某，女，15岁。2009年1月17日初诊。

主诉：低热伴自身抗体检测阳性20余日。

现病史：患者20天前因低热于某省级医院住院治疗，体温37.5℃左右，伴全身乏力不适。查抗ANA抗体（+），抗ds-DNA（±），诊断为系统性红斑狼疮。经治疗10余日（具体不详），效差出院。刻下症：不发热，全身乏力不适，汗出多，偶有指关节、腕关节酸痛不适，皮肤散在皮疹，晚间出现，白天消退，无蝶形红斑、关节变形及日光敏感等，小便少，大便稀。

体格检查：舌暗红，苔少，脉涩。咽部稍充血，扁桃体不肿大，全身皮肤黏膜及浅表淋巴结未见异常。心肺听诊未见异常。腹部柔软，无压痛及反跳痛，未触及包块。肝脾肋下未触及。双肾区无叩击痛，移动性浊音阴性。双下肢无水肿。

辅助检查：尿常规：蛋白（±），隐血（-），红细胞0～2个/HP，白细胞（+）/HP，上皮细胞（++）/HP；抗ANA抗体（+），抗ds-DNA（±）。

诊断：中医诊断：阴阳毒（热入血络）。

西医诊断：系统性红斑狼疮。

治法：清热凉血，活血通络。

处方：清瘟败毒饮加减。

用药：生地15g，丹皮15g，知母15g，当归15g，丹参15g，首乌藤15g，鸡血藤30g，海风藤12g，徐长卿12g，云苓15g，薏苡仁15g，煅牡蛎15g，甘草10g。23剂，日1剂，水煎，分3次服。

2009年2月11日二诊：患者体温正常，四肢点片状皮疹（较前减少），压之褪色，不瘙痒。颜面部自觉发热，偶有皮疹，消退快，反复发作，偶有指关节痛，近10余日开始脱发，舌暗红、苔少，脉涩。辅助检查：尿常规：尿蛋白

（－），红细胞 1 ~ 4 个 /HP，白细胞 0 ~ 2 个 /HP，酮体（±）；血常规：白细胞 4.4×10^9/L，红细胞 4.2×10^{12}/L，血小板 138×10^9/L。

处方：上方加乌梅 10g，侧柏叶 15g。30 剂，日 1 剂，水煎，分 3 次服。

2009 年 3 月 20 日三诊：仍时见皮疹，瘙痒明显，部位及时间同上，但较前减轻，脱发稍好转，未见手指关节疼痛，二便可。辅助检查：血常规：白细胞 3.9×10^9/L，红细胞 4.6×10^{12}/L，血小板 128×10^9/L。

处方：上方加地肤子 15g。25 剂，日 1 剂，水煎，分 3 次服。

2009 年 4 月 15 日四诊：体温正常，近期颜面部皮疹出现脱屑，左侧腋窝处出现 2cm×1cm 大小的淋巴结，无触痛，活动可，其他部位偶见皮疹，脱发明显好转，阴雨天偶见指、腕关节酸痛，二便可，舌脉同前。辅助检查：血常规：白细胞 4.2×10^9/L，红细胞 4.5×10^{12}/L；尿常规：蛋白（－），隐血（－），红细胞 0 ~ 1 个 /HP，白细胞 0 ~ 1 个 /HP。

处方：上方加猫爪草 15g。20 剂，日 1 剂，水煎，分 3 次服。

2009 年 5 月 18 日五诊：体温正常，近期未出现皮疹，脱发消失，肿大淋巴结明显缩小，关节偶痛，较前明显减轻，全身乏力明显好转。舌脉同前。辅助检查：血常规：白细胞 4.3×10^9/L，红细胞 4.8×10^{12}/L，血小板 194×10^9/L。

处方：上方继服 20 剂，日 1 剂，水煎，分 3 次服，以巩固疗效。

后停中药，继予西药口服，随访 2 年，病情稳定，未见反复。

按语：就本例而言，患者属于早期，症状不十分典型。单纯中医药治疗，效果值得肯定。对本病的辨治有三点：首先要以本病的早期为切入点，常可截断扭转，体现中医"治未病"优势；其次是应用凉血、活血的药物，可改善患者的高凝状态，亦可能会调节患者的免疫紊乱和障碍；最后，注意藤类药物的应用，诸如首乌藤等药物不但可以凉血，又可以通络搜邪，直达病所，故效果良好。研究发现，藤类药物多具有抑制免疫反应作用，甚合本病的免疫功能亢进病理机制，故常显良效。

2. 系统性红斑狼疮（肝肾阴虚）

杨某，女，17 岁。1996 年 10 月 10 日初诊。

主诉：关节肿痛伴间断发热、尿检异常 6 年余。

现病史：患者 6 年前因不明原因出现关节肿痛，指端发绀，伴间歇性发热、心悸，查尿常规：蛋白（+++）。3 年前在河南某医院确诊为系统性红斑狼疮，予以雷公藤、泼尼松等治疗半年余（具体不详），发热、关节痛症状消失，尿常规：蛋白（－）。1年前病情反复，患者无诱因再次出现关节肿痛、间断发热，伴咳嗽、高血压，至当地医院查心脏超声示心包积液（量不详），予泼尼松加环磷酰胺冲击治疗，出院时尿常规：蛋白（＋＋），隐血（＋＋），血压140/90mmHg，轻度贫血及下肢水肿，至今以上症状无明显改善。刻下症：全身乏力，下肢酸困，夜间发热、盗汗，心烦不眠，双脚踝肿胀疼痛，纳可，大便稍干。

体格检查：舌红苔少，脉细数。咽稍充血，双侧扁桃体无肿大。全身皮肤黏膜及浅表淋巴结未见异常。心肺听诊未见异常。腹部柔软，无压痛及反跳痛，未触及包块。肝脾肋下未触及。双肾区无叩击痛，移动性浊音阴性。双下肢踝部肿胀，按压疼痛。

辅助检查：尿常规：蛋白（＋），隐血（＋＋），白细胞（＋）/HP；24小时尿蛋白定量432mg；抗核抗体1：100（±），抗双链DNA抗体阴性。

诊断：中医诊断：阴阳毒（肝肾阴虚）。

西医诊断：狼疮性肾炎。

治法：滋阴清热，补益肝肾。

处方：知柏地黄丸加减。

用药：生地15g，丹皮15g，黄柏15g，知母15g，黄芪40g，太子参15g，菟丝子15g，桑寄生15g，当归15g，鸡血藤15g，煅牡蛎15g，五味子10g，甘草9g。7剂，日1剂，水煎服，分3次服。

1996年10月18日二诊：全身乏力及下肢酸困消失，双脚踝肿胀疼痛减轻。仍有发热，心烦，舌脉同前。复查尿常规：尿蛋白（－），潜血（＋＋），红细胞35/μL；24小时尿蛋白定量352mg。

处方：上方继服14剂，日1剂，水煎服，分3次服。

1996年11月4日三诊：症状消失。上方略做加减，继服14剂，巩固疗效。1年后随访，未复发。

按语：系统性红斑狼疮是临床常见多发疾病，也是一种痼疾。临床病象多为隐而缓，不易被医患发觉。早期有疲倦乏力、纳呆、关节肌肉酸痛、发热、汗出、血虚颜貌，继而颜面两颧频部出现蝶形红斑，毛发憔悴等症。本病以脾肾为本，肺心为标。病因主要是脾肾生理功能失调，从而引起脏腑气化功能紊乱，阴阳失衡，气血失和，经络不畅，造成正气内虚，卫气失去防御之力，导致自气生毒为病。本病本虚标实，而且病情错综复杂，发展迅速，变化多端。因此在临床诊病中必须辨顺逆，查寒热，分虚实，定其气血，审其经络、肌腠、皮毛、脏腑受损轻重，找出邪气盛衰，毒气多寡。如此，医者方能操持病症，病位在握，施之疗法。因患者发病时间较长，用生地、丹皮、知母、黄柏滋阴清热，清除血分邪热；黄芪、太子参、菟丝子、桑寄生补益肝肾，以使正气恢复；当归、鸡血藤活血行气补血；煅牡蛎、五味子收敛固涩。全方标本兼治，药专力强，故疗效卓著。

3. 系统性红斑狼疮（气阴两虚）

贾某，女，16 岁。2001 年 4 月 20 日初诊。

主诉：面部蝶形红斑 4 年，关节疼痛 1 年。

现病史：患者 4 年前面部出现蝶形红斑，光过敏，频发口疮，查抗核抗体（±），抗 ds-DNA 抗体（＋）。外院给予激素加免疫抑制药物治疗，症状有所减轻。然副作用明显，易于感冒，病情多次反复。近 1 年病情加重，又现关节疼痛，辗转数家医院予大剂量激素治疗均未取得满意疗效，遂来就诊。刻下症：满月脸，水牛背，面色苍白，双下肢无力，站立困难，膝关节以下麻木疼痛，纳差，眠一般，大便不成形。

体格检查：舌质暗，苔黄厚腻，脉细数。满月脸，水牛背，面色苍白，咽稍充血，双侧扁桃体无肿大。全身皮肤黏膜及浅表淋巴结未见异常。心肺听诊未见异常。腹部柔软，无压痛及反跳痛，未触及包块。肝脾肋下未触及。双肾区无叩击痛，移动性浊音阴性。双下肢无水肿。

辅助检查：血沉 56mm/h，抗核抗体（±），尿检正常。

诊断：中医诊断：痹证（气阴两虚）。

        西医诊断：系统性红斑狼疮。

治法：益气养阴，活血通络。

处方：黄芪 40g，白芍 15g，川断 10g，山药 30g，丹参 15g，延胡索 10g，川芎 10g，赤芍 10g，桑寄生 10g，狗脊 10g，川牛膝 10g，桑枝 10g，菟丝子 10g，党参 10g，茯苓 10g，陈皮 10g，田大云 6g，甘草 6g。7 剂，日 1 剂，水煎，分 2 次服。

西药泼尼松 40mg/d，继予原量口服。

同时予医嘱：避光，注意预防外感，忌辛辣刺激饮食。

2001 年 4 月 27 日二诊：双下肢渐感有力，膝关节以下麻木疼痛，舌质暗、苔黄腻，脉细数。

处方：上方加苍术 10g，薏苡仁 15g，继服 14 剂。西药泼尼松仍以 40mg/d 口服。

2001 年 5 月 15 日三诊：诸症悉减，诉偶有乏力，腰酸，双下肢站立过久时自觉酸胀。查血沉降至 35mm/h。患者症状有所好转，上方继服 14 剂。西药泼尼松仍以 40mg/d 口服。

2001 年 5 月 30 日四诊：患者乏力，腰酸症状基本消失，病情较为稳定。标证已除，转而以治本为主。主以益气养阴，活血化瘀为法，故前方去党参、茯苓、桑枝、苍术，生黄芪加至 45g，并加太子参益气养阴，加当归、通草、鸡血藤以助活血化瘀之力。后长期服用治本中药方。西药泼尼松减为 35mg/d 口服，每 2 个月减 5mg，减至 10mg/d 时维持。随访 2 年未反复。

按语：《素问·评热病论》云："邪之所凑，其气必虚。"正气不足是本病发生的内在基础。先天禀赋不足，易反复感受外邪，由外邪侵袭而诱发。诱使本病发作的外因常有日光暴晒、六淫侵袭、情志内伤、劳累过度、药物或饮食所伤等。本案结合患者病史，得知病程日久，病久入络则成血瘀，同时患者双下肢关节疼痛，湿热痹阻关节，呈本虚标实之证。因患者发病时间较长，用黄芪、白芍、川断、桑寄生、狗脊、党参、山药补益肝脾肾，强筋坚骨，使正气恢复；丹参、延胡索、川芎、赤芍、川牛膝凉血活血化瘀；气为血之帅，气行则血行，加陈皮活血行气，田大云行气利水消肿，桑枝利关节，甘草补脾益气，调和诸药。全方标本兼治，药专力强，故疗效卓著。

4.狼疮性肾炎（瘀热内结，血瘀水阻）

陶某，女，17 岁。2019 年 2 月 15 日初诊。

主诉：反复浮肿 10 年，复发 1 周。

现病史：患者 10 年前无明显诱因眼睑及双下肢浮肿，查尿常规：蛋白（+++），某医院诊断为肾病综合征，予以泼尼松 60mg，日 1 次，效果不佳。遂至我院系统检查：ANA（+），抗 ds-DNA（+），诊为"狼疮性肾炎"，加服雷公藤多苷和环磷酰胺冲击治疗（具体不详），服用中药，治疗 1 年尿蛋白转阴，浮肿消退，病情稳定。1 周前双下肢脚踝部水肿，明显指凹性，伴乏力，遂来就诊。刻下症：口渴少尿，肿处皮肤光亮，纳差眠可，大便干。

体格检查：舌质暗红、苔黄腻，舌体胖大，脉数。咽充血，双侧扁桃体无肿大。全身皮肤黏膜及浅表淋巴结未见异常。心肺听诊未见异常。腹部柔软，无压痛及反跳痛，未触及包块。肝脾肋下未触及。双肾区无叩击痛，移动性浊音阴性。双下肢脚踝部指凹性水肿。

辅助检查：尿常规：蛋白（+++），隐血（+++），红细胞（++++）；24小时尿蛋白定量6.33g；ANA：1∶3 200（+++）；尿放免：白蛋白2 712μg/mL，IgG：206.3μg/mL；血常规三系不低；血生化：白蛋白21g/L，尿素氮12.8mmol/L，肌酐96μmol/L，胆固醇9.7mmol/L，三酰甘油2.8mmol/L。肾脏穿刺病理报告示：狼疮性肾炎（Ⅵ型）。

诊断：中医诊断：水肿（瘀热内结，血瘀水阻）。

西医诊断：狼疮性肾炎（Ⅵ型）。

治法：清热活血，利水消肿。

处方：生地10g，当归15g，怀牛膝15g，红花6g，丹参15g，三七粉3g，玄参15g，菊花15g，夏枯草15g，北沙参15g，钩藤12g，木蝴蝶3g，黄芩12g，泽泻15g，猪苓15g，车前子30g，大腹皮20g，陈皮10g，甘草4g。60剂，日1剂，水煎，分3次服。

西药予洛汀新、科素亚、泼尼松、雷公藤多苷片口服，以及肝素静脉滴注治疗，并于4月3日至8日行甲基泼尼松龙冲击，4月23至28日行第二次甲基泼尼松龙冲击治疗。

2019年5月13日二诊：患者出院后尿量正常，水肿较前减退，但时有反复，伴四肢乏力，易出汗。自测尿常规：蛋白（±），隐血（+），24时尿蛋白定量1.06g，月经错后，纳可，大便正常，舌质淡红、苔白，脉沉细。4月11日加服吗替麦考酚酯（骁悉）。

治法：益气活血，利水消肿。

处方：黄芪30g，云茯苓15g，丹参15g，川芎15g，红花6g，当归15g，怀牛膝15g，桂枝9g，白芍15g，泽泻15g，车前子15g，大腹皮20g，甘草4g。60剂，日1剂，水煎，分3次服。西药同前。

2019年7月26日三诊：患者近1个月来下蹲后双膝时有酸困，右手指出现雷诺氏现象，且手指发凉发白，重时发青发紫。下肢伴轻度浮肿，月经半年未来。余无特殊不适，自测每日晨起中段尿蛋白（－），第二次尿蛋白（+），今日尿常规：蛋白（－），隐血（－），红细胞（+）/HP；血常规：白细胞4.8×10⁹/L，淋巴细胞百分比29.8%，血小板174×10⁹/L。舌质暗、苔白腻，脉沉细。

治法：益气活血，健脾祛湿兼温阳。

处方：生黄芪 30g，云苓 20g，白术 15g，防风 6g，川芎 15g，丹参 15g，当归 15g，红花 10g，怀牛膝 15g，冬瓜皮 30g，杜仲 10g，制附子 10g，枸杞子 10g，白芍 15g，细辛 6g，通草 12g，甘草 4g。60 剂，日 1 剂，水煎，分 3 次服。嘱停用雷公藤多苷片、激素规律减量，骁悉原量继续口服，余同前。

2019 年 9 月 28 日四诊：患者近 2 个月病情稳定，手指转温，雷诺氏现象消失，午后双下肢仍有轻度浮肿。11 月 25 日行月经，量少，色淡。11 月 10 日查 24 小时尿蛋白 0.51g。舌质暗红、苔薄白，脉沉细。

治法：益气活血，补益肝肾。

处方：生黄芪 45g，太子参 15g，菟丝子 15g，桑寄生 15g，川断 15g，肉苁蓉 15g，当归 15g，丹参 30g，芡实 20g，细辛 6g，通草 10g，鸡血藤 30g，甘草 10g。60 剂，日 1 剂，水煎，分 3 次服。西药同前。

2019 年 12 月 20 日五诊：1 个月前腰部出现小片淡红色皮疹，后自行消退。自诉下午常觉面部瘀胀，月经正常，纳眠可，大便正常，舌质红，苔黄腻，脉沉细。辅助检查：尿常规：镜检上皮细胞（++）/HP，余（－）；血常规：白细胞 $4.3 \times 10^9/L$，红细胞 $4.24 \times 10^{12}/L$，血小板 $117 \times 10^9/L$。

处方：上方去川断、芡实、细辛、通草，加泽泻 12g，云茯苓 15g，玉米须 30g，佩兰 12g，黄芩 15g。60 剂，日 1 剂，水煎，分 3 次服。西药同前。

2020 年 3 月 13 日六诊：患者一般情况可，诉咽干不适，晨起偶有恶心，自觉面稍胀，纳眠可，二便正常。查体咽腔充血，舌质红、苔黄，脉细数。5 月 28 日查 24 小时尿蛋白 0.085g，今查尿常规：（－）；血常规：白细胞 $2.5 \times 10^9/L$，红细胞 $3.59 \times 10^9/L$，中性粒细胞百分比 67.9%。

处方：上方去佩兰，加冬凌草 15g。60 剂，日 1 剂，水煎，分 3 次服。西药同前。

2020 年 9 月 10 日七诊：近半年患者病情稳定，无特殊不适，纳眠可，二便正常。各项检查基本正常，因计划怀孕，药品全停。

按语：狼疮性肾炎，是以肾脏损害为主要表现的系统性红斑狼疮。多见于中、青年女性，轻者表现为无症状蛋白尿或血尿，无水肿、高血压。多数病例可有蛋白尿、红白细胞尿、管型尿或呈肾病综合征表现，伴有浮肿、高血压或肾功能减退，夜尿增多较常见。少数病例起病急剧，肾功能迅速恶化。多数肾受累发生于发热、关节炎、皮疹等肾外表现之后，重型病例病变常迅速累及浆膜、心、肺、肝、造血器官和其他脏器组织，并伴相应的临床表现。本例患者属于狼疮性肾炎（Ⅵ型），症状较为典型，病情较重。根据患者的症状体征，遵循中医"血不利即为水"之理论，初诊以清热活血，利水消肿为主，活血药与利水药并用，以治水肿之标。然水肿之证皆由肺、脾、肾三脏功能失调，三焦气化不利，水泛肌肤所致，其本为虚。二诊中患者明显表现出水肿反复发作、四肢乏力、易出汗等症，结合舌脉，肺脾两脏亏虚明显。然瘀血化水之病理机制未变，故以益气活血，利水消肿为主。三诊时患者明显出现阳虚症状，故在益气活血的基础上加制附子、细辛等温阳之品，以助肾之气化。四诊中，患者由于久病及肾，出现肝肾不足，故用菟丝子、桑寄生、川断等补肝肾之品。五诊至七诊患者病情基本稳定，仅在守原治则基础上适当加减，巩固治疗，体现了治慢性病"有方有守"的原则。

5. 狼疮性肾炎（气阴两虚，瘀血内阻）

张某，女，13 岁。2019 年 6 月 15 日初诊。

主诉： 浮肿伴尿检异常 2 年余。

现病史： 患儿 2 年多前因神疲乏力、失眠，在郑州市某医院被诊为"系统性红斑狼疮"，服用泼尼松治疗 2 月余，病情缓解。2017 年 12 月出现下肢浮肿，后浮肿逐渐加重，查尿常规：蛋白（++）；抗核抗体（+）。在某医院诊断为"狼疮性肾炎"，住院治疗 2 月余，病情未见明显好转，遂来诊治。刻下症：全身高度浮肿，以双下肢为甚，压之深陷不起，腰膝酸痛，身困乏力，小便量少。

体格检查： 舌红、舌下瘀筋紫暗，苔薄白，脉弦缓。咽无充血，双侧扁桃体无肿大。心肺听诊未见异常。腹部柔软，无压痛及反跳痛，未触及包块。肝脾肋下未触及。双肾区无叩击痛，移动性浊音阴性。全身高度浮肿，双下肢为甚，按之凹陷难起。

辅助检查： 尿常规：蛋白（++++），余（－）；24 小时尿蛋白定量 4.5g；血常规：白细胞 7.3×10^9/L，红细胞 3.24×10^{12}/L，血小板 225×10^9/L；血生化：白蛋白 20g/L，尿素氮 12.1mmol/L，肌酐 88μmol/L，胆固醇 6.7mmol/L。

诊断： 中医诊断：水肿（气阴两虚，瘀血内阻）。

西医诊断：狼疮性肾炎（肾病综合征型）。

治法： 益气养阴，解毒化瘀，活血利水。

处方： 参芪地黄汤加减。

用药： 太子参 15g，黄芪 30g，生地黄、泽泻、石韦各 12g，山茱萸、牡丹皮各 9g，茯苓 15g，白茅根、益母草各 30g，连翘 15g，鱼腥草 28g，白术、蒲公英各 15g，丹参 15g。20 剂，日 1 剂，水煎，分 3 次服。

另口服足量激素联合雷公藤多苷片 1.5mg/（kg·d），每日分 3 次口服。

2019 年 7 月 6 日二诊：服上方 20 剂后，水肿减轻，腰痛好转，神疲乏力也减，舌脉同前。辅助检查：尿常规：蛋白（+++）；24 小时尿蛋白定量 2.2g。肝功能、雌激素等内分泌功能检查未见异常。

处方：上方加泽兰 15g，菟丝子 15g。30 剂，日 1 剂，水煎，分 3 次服。雷公藤多苷片继服。

2019 年 8 月 10 日三诊：症状基本消失。舌红、苔薄白，脉沉。辅助检查：尿常规：蛋白（-）；24 小时尿蛋白定量：0.07g；抗核抗体转阴。查肝功能、雌激素等内分泌功能检查未见异常。予雷公藤多苷片停服，泼尼松规律减量。上方续服 5 个月，未再反复。

按语：系统性红斑狼疮、狼疮性肾炎初期多表现为热毒内盛，或湿热内蕴，日久则耗气伤阴，煎熬血液，瘀血内阻，血不利则为水，而致水肿的发生。本例患儿气阴两虚、瘀血内阻、水湿内生，故治以益气养阴，活血利水之法。方中黄芪、太子参、生地、山萸肉益气养阴；丹参、丹皮活血化瘀；连翘、蒲公英清热解毒；茯苓、泽泻、石韦、茅根利水渗湿消肿；益母草、泽兰既可活血，又能利水。共奏滋阴益气，解毒化瘀之功，故获良效。大量临床实践中发现，瘀血是导致肾脏疾病发生发展不可忽视的因素。瘀血形成后，可影响整个病程的转归，是肾病迁延不愈的主要原因。瘀血又阻碍肾脏的气化，使体内水液代谢失常，从而进一步加重病情。故在辨证论治的基础上常酌情佐用活血化瘀之药，对于瘀血证候突出者，确能提高疗效。

6. 狼疮性肾炎（气阴两虚兼血瘀）

林某，女，14 岁。2003 年 7 月 23 日初诊。

主诉：面部红斑、浮肿伴尿检异常 1 年 5 月余。

现病史：患儿 1 年 5 个月前出现颜面部红斑及浮肿，当地医院查抗核抗体、抗 ds-DNA 抗体均为阳性，尿常规：蛋白（++），隐血（+），红细胞（+）/HP，诊断考虑"狼疮性肾炎"，予以泼尼松片 2mg/（kg·d）口服，病情时轻时重，今遂来就诊。刻下症：神清，精神差，乏力，关节酸痛，手足心热，汗出较多，大便偏干。

体格检查：舌质暗红，苔黄，脉细弱。双眼睑轻度浮肿，咽充血，扁桃体

Ⅰ度肿大。全身皮肤黏膜及浅表淋巴结未见异常。心肺听诊未见异常。腹部柔软，无压痛及反跳痛，未触及包块。肝脾肋下未触及。双肾区无叩击痛，移动性浊音阴性。双下肢无水肿。

辅助检查：尿常规：蛋白（++），隐血（+），红细胞（++++）/HP。

诊断：中医诊断：水肿（气阴两虚兼血瘀）。

西医诊断：狼疮性肾炎。

治法：益气养阴，活血化瘀。

处方：肾病方加减。

用药：生黄芪30g，太子参10g，桑寄生10g，菟丝子10g，生地黄10g，知母10g，黄柏10g，丹参15g，当归10g，旱莲草15g，女贞子10g，三七粉3g，甘草6g。15剂，日1剂，水煎，分2次服。

西药予泼尼松片改为晨起顿服，并予雷公藤多苷片1.5mg/（kg·d）口服。

同时予医嘱：避光，忌辛辣刺激饮食。

2003年8月10日二诊：患儿诸症稍减，但增腰酸痛，舌质暗红、苔白，脉细弱。

辅助检查：尿常规：蛋白（+），隐血（+），红细胞5～8个/HP。

处方：上方加巴戟天10g以加强补肾之功。15剂，日1剂，水煎，分2次服。西药予泼尼松片减量为隔日晨起顿服，雷公藤多苷片1.5mg/（kg·d）继服。

2003年8月26日三诊：患儿上述症状基本消失，仍留有面部红斑，舌红苔少，脉细数。辅助检查：尿常规：蛋白（-），隐血（+），红细胞3～6个/HP。

处方：上方继服。西药予泼尼松片4周减5mg至停用，雷公藤多苷片减为1mg/（kg·d）继服。随访半年，狼疮未再活动，蛋白持续阴性，隐血（+），病情稳定。

按语：狼疮性肾炎的病因关乎内因、外因。内因多为先天不足，后天失养，损伤五脏精气，或七情内伤，阴阳失调；外因多为复感邪毒，或服食毒热之品，致气血阻滞，运行不畅，邪毒久稽经络血脉。总之，"热、虚、瘀"为本病基本病机。本病例为水肿气阴两虚兼血瘀证（激素减量期）。笔者认为，此期随着激素量的变化，阳刚燥热之品减少，激素的副作用逐渐减少，而"壮火食气"的副作用表现出来，火易耗气伤阴，可导致气阴两虚证。故此阶段治疗当温肾固阳为主，兼于气阴双补、活血化瘀。故方中生黄芪、太子参、菟丝子、桑寄生、巴戟天温补脾肾阳气；生地黄、知母、黄柏、女贞子、墨旱莲滋阴清热；当归、丹参、三七粉活血化瘀，体现了"血瘀贯穿肾病病机始终"的学术理念。甘草调和诸药。本方配伍精当，谨守病机，调整阴阳，故获良效。

第七节　淋　证

淋证是以小便频急、淋沥不尽、尿道涩痛、小腹拘急、痛引腰腹为主要表现的疾病的统称。相当于西医的泌尿系感染范畴，包括尿道炎、膀胱炎、肾盂肾炎等。

淋之名始见于《素问·六元正纪大论》，称为"淋风"："阳明司天之政……初之气……小便黄赤，甚则淋。"张仲景在《金匮要略·消渴小便不利淋病脉证并治》中对本病症状描述道："淋之为病，小便如粟状，小腹弦急，痛引脐中。"《金匮要略·五脏风寒积聚病脉证并治》曰："热在下焦者，则尿血，亦令淋秘不通。"《景岳全书·淋浊》曰："淋之初，病则无不由乎热剧。"阐明病因主要为热在下焦。《诸病源候论·淋病诸候》曰："若饮食不节，喜怒不时，虚实不调，则脏腑不和，致肾虚而膀胱热也……肾虚则小便数，膀胱热则水下涩，数而且涩，则淋沥不宣。"进一步表明本病病位主要在肾与膀胱，病因为嗜酒过度，或多食肥甘食品，内生湿热；或情志不畅，郁怒伤肝。病机为湿热蕴结下焦，膀胱气化不利。《华氏中藏经·论诸淋及小便不利》云："诸淋……状候变异，名亦不同，则有冷、热、气、劳、膏、砂、虚、实之八种耳。"首开淋证分类的先河。其中起病急骤，或伴有发热，小便赤热，溲时灼痛者为热淋；以小便排出砂石为主症，或排尿时突然中断，尿道窘迫疼痛，或腰腹绞痛难忍者为石淋；以小腹胀满较明显，小便艰涩疼痛，尿后余沥不尽者为气淋；溺血而痛者为血淋；淋证而见小便混浊如米泔水或滑腻如膏脂者为膏淋；小便不甚赤涩，但淋沥不已，时作时止，遇劳即发者为劳淋。

【临证经验】

（一）病因病机：本虚标实，虚实夹杂

本病病因繁多，病机复杂，本虚标实，相互转化。基本病理变化为湿热蕴

结下焦，肾与膀胱气化不利；病理因素主要为湿热之邪。本虚主要责之于脾肾亏虚，多为久淋不愈，湿热耗伤正气，或小儿先天不足、后天失养，均可导致脾肾亏虚。脾虚则中气下陷，肾虚则下元不固，因而小便淋沥不已。肾气亏虚，下元不固，不能制约精微脂液，尿液混浊，则为膏淋；肾阴亏虚，虚火扰络，尿中夹血，则为血淋；脾肾受损，正虚邪弱，遇劳则发，遂成劳淋。实则责之于膀胱湿热、肝郁气滞和瘀阻肾络等。湿热客于下焦，膀胱气化不利，小便灼热刺痛，则为热淋；膀胱湿热，灼伤血络，迫血妄行，血随尿出，亦成血淋；湿热久蕴，熬尿成石，遂致石淋；湿热蕴久，阻滞经脉，脂液不循常道，小便混浊，亦为膏淋；肝气失疏泄，气火郁结于膀胱，则为气淋。秉承朱丹溪"湿热伤血""湿热熏蒸而为瘀"之论及叶天士"久病多瘀"之观点，湿热日久，肾之血络瘀阻，发为血瘀。

（二）辨证论治：注重化验指标

中药治疗淋证应当注意在中医辨证论治的基础上，结合尿检及其他实验室检查，做到辨证和辨病相结合，明辨病机，辨证论治。在尿路感染的恢复期，如果临床症状消失，若患儿尿中仍见脓球或白细胞，则需在补益气阴的同时加入黄芩、蒲公英、白花蛇舌草以清利余邪；如患儿尿中有红细胞，此为湿热久羁下焦，灼伤血络，应加入茅根、墨旱莲、茜草炭、紫草等凉血止血之属；若患儿尿中蛋白未转阴，此为久病气虚，清阳不升，精微物质下泄，用黄芪、白术、柴胡、升麻等升提之品以益气举陷；久炼成石，应在清利湿热剂中加海金沙、金钱草、郁金、鸡内金等利尿排石之品。在慢性尿路感染的恢复期，因正虚不能御邪而外感者，则遵"当先治其卒病，后乃治其痼疾"之训，以求邪去正安。

（三）遣方用药：强调清热利湿化瘀

1. 清热解毒，利湿通淋

笔者认为湿热存在于淋证全过程。急性期热毒与湿邪郁结，治法宜清热通淋，利水渗湿。临床用药必须做到合理配伍，应以清热解毒、轻凉滋润为侧重，忌用大凉苦寒劫阴之品。

2. 扶正固本，巩固疗效

湿热是形成本病的主要病机，而湿热久恋，势必导致正气耗伤。脏腑功能失调，脾肾俱虚尤为多见。正所谓"邪之所凑，其气必虚"，又易招致湿热屡犯，使病情反复难愈。湿热邪盛，耗气伤阴，治宜标本兼顾，故缓解期宜扶正固本，补肾填精。

3. 活血化瘀，贯穿始终

根据朱丹溪"湿热伤血""湿热熏蒸而为瘀"及"久病多瘀"观点，笔者认为活血化瘀不仅适用于慢性期，同时应贯穿疾病始终。即方中应配伍两三味活血化瘀之品，能达到助气化、通脉络、治淋沥、利小便的功效。临床中发现运用活血化瘀类中药可明显缓解膀胱刺激征，提高疗效，同时对于消除血尿、减缓腰痛及防止疾病复发也有明显作用。

概言之，淋证治疗应辨证和辨病相结合，明辨病机，结合标本虚实用药，否则前后不循缓急之法，临床治疗甚为棘手。对于慢性患儿当遵"当先治其卒病，后乃治其痼疾"之训，以求邪去正安。

【典型医案】

1. 热淋（气阴两虚，湿热内蕴）

刘某，女，9岁。2011年7月10日初诊。

主诉：尿频、尿急、尿痛2个月。

现病史：患儿2个月前出现尿频、尿急、尿痛、腰痛等不适，院外诊断为"急性肾炎"，经抗感染治疗症状缓解，后反复发作，时轻时重，遂来就诊。刻下症：神志清，精神可，排尿不适，时有尿痛、尿急发生，乏力，腰痛，手足心热，口干欲饮。

体格检查：舌暗红、苔薄黄微腻，脉弦细数。咽稍充血，双侧扁桃体无肿大。全身皮肤黏膜及浅表淋巴结未见异常。心肺听诊未见异常。腹部柔软，无压痛及反跳痛，未触及包块。肝脾肋下未触及。双肾区无叩击痛，移动性浊音阴性。双下肢无水肿。

辅助检查：尿常规：蛋白（++），白细胞满视野，红细胞 5~10 个 /HP。

诊断：中医诊断：淋证（气阴两虚，湿热内蕴）。

西医诊断：泌尿系感染。

治法：益气养阴，清热利湿。

处方：生黄芪 30g，太子参 30g，生地黄 10g，山茱萸 10g，山药 10g，当归 10g，枸杞子 10g，白花蛇舌草 15g，石韦 10g，白茅根 15g，小蓟 15g，紫草 15g，怀牛膝 10g，桑寄生 10g，黄芩 10g。14 剂，每日 1 剂，水煎，分 2 次服。

同时予医嘱：注意卫生，多饮水，清淡饮食。

2011 年 7 月 25 日二诊：患儿病情较稳定，腰痛及尿急症状基本消失，仍时有乏力，腰酸，口干喜饮，小便次数恢复正常。

辅助检查：尿常规：蛋白（-），白细胞 3～5 个 /HP，红细胞 0～2 个 /HP。

处方：上方去生地黄、山茱萸、山药、当归、枸杞子、小蓟、紫草，加桑叶 10g，菊花 10g，女贞子 10g，墨旱莲 15g。14 剂，每日 1 剂，水煎，分 2 次服。

2011 年 8 月 6 日三诊：患儿乏力及腰酸症状消失，未出现尿频、尿急等不适，纳眠可，小便次数正常。

辅助检查：尿常规正常。

处方：上方继服 7 剂，巩固疗效。

同时予医嘱：合理膳食，忌食辛辣，注意个人卫生。

按语：泌尿系感染属于中医学"热淋""血淋""劳淋"范畴，多属"热淋"。急性期以热毒与湿邪郁结为主，治法以清热通淋，利水渗湿为主。慢性期为气阴两亏，湿热留恋，治当益气养阴，清利湿热。治疗方面应在中医辨证论治的基础上，结合尿检及其他实验室检查，做到辨证和辨病相结合。本病例患儿处于慢性期或恢复期，治疗当以益气养阴，清热利湿为法，方以小蓟饮子配伍黄芪、太子参、地黄、山药等益气养阴类药物。经治疗患儿临床症状消失，尿中仍见少量白细胞，则需在补益气阴的同时加入黄芩、菊花、白花蛇舌草以清利余邪，灵活辨证，方可奏效。

2. 石淋（下焦湿热）

刘某，女，4 岁。2009 年 12 月 2 日初诊。

代主诉：发现双肾结石 3 月余。

现病史：患儿 3 个多月前体检时 B 超提示：双肾多发结石，最大直径

0.5cm×0.6cm，位于左肾肾门处，其他处有少量钙化点（3～5个）。患儿未诉不适，未予治疗。数天前患儿下腹部不适，遂来就诊。刻下症：偶感下腹部不适，无尿频、尿急、尿痛，小便清，大便可。

体格检查：舌红、苔厚略黄，脉弦。咽无充血，双侧扁桃体无肿大。全身皮肤黏膜及浅表淋巴结未见异常。心肺听诊未见异常。腹部柔软，无压痛及反跳痛，未触及包块。肝脾肋下未触及。双肾区无叩击痛，移动性浊音阴性。双下肢无水肿。

辅助检查：B超同前，血常规、尿常规均未见异常。

诊断：中医诊断：石淋（下焦湿热）。

西医诊断：肾结石。

治法：清热利湿，通淋排石。

处方：石韦散加减。

用药：石韦10g，海金沙10g，金钱草10g，郁金10g，枳壳6g，鸡内金10g，当归10g，丹参10g，川牛膝10g，砂仁6g，甘草10g。14剂，每日1剂，水煎，分2次服。

2009年12月16日二诊：症及舌脉同前。

辅助检查：B超提示：双肾多发结石，左肾肾门处结石直径0.3cm×0.3cm，两肾各有少量钙化点（3～5个）。

处方：上方继服14剂，每日1剂，水煎，分2次服。

2009年12月30日三诊：B超提示双肾未发现结石和钙化点。随访3个月未见复发。

按语：石淋多因下焦积热，湿热下注，化火灼阴，煎熬尿液，结为砂石，瘀积水道所致。《诸病源候论·石淋候》曰："石淋者，淋而出石也。肾主水，水结则化为石，故肾客沙石。肾虚为热所乘，热则成淋。其病之状，小便则茎里痛，尿不能卒出，痛引少腹，膀胱里急，沙石从小便道出，甚者塞痛，令闷绝。"治宜清里积热，涤其沙石。根据患儿症状及体征，可辨为下焦湿热之石淋，除用石韦、海金沙、金钱草等清热利湿、通淋排石外，更要注意配伍理气和活血之品，方有画龙点睛之妙。首先，下焦湿热病位虽在肾与膀胱，但与肝失疏泄密切相关。肝失疏泄，肾气则滞，下焦水道失利，湿蓄膀胱，湿郁日久，渐有化热，煎熬尿液，结为沙石。故湿热之石淋必配疏肝行气之品，肝气疏，气机畅，则湿热易去，沙石可排。现代研究证明，疏肝理气药可促进输尿管蠕动，有利于排石。其次，中医认为气血相关，气行则血行，气滞则血凝，反之亦然，故理气必伍活血之品，方可相得益彰。总之，上方药少力专，机圆法活，配伍精妙，故临床可收奇效。

第八节 尿 频

尿频是儿科常见的泌尿系统疾病，病因不一。小儿大脑皮层发育尚未完善，高级中枢对骶髓排尿反射初级中枢控制功能较弱，且膀胱容量小，舒缩调节功能欠佳。在不良环境因素如包皮过长、包茎、尿路感染等的刺激下，导致支配膀胱的副交感神经兴奋性增高，以致膀胱逼尿肌持续收缩，膀胱括约肌松弛，排尿反射亢进而引起尿频。此外，还与前列腺素分泌过多、锌缺乏有关，小儿尿频以每10～20分钟排尿1次，没有烧灼感和尿失禁，也无排尿困难为主要临床特征，好发于学龄前期和学龄期儿童。

正如沈金鳌《杂病源流犀烛》所说："膀胱者，水泉所藏，虚则不能收摄，而溺自遗也。"指出了尿频的病位在膀胱。《证治要诀》云："小便多者，乃下元虚冷，肾不摄水，以致渗泄。"小儿体质羸弱，肾气不足，下元虚寒，膀胱失固，而致尿频。《灵枢·口问》曰："中气不足，溲便为之变。"而中气主要指脾之阳气。脾阳亏虚，运化失职，精微清气上升无能，水津不能四布而过多下输膀胱，以致尿频。《罗氏会约医镜·论小便不禁》中云："小儿之多小便，由阳气尚微，不能约束，宜以温补……及气虚不传送故也。"提出脾肾不足，阳气亏虚，阳不制阴，因而水道不固，小便频数。由此立论，现代中医多采用温肾、暖脾、固脬法治疗尿频。

【临证经验】

小儿尿频病机复杂，结合小儿"三有余，四不足"的生理特点，总体分为本虚标实。本虚责之于肺、脾、肾三脏亏虚，主要在肾：小儿气血不足，肾阳偏虚，肾气不固，导致下元虚寒，膀胱开阖失司，水泉不约，发为尿频；肺气亏虚，不能制下，膀胱失约，以致小便频数；脾为水液运化之枢纽，《杂病源流犀烛》曰："脾虚则不能为气化之主，故溺不禁也。"小儿脾气虚弱，水液代谢紊乱，而发尿频。故治疗需考虑以肾脏为本，结合肺、脾综合辨治。标实为湿、热、毒邪。小儿为稚阴稚阳之体，具有"易虚易实，易寒易热"的病理特点。外感邪气，客于膀胱；心火下移，水道不利；情志不畅，肝气疏泄，同样导致尿频的发生。治疗总以扶正祛邪、调理气血为主，选用清热利湿、清心利水、健脾益气、补肾温阳、疏肝理气、收敛固涩之法，察其虚实，灵活变通。病程日久或反复发作者，多为虚实夹杂之证，治疗要标本兼顾，攻补兼施。此外，还可结合针灸推拿、心理疗法、认知行为疗法等进行综合治疗。

【典型医案】

尿频（脾肾气虚）

孙某，男，8 岁。2003 年 6 月 7 日初诊。

主诉：小便频数 1 月余。

现病史：患儿 1 个多月前发病，小便白天数次，不伴红肿热痛，眠后消失，为求诊疗，遂来我院。刻下症：神志清，精神可，小便频数，淋漓不尽，白天及入睡前明显，1 天排尿 20 余次，分散注意力及睡眠后尿频消失，无尿急、尿痛，稍乏力，畏寒怕冷，纳欠佳，眠可，大便正常。

体格检查：舌淡红、苔白，脉细无力。咽无充血，双侧扁桃体无肿大。全身皮肤黏膜及浅表淋巴结未见异常。心肺腹查体未见异常。双下肢无水肿。

辅助检查：尿常规正常。

诊断：中医诊断：尿频（脾肾气虚）。

西医诊断：尿频综合征（神经性尿频）。

治法：温补脾肾，升提固摄。

处方：缩泉丸加味。

用药：山药 10g，益智仁 10g，白术 10g，薏苡仁 10g，淫羊藿 10g，乌药 6g，桑螵蛸 10g，甘草 6g。14 剂，每日 1 剂，水煎，分 2 次服。并予以心理疏导。

同时予医嘱：饮食清淡，注意预防外感。

2003 年 6 月 21 日二诊：患儿服药 2 周后小便次数明显减少，日行 10 次左右。

处方：上方继服 14 剂。

半个月后小便次数恢复正常，随访至今无异常。

按语：本例患儿表现为小便频数，无尿痛，稍乏力，纳不佳，畏寒肢冷，舌淡红、苔白，脉细无力，四诊合参，辨证为"脾肾气虚"。此乃虚证，治宜温补脾肾。肾主藏而司二便，肾气虚则下元不固，气化不利，开阖失司；脾主运化而制水，脾气虚则中气下陷，运化失常，水失制约。故无论肾虚、脾虚，均可使膀胱失约，排尿异常，而致尿频之证。予缩泉丸加味：以乌药温肾助膀胱气化，止小便频数；益智仁温补脾肾、涩精缩尿；山药健脾补肾，肾气足则寒邪去，膀胱功能复常，尿频、遗尿可治。配伍淫羊藿、桑螵蛸温肾壮阳、祛风除湿、固精缩尿；白术、薏苡仁健脾益气、渗湿；甘草调和诸药。众药加味，以加强温补脾肾、升提固摄之功。本病急慢性期均可配合针灸治疗，急性期取委中、阴陵泉、束骨等，慢性期取委中、阴谷、复溜、照海等穴以达其效。另外，在临床诊治尿频患儿时需及时发现和处理男孩包茎、女孩处女膜伞、蛲虫感染等。交代患儿注意个人卫生，不穿开裆裤，每次大便后及夜间入睡前清洗外阴。

第九节　遗　尿

遗尿是指3岁以上小儿睡眠深沉，夜间不能自主排尿，醒后方觉的病症，少则数夜一次，多则一夜数次。病程可长达数年，对小儿的身心发育及家人生活质量易造成不良影响。据统计，小儿遗尿发病率为20%～30%，每年约有15%的自愈率。多见于10岁以下的儿童，男孩多于女孩。中医将此病归属于"遗尿""遗溺"等范畴。

《素问·宣明五气》云："膀胱不利为癃，不约为遗溺。"《诸病源候论·小儿杂病诸候·遗尿候》云："遗尿者，此由膀胱有冷，不能约于水故也……肾主水，肾气下通于阴。小便者，水液之余也。膀胱为津液之腑，既冷，气衰弱，不能约水，故遗尿也。"指出本病责之膀胱与肾，病机为"膀胱有冷，不能约水"。《金匮翼·小便不禁》云："脾肺气虚，不能约束水道而病为不禁者，……上虚不能制下者也。"表明本病发生也与肺、脾相关。随着对遗尿认识的逐渐深入，《景岳全书》提出以宣肺利水之法治疗遗尿："凡治小便不禁者，古方多用固涩之剂，此固宜然，然固涩之剂，不过固其门户，此亦治标之意，而非塞源之道也。盖小水虽利于肾，而肾上连肺。若肺气无权，则肾水终不能摄，故治水者必治其气，治肾者必治其肺。"现代中医多选用温补肾阳、补肺益脾、清心滋肾、清利肝胆湿热等法治疗小儿遗尿。

【临证经验】

（一）明辨虚实，切中病机

笔者认为小儿遗尿的病因主要为胎禀不足，肾气亏虚，下元虚寒，使膀胱气化功能失调，不能制约水道而致遗尿。小儿遗尿病位主要在肾与膀胱，涉及肺、脾、心。病机特点为本虚标实，虚证较多。下元不固为本虚，贯穿本病始终，标实主要责之痰湿内盛。小儿脏腑娇嫩，形气未充，肺脾肾常不足，结合此生理特点，方能把握病机，精准施治。肾为先天之本，主水，开窍于二阴，司二便，小儿肾气不足，下元虚冷，不能温煦膀胱，膀胱气化功能失调，不能约束水道而发生遗尿；肺主行水，功能"通调水道"，为"水之上源"，参与调节全身的水液代谢，小儿肺气虚，则治节不行而水道制约无权，即所谓上虚不能制下是也；脾主运化水湿，居中焦，为水液升降输布的枢纽，小儿脾常不足，不能运化水液，而小便自遗。此外，心藏神，主司人体的一切生命活动，若肾气虚而心火旺，则见心肾失交，水火不济，故梦中尿床，或欲醒而不能，或深睡不醒，小便自遗，这与现代医学认为的遗尿是由于大脑皮质及皮质下中枢的功能失调论相通。

（二）善用古方，灵活变通

笔者认为下元不固，膀胱虚寒是本病的主要病机。膀胱为津液之府，小便乃津液之余，小便的排泄与贮留，为膀胱气化所司，同时又赖于肾阳的温养。故在治疗上重在温补下元，固摄膀胱，常选五子衍宗丸作为基础方加减。五子衍宗丸由菟丝子、枸杞子、五味子、覆盆子、车前子组成，全方共奏温补下元、疏利肾气、固精缩尿之功，并具有较强的补肾壮阳功效。方中车前子因其滑利之性，结合遗尿症特点，弃之不用。四药相配，既滋肾阴，又补肾阳；既能益精，又能涩精，阴阳并补，补涩兼施。

临床更需把握证型，加减变通。若见小儿睡中遗尿，尿后方觉，面白少华，形寒肢冷，舌淡苔白，脉沉无力，小便清长，治宜温补肾阳、固摄止遗，方用五子衍宗丸合缩泉丸加减；若症见小儿睡中遗尿，夜间不易唤醒，面色淡白，精神不佳，纳差、便溏，尿量多，色清，舌淡苔薄白，脉沉缓，治宜温脾补肾、固涩缩尿，方用五子衍宗丸合六君子汤加减；若症见小儿睡中遗尿频繁，面色无华，倦怠乏力，少气懒言，食欲不振，便溏，平时易出汗、感冒，舌淡苔薄白，脉缓弱，治宜补肺益脾，固摄膀胱，方用五子衍宗丸合补中益气汤加减；若症见小儿睡中遗尿，睡眠较深，难以唤醒或醒后神志不清，舌苔厚腻，脉滑，治宜涤痰开窍、醒神止遗，方用五子衍宗丸去车前子，加石菖蒲、郁金以开窍醒神。

（三）治法用药，有所侧重

1. 温补下元，固涩止遗

笔者认为肾气亏虚，膀胱失约为本病病机所在，正如《幼幼集成·小便不利证治》所言："睡中自出者，谓之尿床，此皆肾与膀胱虚寒也。"故强调止遗重在温补下元，固摄膀胱，多选用菟丝子、益智仁、乌药温肾培元，固涩缩尿；枸杞子滋肾养阴，阴中求阳；遗尿频多者加予桑螵蛸散加减以调补心肾、涩精止遗，药常用金樱子、桑螵蛸、海螵蛸等。

2. 涤痰开窍，醒神止遗

现代医学研究认为，小儿遗尿多与大脑觉醒障碍有关。大部分遗尿患儿夜间睡眠过深，难以唤醒。根据现代医学理论及遗尿症患儿不易唤醒的临床特点，吾认为此因痰湿内盛，上蒙清窍，上窍失司，不能治下，而致自遗。治疗重视开窍醒神，常加石菖蒲、郁金、远志等。

3. 补肾清心，勿忘菟丝子

《黄帝内经》曰："阴在内，阳之守也，阳在外，阴之使也。"《本草乘雅半偈》曰："互交之机，惟菟丝有焉。"菟丝子入心、肝、肾三经，具有补阳益阴、固精缩尿、交通心肾之功。正如《本草乘雅半偈》所言："菟丝子……主心肾不交，……具内外上下之机，其所专精。"笔者认为菟丝子更善补精髓，可助阳之旺，又不损阴之衰，故处方用药每遣菟丝子平补阴阳、清心醒神，屡有奇效。

（四）多重调护，身心并治

本病大多病程长，或反复发作，严重影响患儿的身心健康，而较大的心理压力反过来又加重了遗尿症状，使疾病更难治愈，故在中药治疗的同时需重视综合调护：首先，消除遗尿对小儿情绪的影响，切忌打骂、嘲讽，要多鼓励，服药时间要固定，一般早上9点、下午5点服药，白天不要过度玩耍，夜间少进流质食物及水果等，睡前排空小便；其次，每天夜间定时在遗尿前半小时叫醒患儿，使患儿在清醒状态下排尿，促使患儿正常排尿条件反射逐渐形成；再次，重视药物与针灸、推拿等治疗相结合。针灸选用俞募配穴法，取肾、膀胱的俞募穴为主，根据不同的分型配不同的穴位刺激，虚则补之，实则泻之，可调补肾气，约束膀胱，使气化得力，遗尿自止。另外，遗尿患儿多为脾肾亏虚，平日饮食上可给予莲子、山药、大枣、薏苡仁等食物健脾补肾。

【典型医案】

1. 遗尿（肾气不足，痰浊蒙清）

张某，男，6岁。2010年1月8日初诊。

代主诉：睡中经常遗尿1年余。

现病史：患儿1年多前出现夜间遗尿，甚者一夜数次，其间中西医间断治疗，效果不理想，为求系统诊疗，遂来丁樱教授处就诊。刻下症：神疲乏力，面白少华，睡中经常出现遗尿，醒后方觉，天气寒冷时加重，四肢末端发凉，夜寐不易唤醒，纳可，小便清长，大便正常。

体格检查：舌淡、苔白滑，脉沉无力。咽无充血，双侧扁桃体无肿大。全身皮肤黏膜及浅表淋巴结未见异常。心肺听诊未见异常。腹部柔软，无压痛及反跳痛，未触及包块。肝脾肋下未触及。双肾区无叩击痛，移动性浊音阴性。双下肢无水肿。

辅助检查：尿常规未见异常，X线腰骶部正位片未见异常，脑电图正常。

诊断：中医诊断：遗尿病（肾气不足，痰浊蒙清）。

西医诊断：遗尿。

治法：温肾涤痰，固涩止遗。

处方：五子衍宗丸加减。

用药：生黄芪 15g，太子参 10g，菟丝子 10g，桑寄生 10g，陈皮 6g，郁金 10g，石菖蒲 10g，金樱子 10g，五味子 6g。服 7 剂后遗尿消失，效不更方，又 7 剂而愈，随访 2 个月未见复发。

按语：依据患儿神疲乏力，面白少华，天气寒冷时遗尿加重，四肢末端发凉，小便清长，舌淡、苔白滑，脉沉无力，四诊合参，证属肾气不足、痰浊蒙清证。肾气虚弱，命门火衰，下元虚冷，不能约束水道，而致小便清长，频繁尿床。该类患儿多伴有夜寐深沉，不易叫醒，加之素体肥胖，故病机又与痰湿内盛密切相关。痰湿内盛，上蒙清窍，上窍失司，不能治下，而致自遗。此与西医认为的本病与大脑皮质与皮质下中枢的功能失调有关的论点类似。本病的治疗应在温阳补肾、固涩止遗基础上，加用涤痰开窍法，效如桴鼓。方中生黄芪、太子参、菟丝子、桑寄生温阳补肾；金樱子、五味子固涩止遗；郁金、石菖蒲涤痰开窍；陈皮运脾，使补而不滞。

2. 遗尿（脾肾阳虚）

马某，女，10 岁。2019 年 5 月 21 日初诊。

主诉：遗尿 5 年余。

现病史：5 年多来患儿常夜间遗尿，有时在梦中，多数时无梦，每周 2～3 次，严重时每晚必遗 1 次，不易唤醒，其间多次于当地医院就诊，间断口服药物治疗（具体不详），效果不佳，为求进一步诊疗，遂来我院就诊。患儿学习成绩一般，害羞、自卑、少语、问答反应正常。刻下症：面色无华，神疲乏力，仍夜间遗尿，每周 3～4 次，形体消瘦，纳食不佳，肢凉怕冷，小便清长，大便稀溏，日 1 次。

体格检查：舌淡红、苔白，脉细无力。咽无充血，扁桃体Ⅰ度肿大。全身皮肤黏膜及浅表淋巴结未见异常。心肺听诊未见异常。腹部柔软，无压痛及反跳痛，未触及包块。肝脾肋下未触及。双肾区无叩击痛，移动性浊音阴性。双下肢无水肿。

辅助检查：骶椎片：未见隐性脊柱裂；尿常规：正常。

诊断：中医诊断：遗尿病（脾肾阳虚）。

西医诊断：遗尿。

治法：健脾益肾，温阳固涩。

处方：五子衍宗丸加减。

用药：覆盆子 10g，枸杞子 10g，桑螵蛸 10g，益智仁 10g，石菖蒲 6g，郁金 10g，甘草 3g，五味子 6g，菟丝子 15g，金樱子 10g，薏苡仁 10g，砂仁 6g，鸡内金 6g。7 剂，每日 1 剂，水煎服。

辅助治疗：告知家长要合理教育引导患儿，夜间定时唤醒患儿排尿，养成良好的生活习惯，并配合体针及推拿。

2019 年 5 月 28 日二诊：1 周后复诊，饮食大增，近 1 周仅尿床 1 次，遗尿量减少。

处方：上药继服 7 剂。

2019 年 6 月 6 日三诊：患儿精神愉快，诉不说梦话，近 1 周未尿床，饮食恢复正常，望舌质、舌苔均已正常，脉象有力而不数。

处方：上方继服 7 剂以巩固疗效。随访至今未复发。

按语：依据患儿面色无华，神疲乏力，肢冷怕凉，小便清长等症状结合舌脉特征，可辨为脾肾阳虚证，方选五子衍宗丸加减以健脾益肾，温阳固涩。本方中菟丝子补益肾精，固脬止遗；覆盆子益肾固精缩尿；五味子收敛止遗；枸杞子滋补肝肾；金樱子固精缩尿；益智仁温脾暖肾，固精缩尿；桑螵蛸补肾助阳，固精缩尿；石菖蒲、郁金醒神开窍；砂仁、鸡内金健脾消食；甘草调和诸药，直达病所。诸药合用，共奏宣肺温肾健脾、固精缩尿止遗之效，临床随症加减。二诊时其母来院代诉，梦话减少，饮食大增，尿床 1 次（但遗尿量减少了）。效不更方，上药继服 7 剂。三诊时患儿精神愉快，诉不说梦话，近 1 周未尿床，饮食恢复正常，望舌质、舌苔均以正常，脉象有力而不数。继服 7 剂以巩固疗效。本例患儿为原发遗尿症，其发病可能与幼时不良排尿习惯相关，治疗以五子衍宗丸加减，初服即有效，后效不更方，辅以膀胱训练、控制饮水等辅助治疗，终获全效。

第五章 其他杂病

第一节 免疫性血小板减少症

免疫性血小板减少症（Immune thrombocytopenic purpura，ITP）是一种由自身免疫介导的血小板减少综合征。临床主要表现为循环血中血小板减少，骨髓中巨核细胞数增多或正常，巨核细胞的发育受到抑制，多部位多脏器的自发性出血。在患儿的各个年龄周期内均可能发生，以 2～8 岁多见。本病分为：新诊断 ITP、持续性 ITP、慢性 ITP、重症 ITP 及难治性 ITP。小儿预后较成人为好，经过积极治疗大多数能在 1 年内痊愈；严重者亦可威胁到患儿的生命健康安全。

由于本病的主要症状是皮肤、黏膜出现瘀点瘀斑，常伴有鼻衄、齿衄等，故属中医学的血证范畴，与虚劳、肌衄、葡萄疫、鼻衄等病证相近，如《幼科金针》谓："葡萄疫……乃不正之气使然，小儿稍有寒热，忽生青紫斑点，大小不一，但有点而无头，色紫若葡萄，发于头面者点小，身上者点大。此表证相干，直中胃腑，邪毒传攻，必致牙宣，十有八九，久能虚人。"对其病因病机做了简要的阐释。一般认为，本病急性型多为风热伤络、血热妄行；病程较长多属气不摄血、阴虚火旺及脾肾阳虚。

【临证经验】

反复难治的原发性免疫性血小板减少症中医病机不外乎虚、热、瘀。虚责之于阴虚或者气虚，以阴虚多见，阴虚多由于感受外邪日久化热伤阴，阴虚火旺灼伤脉络，故血溢于肌表，则出现紫斑。气虚由于小儿脾常不足，运化失职，津血无以化生，气不摄血出现血液不循常道；热多由于感受外邪，外邪入里化热，或者小儿脾常不足，运化失职，使肠胃积热所致；瘀是贯穿本病始终的致病因素，气虚血行迟滞则瘀血，阴虚火旺煎熬血中阴分，血液黏稠则瘀，瘀血阻络，血不归经，出现离经之血，则出现肌衄等。根据以上辨治思路，临床上治疗难治性 ITP 多以养阴清热、补血活血为主，临证时守方守法，并针对患儿具体情况灵活变通。

（一）重视伏毒，解毒活血

难治性 ITP 易于迁延反复，在于其病机为"伏毒"为患，阴虚火旺，辨证用药短期内难以收效，临证时宜守方守法，长期投以养阴清热之药，兼以补血活血，久之方可使其病情稳定，血小板恢复正常。药物主要使用生地黄、牡丹皮、玄参养阴清热凉血，重楼、板蓝根清热解毒以清其体内伏毒，鸡血藤养血、补血，仙鹤草止血，当归、丹参活血。配伍意在清除内伏之毒邪，纠正阴虚之体质，兼顾补血、活血，使瘀去生新。

（二）病情各异，灵活变通

守方守法是治疗的关键，但在治疗过程中患儿往往出现新的变化，多见于外感、湿热、脾虚等情况，在养阴清热的基础上应适当地变通。患儿因较长时间服用激素或免疫抑制药物，易于外感，外感之中以风热居多，出现发热、流涕、咽痛等表证，配伍银翘散；如热邪入肺致肺失宣降出现咳嗽则伍以泻白散；因长期大量服用激素而出现湿热证，患儿出现盗汗、烦躁、痤疮时则加以知母、黄柏清热除湿，盗汗明显则加（煅）龙骨、（煅）牡蛎、五味子敛汗。

【典型医案】

1. 紫癜（血热妄行）

汤某，男，13 岁。2018 年 10 月 23 日初诊。
主诉：发现皮肤紫癜伴血小板减少 2 月余。
现病史：2 个多月前患儿发现双下肢及躯干部散发针尖大小出血点，局部较密集，压之不褪色，至我院门诊查血常规：白细胞 10.2×10^9/L，血红蛋白 112g/L，血小板 4×10^9/L，中性粒细胞百分比 57.4%，淋巴细胞百分比 34.9%。诊断为"免疫性血小板减少症"，予皂矾丸、泼尼松、中药颗粒等治疗，出血点较前减少，但复查血小板仍偏低，故来诊。

体格检查：舌质红、苔稍厚，脉数。躯干部及四肢散发针尖大小出血点，局部较密集，压之不褪色，无腹痛及关节痛，无鼻衄、齿衄。浅表淋巴结未触及肿大。咽充血，扁桃体Ⅰ度肿大。心肺听诊无异常。腹软，脾脏肋下 1cm 可触及，边锐，质韧。

辅助检查：血常规：白细胞 6.8×10^9/L，血红蛋白 120g/L，血小板 16×10^9/L，中性粒细胞百分比 49%，淋巴细胞百分比 41.8%。

诊断：中医诊断：紫癜（血热妄行）。

西医诊断：免疫性血小板减少症。

治法：清热解毒，活血化瘀。

处方：解毒散瘀汤加减。

用药：玄参 15g，麦冬 15g，鸡血藤 15g，当归 10g，红花 6g，板蓝根 15g，重楼 10g，藕节炭 10g，甘草 3g，砂仁 9g，白芍 10g。门诊予中药颗粒 14 剂，每日 1 剂，水冲服，分 2 次服。

中成药予复方皂矾丸 3 粒／次，每日 3 次，口服。

西药予泼尼松片减量至 1mg/（kg·d），顿服。

2018 年 11 月 7 日二诊：服上方 2 周后，皮肤瘀点较前减少，基本消退，复查血常规：白细胞 7.2×10^9/L，血小板 36×10^9/L，中性粒细胞百分比 38.2%，淋巴细胞百分比 54.1%。患儿 2 天前因受凉出现咽痛，咳嗽，有痰，无发热，夜眠多汗。舌苔白厚，脉数。咽充血，心肺查体无异常。

处方一：桑杏汤加减。

用药：炒杏仁 10g，菊花 10g，前胡 15g，桑白皮 15g，桔梗 6g，浙贝母 10g，法半夏 12g，麦冬 30g，板蓝根 15g，鸡血藤 30g，墨旱莲 15g，虎杖 15g，甘草 6g。5 剂，每日 1 剂，分 2 次服。

处方二：10 月 23 日方去白芍、砂仁，加地黄 15g，杏仁 5g，生黄芪 30g，太子参 10g，白术 12g，防风 6g，五味子 6g，煅牡蛎 30g。15 剂，每日 1 剂冲服。

中成药予复方皂矾丸继服；西药予泼尼松片减量至 0.5mg/（kg·d），继服 2 周。

2018年11月27日三诊：服方一后，外感症状消退；方二服用半个月后当地复查血小板升至 75×10^9/L，未再发瘀斑瘀点，盗汗减轻。

处方：继服上方1月，停用泼尼松。追踪随访2个月患儿血小板波动于 $(95 \sim 135) \times 10^9$/L。

按语：本例患儿为感受外邪之后，热毒内伏，日久化火，灼伤血络，迫血妄行，血液不循常道，故出现反复皮肤出血点，热邪循经上攻咽喉出现喉核肿大，结合舌脉初诊为血热妄行证，治疗以清热解毒，凉血化瘀为主，兼以养阴，标本兼治，方选解毒散瘀汤加减。方中菊花、板蓝根、重楼清热解毒利咽，以清其体内伏毒；玄参、麦冬、生地养阴清热凉血，鸡血藤养血补血，以固其本；当归、红花、鸡血藤活血化瘀。全方共奏解毒凉血之效，故患儿症状改善明显。二诊时，患儿合并风热外邪，故先宣肺解表，予桑杏汤加减辛凉解表，止咳化痰；后仍从凉血化瘀立方，原方中加玉屏风散扶正固表，防复感外邪，患儿服用激素后阴虚盗汗，加五味子、煅牡蛎等收涩敛汗巩固治疗月余，终获全效。

2.紫癜（阴虚火旺）

尚某，女，2岁。2009年5月22日初诊。

代主诉：血小板减少伴反复皮肤紫癜半年。

现病史：半年前患儿感冒后出现皮肤紫癜，呈针尖样，四肢多见，密集色红，无吐血、便血、尿血等，在外院查血常规：血小板 3×10^9/L，拟诊为"特发性免疫性血小板减少症"，予丙种免疫球蛋白静脉滴注5天，泼尼松片（5mg，一日3次，2008年11月8日始）服用1个月后减为15mg，隔日顿服，后减停（2008年3月22日停用），其间紫癜无新出。半个月前因感冒再次出现皮肤紫癜，查血小板 30×10^9/L，自行服用芦丁片、维生素C等，效欠佳，求治于此。刻下症：感冒已痊愈，颜面、足背、双下肢可见数个紫癜，色淡，无瘙痒，手足心热，或有潮热，无吐血、便血、尿血等，大便干，口渴喜饮，纳眠可。

体格检查：体温36.0℃，心率90次/分，呼吸22次/分。神志清，精神可，舌质红、少苔，指纹紫滞。颜面、足背、双下肢可见数个紫癜，色淡。咽充血，双侧扁桃体无肿大，表面未见脓性分泌物。心肺腹查体未见异常。

辅助检查：血常规：血小板 41×10^9/L，余各项均正常。

诊断：中医诊断：紫癜（阴虚火旺）。

西医诊断：特发性免疫性血小板减少症。

治法：滋阴降火，宁络止血。

处方：增液汤加减。

用药：生地 10g，玄参 10g，麦冬 10g，首乌藤 10g，鸡血藤 10g，紫草 10g，墨旱莲 12g，女贞子 6g，射干 6g，冬凌草 10g，甘草 10g。14 剂，每日 1 剂，水煎服，分 3 次服。

2009 年 6 月 16 日二诊：服上药后皮肤紫癜较前稍减少，患儿血小板计数波动在（45～60）×10^9/L 之间，家属至当地医院予地塞米松静脉输注治疗，复查血小板升至 94×10^9/L。刻下症：患儿紫癜消失，喉中有痰，咽部明显充血，大便干，口干，手足心热，舌脉同前。

辅助检查：血常规：白细胞 8.9×10^9/L，血小板 109×10^9/L，中性粒细胞百分比 41.0%，淋巴细胞百分比 52.6%。

处方：上方加板蓝根 15g，黄芩 10g，生牡蛎 12g，五味子 6g。14 剂，每日 1 剂，水煎服，分 3 次。

西药予泼尼松 20mg，晨起顿服，2 周后减量。

2009 年 6 月 30 日三诊：近期病情稳定，无新出紫癜，纳眠可，二便调，偶有呕吐，舌质淡、苔略腻，指纹紫滞。

辅助检查：血常规：白细胞 7.1×10^9/L，血小板 195×10^9/L，中性粒细胞百分比 45.4%，淋巴细胞百分比 47.5%。

处方：上方加佩兰 6g。16 剂，每日 1 剂，水煎服，分 3 次。泼尼松隔日减一片，18 天后减为 20mg，隔日顿服 3 周，然后每 2 周减半片，至半片时维持 3 周，随访 6 个月，病情稳定。

按语：本例患儿为久病阴虚，虚火上炎，再遇外感，内外相夹，致血随火动，离经妄行，紫癜复发，手足心热，或有潮热，大便干，口渴喜饮，舌质红、少苔均为阴虚内热之象，符合阴虚火旺证，治以"滋阴降火，宁络止血"，方以增液汤加减。方中生地、玄参、麦冬合用"寓泻于补，以补药之体，作泻药之用。既可攻实，又可防虚"（《温病条辨》），养阴增液而清虚热；墨旱莲、女贞子滋补肝肾之阴；鸡血藤养血、补血，紫草凉血活血，首乌藤养血安神，配伍意在清除伏邪，纠正阴虚之体质，兼顾补血、活血；冬凌草、射干清热利咽，解毒凉血，意在勿使外邪与伏毒相合为患；甘草调和诸药。二诊时患儿仍阴虚明显，故加用生牡蛎、五味子收敛固涩，阴液得复，则气血可行；喉中有痰，故加板蓝根、黄芩清热解毒利咽。三诊时阴虚明显缓解，偶有呕吐，舌苔略腻，为湿困脾胃，故加佩兰芳香化湿，醒脾开胃，收效甚佳。

第二节　痹　证

　　痹证是由风、寒、湿、热等邪气闭阻经络，影响气血运行，导致肢体、筋骨、肌肉、关节等处发生疼痛、酸楚、重着、麻木，或关节屈伸不利、僵硬、肿大、变形等症状的一种疾病。轻者病在四肢关节肌肉，重者可及脏腑。本病的临床表现多与西医学的幼年特发性关节炎、皮肌炎等结缔组织病及骨与关节疾病等相关。就幼年特发性关节炎而言，治疗方面一般以非甾体类抗炎药、肾上腺皮质激素及免疫抑制剂为主，经过合理治疗一般可控制病情，但难以根治，且致残率较高。本病一年四季均可发生，尤多见于秋冬季节，气候的突变往往使症状进一步加重；且潮湿寒冷、高山滨海地区患病较多。

　　中医有关痹证的记载，首见于《黄帝内经》，列痹论专篇，认为该病病因为"风寒湿三气杂至，合而为痹"，将痹证分为行痹、着痹和痛痹三种类型，并指出痹证迁延不愈，复感于邪，内舍于脏，可引起脏腑痹。张仲景《伤寒杂病论》中论述了太阳风湿病及湿痹、历节、血痹、肾痹的辨证论治，且在《金匮要略·中风历节病脉证并治》中分析了该病的成因："寸口脉沉而弱，沉即主骨，弱即主筋，沉即为肾，弱即为肝。汗出入水中，如水伤心，历节黄汗出，故曰历节。"又"少阴脉浮而弱，弱则血不足，浮则为风，风血相搏，即疼痛如掣。"叶天士对痹久不愈者，有"久病入络"之说。王清任《医林改错》也有瘀血致痹之论，提倡久痹加用祛瘀之药，并设身痛逐瘀汤治之。在治疗上，《医学心悟》还提出治疗风痹要"参以补血之剂，所谓治风先治血，血行风自灭"。历代医家更是创立了防风汤、乌头汤、薏苡仁汤、白虎加桂枝汤等治痹名方。

【临证经验】

　　痹证是因感受风寒湿热之邪引起的以肢体、关节疼痛、酸楚、麻木、重着及活动障碍为主要症状的病症，其如《素问·痹论》曰："风寒湿三气杂至，合而为痹也。其风气胜者为行痹，寒气胜者为痛痹，湿气胜者为着痹也。"即是说因为各种不同原因所导致的躯干手足的麻痹感。笔者在临床诊治此类疾病中，重视活血及藤类药物应用以达搜风活血之力，并结合患儿实际情况，辨证后予自拟方五藤通络饮治疗幼年特发性关节炎，临床经验总结如下。

（一）重用藤类药，取类比象

人体络脉支横别出、逐级细分，络体细窄、网状分布，气血运行流缓、面性弥散，故使所有络病病机呈现易滞易瘀、易入难出、易积成形的特点。风为百病之长，无孔不入，故而络脉药石难达而风邪易入，邪入络脉如鱼归湖海，要搜之捕之，谈何容易，邪滞留其间，积而成形，血脉痹阻不通，发为痹病。故治痹病必用风药。藤类药物磐石罅隙皆可入，其形象脉，用之入络，确有通络之功，或祛风清热通络，或养血补虚通络，或活血化瘀通络，各有妙用。正如《症因脉治》卷三曰："三痹各有所胜，用药以胜者为主，兼者佐之。"如行痹以散风为主，兼去寒利湿，参以补血。治疗行痹，以祛风散寒，活血通络为则。药用金银花藤、海风藤、青风藤、络石藤、桂枝以搜风通络祛邪，鸡血藤、桂枝、生白芍、生地、当归、川芎养血活血，取"治风先治血，血行风自灭"之意。现代研究证实，藤类药物多具有抗炎、调节免疫及抗过敏作用。

（二）五藤通络饮，搜风活血

本病主要病机是气血痹阻不通，筋脉关节失于濡养所致，临床常辨证予自拟五藤通络饮治之，方中以海风藤、络石藤、青风藤、金银花藤、鸡血藤五种藤类药物为主方以搜风通络，辨证加用当归、丹参活血，桑寄生祛风湿、补肝肾，共奏搜风通络、活血之功。正如《本草便读》云："凡藤蔓之属，皆可通经入络。"藤蔓之属，缠绕蔓延，犹如网格，纵横交错，无所不至，为通络之佳品。

【典型医案】

（一）皮肌炎

肌痹（气虚血瘀，湿热内蕴）

刘某，女，14 岁。2017 年 1 月 22 日初诊。

主诉：面部红肿、四肢肌肉痛11年3个月，加重5天。

现病史：患儿11年3个月前出现发热、咽痛、面部红肿、四肢肌肉疼痛、倦怠乏力等症状，遂到当地医院就诊，经抗炎等对症治疗，症状未见明显好转，且逐渐加重。后至外院，经检查确诊为"皮肌炎"，采用激素治疗，症状缓解出院。出院后一直口服泼尼松维持，最多60mg/d。5天前因症状加重经人介绍来诊。

刻下症：发热，身痛重着，肌肉疼痛，触之痛剧，颜面、颈胸部可见水肿性紫红斑，形体虚胖，四肢痿软无力，吞咽无力，有时呛水，蹲起困难，步态不稳，并伴有心悸气短，神疲乏力，口黏，腹胀便溏，小便黄赤，舌质红、苔白腻，脉细数。

辅助检查：肌电图：肌源性损害。实验室检查：肌酸激酶2 116U/L，乳酸脱氢酶580U/L，血沉60mm/h，抗核抗体（＋）。

诊断：中医诊断：肌痹（气虚血瘀，湿热内蕴）。

　　　西医诊断：皮肌炎。

治法：清热除湿、益气活血。

处方：益清汤加减。

用药：黄芪30g，党参20g，白术15g，当归15g，陈皮15g，紫草15g，苍术10g，黄柏10g，金银花10g，紫花地丁15g，马勃10g，苦参10g，甘草6g，柴胡10g，茯苓10g，牡丹皮10g，红花10g，桃仁10g，䗪虫10g。7剂，每日1剂，水煎分3次，每次取汁约200mL，混合后分3次口服。

西药予泼尼松20mg/d，加服雷公藤多苷片50mg/d，待病情稳定，再酌情减量。

2017年1月29日二诊：服上方5剂后，疼痛略减，发热好转，余症同前。

处方：上方当归加至30g，以增强养血活血之效，继服14剂。

2017年2月13日三诊：患者颜面紫红斑颜色变浅，肌无力症状减轻，心悸气短好转，二便正常。

处方：上方加牡丹皮25g，泼尼松减为15mg/d。继服2月余，诸症明显减轻，泼尼松已减至5mg/d。

现患者食欲欠佳，体倦乏力，上方减紫草、苦参，加焦山楂、焦神曲、炒麦芽、玉果（肉豆蔻）以健脾消食。继服28剂，诸症悉退。实验室检查：肌酸激酶、乳酸脱氢酶、血沉、抗核抗体、肌电图等均正常，停服泼尼松、雷公藤多苷片，继服上方28剂，每2日1剂，后停药随访至今未复发。

按语：本例患儿为素体肺脾气虚，正气不固，风湿热邪侵袭入里，流注四肢肌肉，局部气血凝滞而出现不通则痛，气血不能濡养则出现肌肉痿软无力；湿热邪气上攻面部、咽喉而有面部红肿紫红斑与咽痛，湿热困阻脾胃，故出现腹胀便溏，口黏，下注膀胱则出现小便黄赤；结合舌质红、苔白腻，脉细数，符合气虚血瘀，湿热内蕴之证，方用益清汤加减。方中重用黄芪、党参、白术大补脾胃之气以资气血生化之源，益气以生津。配伍当归、陈皮更增强行气养血活血之效，正所谓"补中有动，行中有补"，有补中益气汤之意；且当归善以养血，和血止痛。金银花、紫花地丁、马勃、紫草等为清热解毒凉血之药；柴胡和解退热，疏肝解郁，升提脾胃清阳；桃仁、红花、蟅虫等活血化瘀止痛，诸药合用可加强活血止痛之功。用甘草健脾益气，调和诸药。对于慢性期患者更加人参以大补元气、补脾益肺，脾胃气足，则五脏六腑之气皆旺。

另外，本案患儿除服用中药外，还选用雷公藤多苷片治疗。雷公藤多苷片为雷公藤制剂的一种，是临床中常用的非甾体类免疫抑制剂，具有抗炎、抗肿瘤、免疫抑制等多种功效，被广泛用于治疗类风湿性关节炎、IgA 肾病、慢性肾炎、红斑狼疮等各种自身免疫性疾病。笔者在前期课题组承担的"十一五""十二五"国家科技支撑计划课题也发现雷公藤多苷等制剂可显著降低紫癜性肾炎患儿尿蛋白水平，改善患儿病情。雷公藤制剂临床疗效确切，然由于其化学成分复杂、治疗窗口窄，患者服用后易产生肝、肾、生殖、血液系统等多脏器毒性，极大程度上限制了雷公藤的临床应用，中药配伍作为中医遣方的特色，可通过合理的配伍，减轻毒性、缓和药性，使药物的临床使用更具有安全性和可控性。

（二）幼年特发性关节炎

1. 痛痹（风寒湿痹）

徐某，女，8 岁。2018 年 11 月 6 日初诊。

主诉：发热 7 月余，关节疼痛 6 个月。

现病史：患儿 7 个多月前出现不明原因发热，体温可达 39℃，6 个月前出现关节疼痛，主要为腕关节、踝关节及膝关节。5 个月前至外院诊为"幼年特发性关节炎（多关节型）"，服激素及甲氨蝶呤治疗。目前体温已正常，但关节仍疼痛，尤其是膝关节及踝关节，遂来就诊。刻下症：神志清，精神差，腕关节、踝关节及膝关节疼痛，踝关节略肿，热敷后疼痛减轻，遇寒加重，善太息。

体格检查：舌质红有瘀斑、苔白腻，脉细数。咽稍充血，双侧扁桃体无肿大，表面未见脓性分泌物。心肺腹查体未见明显异常。

辅助检查：血常规：白细胞 12×10^9/L，血小板 373×10^9/L，红细胞 3.8×10^{12}/L，血红蛋白 103g/L；免疫六项：补体 C3：0.985g/L，补体 C4：0.243g/L；血沉 35mm/h，C 反应蛋白 16mg/L。

诊断：中医诊断：痛痹（风寒湿痹）。

西医诊断：幼年特发性关节炎（多关节型）。

治法：祛风胜湿，活血止痛。

处方：独活寄生汤加减。

用药：独活、羌活、桑寄生、桑枝、桂枝、鸡血藤、钩藤、忍冬藤、红花、川芎、炒麦芽各10g，牛膝10g，黄芪15g，炙甘草6g。14剂，每日1剂，水煎，分2次服。激素及甲氨蝶呤按计划服用及减量。

予医嘱：注意预防外感，适量活动，避免剧烈运动。

2018年11月20日二诊：关节疼痛好转，尤以腕关节明显，踝关节已无肿胀，唯膝关节及踝关节仍有疼痛，体温正常，纳欠佳，大便时稀，舌质淡红、苔白，有剥脱，脉细数。

处方：上方减羌活、桑枝、钩藤、红花、川芎，加杜仲6g，续断、威灵仙、木瓜、白术各10g，茯苓15g，山药20g。14剂，每日1剂，水煎，分2次服。

2018年12月4日三诊：关节疼痛基本消失，但双膝关节活动时无力，偶有太息，乏力，食欲好转，大便成形，日1次，舌质淡红、苔少而白，脉细数。

处方：上方减炒麦芽、白术，加肉桂3g，每日1剂，水煎，分2次服。

2010年12月22日四诊：无关节疼痛，食欲好转，大便正常，舌质淡红、苔薄白，脉数。

处方：继服前方。

随访6个月，病情稳定无复发。

按语：本例患儿素体正虚，《灵枢·百病始生》云："风雨寒热不得虚，邪不能独伤人……此必因虚邪之风，与其身形，两虚相得，乃客其形。"当机体正气不足时，外来风寒湿邪气才可乘虚侵袭肢体关节肌肉，使经脉闭阻不通，而发痹证。以祛风胜湿，活血止痛为治法，方以独活寄生汤加减。初诊关节肿胀疼痛明显，方中独活、羌活合用祛风胜湿；因肾主骨，用寄生、牛膝补益肝肾；桑枝、桂枝温经通络，且走四肢关节；邪气闭阻经络，影响气血运行，故用红花、川芎、鸡血藤活血化瘀，通利关节，正所谓"治风先治血，血行风自灭"。用忍冬藤通经活络，起到佐药之功效；鸡血藤、钩藤、忍冬藤三种藤类药，取类比象，可走经络通利关节，且藤类药物具有抑制免疫的功能；黄芪益气、活血通络，正如《中药大辞典》所说："本品对非特异性免疫、体液免疫和细胞免疫一般都有增强功能，还可促进造血功能，改变红细胞等变形能力……能增强抗自由基损伤和脂质抗氧化的作用。"加炒麦芽健脾和胃消食，兼顾脾胃之气；炙甘草调和诸药。经治，患儿上肢症减，下肢关节仍有疼痛，且出现纳食不佳。考虑西药副作用易伤及气阴，导致脾肾气阴两虚使其纳谷不香，"气为血之帅"，气行则血行，气不足，则血瘀更甚，所以下肢关节症状仍在。故此时重视扶正，治疗以滋阴补肾，健脾益气为主，佐以祛风胜湿、活血化瘀之品，加茯苓、白术、山药健脾利湿，消肿止痛。即所谓"脾旺能胜湿，气足无顽麻"。患儿食少，舌苔有剥脱，提示损及肝肾且伤及脾肾气阴，故加杜仲、续断补益肝肾。古有"灵仙，其猛急，善走而不守，宣通十二经络"，且现代研究表明威灵仙总皂苷具有显著抗炎镇痛作用，故加威灵仙、木瓜利湿健脾，舒筋活络。独活、牛膝、木瓜有引药下行的作用，缓解下肢症状。三诊患儿食欲好转，故上方减炒麦芽、白术。因邪气滞留日久阻碍气血运行，故有气滞血瘀之象，膝关节活动无力，又加肉桂温通血脉。全方标本兼治，扶正祛邪，故疗效卓著。

2. 热痹（气血两燔）

杨某，女，9岁。2019年3月12日初诊。

主诉： 反复高热、皮疹、关节疼痛1个月。

现病史： 患儿1个月前无明显诱因出现高热不退，呈弛张热，发热时全身皮肤可见淡红色皮疹，压之褪色，热退疹退，同时伴有肘、膝关节疼痛，无游走性，表面无红肿，在外院诊断为"幼年特发性关节炎（JIA）"。予激素、布洛芬、甲氨蝶呤等治疗，仍反复发热，遂收住我院，予对症支持治疗3天，仍高热不退。刻下症：高热不退，皮疹隐隐，肘膝关节疼痛，汗出，口渴而不欲饮，心烦不安，面赤唇干，睡眠不安，小便短赤。

体格检查： 体温39.8℃，体重26kg，舌质红绛、苔黄乏津，脉细数。神志清，精神疲倦。胸背部皮肤可见隐隐约约红色斑丘疹，压之褪色，不高出皮肤。咽部轻度充血，双侧扁桃体无肿大。心肺听诊未见异常。肝肋下2.5cm可触及，质软边钝。腹部平软，无压痛及反跳痛，肠鸣音活跃。四肢及关节无畸形及红肿，脑膜刺激征及病理征阴性。

辅助检查：血常规：白细胞 $18.9×10^9$/L，红细胞 $3.9×10^{12}$/L，血红蛋白 110g/L，血小板 $138×10^9$/L，中性粒细胞百分比 66%，淋巴细胞百分比 34%；C 反应蛋白 52mg/L；血沉 50mm/h，抗核抗体（-），类风湿因子（-），肝肾功、电解质、心肌酶正常，血细菌培养正常，骨髓细胞形态学检查呈感染象，骨髓培养正常。

诊断：中医诊断：热痹（气血两燔）。

西医诊断：幼年型特发性关节炎。

治法：清热解毒，清气凉血，通利经络。

处方：五藤通络饮合清瘟败毒饮加减。

用药：水牛角 30g，生地黄 15g，赤芍 15g，玄参 12g，牡丹皮 12g，黄芩 9g，连翘 12g，栀子 12g，淡竹叶 12g，黄连 6g，生石膏 60g，知母 12g，芦根 30g，紫草 12g，忍冬藤 15g，鸡血藤 15g，海风藤 15g，络石藤 15g，青风藤 15g，陈皮 9g，生甘草 6g。6 剂，每日 1 剂，水煎服。

中成药予雷公藤多苷片 40mg/d，分 3 次服。

同时予医嘱多饮水，忌辛辣刺激。

2019 年 3 月 18 日二诊：患儿体温渐降，近 3 天热峰在 38.2℃，皮疹减少，关节疼痛减轻，心烦好转，纳差，夜间能寐，舌仍红绛、少苔。

处方：热势已减，故减石膏量为 30g，去芦根，加炒麦芽 15g，6 剂，每日 1 剂，水煎服。

2019 年 3 月 24 日三诊：患儿热已退，2 天来体温正常，皮疹消失，肘膝关节仍有痛感，口唇干燥，大便干，食欲不振，舌红、少苔花剥，脉细数无力，此热邪渐退，胃阴已伤，治以养阴益胃，解毒通络。

处方：五藤通络饮合沙参麦冬汤加减，调理半个月，诸症皆失，办理出院。

按语：本例患儿弛张高热，皮疹隐隐，时隐时现，汗出烦渴，加之舌脉之表现，皆为一派气血两燔的征象，故以五藤通络饮合清瘟败毒饮加减。方中海风藤、络石藤、青风藤祛风除湿，通经活络，蠲痹止痛；忍冬藤清热解毒，通络止痛；鸡血藤活血养血，化瘀通络；黄芩、黄连、栀子、连翘合用清泄三焦之热力度更强，生地、玄参、牡丹皮、知母等药养阴清热，此类药物多入于血分、阴分，长于清热凉血滋阴，且清热而不苦寒伤胃，养阴而不滋腻碍脾；甘草调和诸药，顾护中气；患儿口渴心烦，睡眠不安，故用生石膏泻火除烦止渴，加陈皮使诸药补中有行。二诊时患儿体温渐降，心烦不安好转，纳差，故生石膏减量，去芦根，加炒麦芽健脾消食。三诊时患儿体温已正常，根据舌脉表现，为邪恋正虚之候，故去清瘟败毒散，加用沙参麦冬汤清养肺胃。本方配伍严谨，切中病机，故能取得佳效。

3. 热痹（湿热久蕴，瘀血阻络）

耿某，男，11 岁。2018 年 4 月 18 日初诊。

主诉：反复右踝关节疼痛 2 月余，双腕关节活动受限 2 周。

现病史：2 个多月前，患儿出现活动后右踝关节红肿疼痛，1 周后出现左踝关节疼痛，之后两踝关节疼痛交替出现，经抗感染、口服止痛药后疼痛可减轻但反复发作，2 周前，于外院诊断"幼年特发性关节炎"，服双氯芬酸钠缓释片、白芍总苷胶囊等，症状减轻。1 周前出现双腕关节红肿疼痛，活动受限，经多方求治效果不佳，经介绍前来就诊。刻下症：踝关节、腕关节疼痛，活动受限，自觉关节内灼热不适，食欲不振，口微渴，小便短赤。

体格检查：舌暗红、苔黄腻，脉数。精神可，全身无皮疹，颈部可触及花生米大小淋巴结，活动度可。咽充血。心肺腹查体未见明显异常。

辅助检查：关节磁共振：左膝关节腔及髌上囊少量积液；血常规：白细胞 19.4×10^9/L，血红蛋白 136g/L，血小板 360×10^9/L，中性粒细胞百分比 72.3%，淋巴细胞百分比 20.6%；C 反应蛋白 10.8mg/L；血沉 42mm/h。

诊断：中医诊断：热痹（湿热久蕴，瘀血阻络）。

西医诊断：幼年特发性关节炎。

治法：祛湿清热，活血通络。

处方：五藤饮加减。

用药：首乌藤 15g，鸡血藤 15g，海风藤 15g，络石藤 15g，青风藤 15g，当归 12g，川芎 10g，丹参 15g，薏苡仁 15g，桑寄生 15g，泽兰 12g，砂仁 6g，甘草 10g。7 剂，每日 1 剂，水煎，分 3 次服。

2018 年 4 月 25 日二诊：服上药，自觉关节内灼热感消失，关节较前灵活，食欲较前增加，继以上方加赤芍 15g。7 剂，每日 1 剂，水煎，分 3 次服。

2018 年 5 月 2 日三诊：关节疼痛明显减轻，面色较前红润，以上方加怀牛膝 15g。14 剂，每日 1 剂，水煎，分 3 次服。

2018年5月16日四诊：关节疼痛消失，活动灵活，诸症皆失。后以此方加减调理至今（6月25日），未再复发。

按语：本案患儿主要病机为气血痹阻不通，筋脉关节失于濡养所致。小儿脏腑娇嫩，形气未充，肌肤腠理不固，易为邪侵，风寒湿邪入侵化热化火，或饮食所伤，脾胃蕴热，而致湿热内阻，经络痹阻，血脉不畅，不通则痛，故见关节灼热疼痛，湿热困阻脾胃，故食欲不振，热灼津液，不能上承，故口微渴，湿热下注膀胱，故小便短赤；结合舌脉，符合热痹，病机为湿热久蕴，瘀血阻络，治以祛湿清热，活血通络，方以五藤饮加减。方中五藤合用，取藤类药如人体经络，有祛风通络之意；当归、川芎、丹参补血活血，使气血充实畅通，通则不痛，取"治风先治血，血行风自灭"之意；热邪易耗伤肝肾之阴，桑寄生可补益肝肾，胜湿止痛，肾主骨，肾气足则骨坚；加砂仁、泽兰、薏苡仁化湿醒脾开胃，脾主肌肉，脾和则局部肌肉充实放松；再佐以甘草调和诸药，全方契合病机。二诊时关节灼热感已消失，关节较前灵活，且食欲增加，加用赤芍增强凉血散瘀止痛之力。三诊时患儿邪气已去大半，故加用怀牛膝助桑寄生既补肝肾助正气，又可助当归、川芎等散瘀止痛之功，效如桴鼓。

4. 行痹（邪瘀阻络）

高某，女，16岁。2009年4月22日初诊。

主诉：关节疼痛1周。

现病史：患儿1周前因外感风寒而出现四肢关节、肌肉酸楚疼痛，无晨僵，疼痛呈游走性，不局限于一处，伴皮肤点状红斑，初起兼有恶风、发热，二便调，纳眠尚可。

体格检查：体温36.1℃，心率75次/分，呼吸25次/分，血压100/75mmHg。舌淡苔白，脉浮。神志清，精神欠佳，体形较胖。全身皮肤黏膜及巩膜未见黄染。咽部无充血。心肺腹查体无异常。

辅助检查：尿常规：蛋白（±），隐血（－），镜检红细胞0~1个/HP；血沉49mm/h；抗核抗体（－），抗ds-DNA抗体（－）。

诊断：中医诊断：行痹（邪瘀阻络）。

西医诊断：结缔组织病（分化不全型）。

治法：祛风散寒，活血通络。

处方：五藤饮加减。

用药：首乌藤 15g，海风藤 15g，青风藤 15g，络石藤 15g，鸡血藤 30g，桂枝 6g，生白芍 30g，生地 15g，当归 15g，川芎 15g，砂仁 9g，甘草 10g。7 剂，每日 1 剂，水煎，分 3 次服。

2009 年 4 月 29 日二诊：服上方后，患者症状明显减轻，舌脉同前。

处方：上方继服 7 剂，1 周后复诊，患者症状消失，随访 2 个月未见复发。

按语：本案患儿有感受风寒病史，四肢关节、肌肉酸楚疼痛，其疼痛呈游走性，初起兼有恶风、发热，参合舌脉，诊法合参，辨为痹证（行痹）。患儿卫阳素虚，腠理不固，风寒之邪乘虚侵入皮毛、肌肉、经络而致。因风性善于走窜，故疼痛游走不定，风邪流走经络血脉，络道不通，气血运行受阻，故疼痛酸楚，舌淡苔白，脉浮，为风邪袭表之象。治疗当祛风散寒，活血通络，方用五藤饮加减。药用首乌藤、海风藤、青风藤、络石藤以搜风通络以祛邪，鸡血藤、桂枝、生白芍、生地、当归、川芎养血活血，取"治风先治血，血行风自灭"之意；砂仁和胃，使补而不滞。全方温而不燥，补而不滞，紧扣病机，机圆法活，药少力专，故取效尤良。

第三节　传染性单核细胞增多症

传染性单核细胞增多症是由感染 EB 病毒而致的一种急性感染性疾病，儿童多发。临床以急性发热、咽峡炎、淋巴结肿大、肝脾肿大为主要表现，实验室检查可见周围血象异型淋巴细胞和单核细胞增多。本病秋冬季节发病率较高，多为散发，偶见流行。可发于各个年龄段，多数病例呈良性经过，年长儿症状较重，严重者可出现多种严重的并发症，如脑炎、肺炎、呼吸道梗阻等。

本病属中医学温病范畴，"太阴之为病，脉不缓不紧而动数，或两寸独大，尺肤热，头痛，微恶风寒，身热，自汗，口渴，或不渴，而咳，午后热甚者，名曰温病。"其病因为外感温热病邪，疾病多循卫气营血传变。《温热论》曰："大凡看法，卫之后方言气，营之后方言血。在卫汗之可也，到气才宜清气，乍入营分，犹可透热，仍转气分而解，如犀角、玄参、羚羊等物是也；至于入血，则恐耗血动血，直须凉血散血，如生地、丹皮、阿胶、赤芍等物是也。"纵观病程发展，热、毒、痰、瘀等因素可贯穿始终。

【临证经验】

目前西医对本病局限于抗病毒治疗，疗效尚不满意，而中医辨证论治治疗本病有较好的疗效。临床辨证中，在其传变规律及病情演变的基础上，紧扣病机、简化辨证；若治疗不及时，可能出现病情进展至危重症等情况，需早期辨证，病机不离"热、毒、痰、瘀"四端；后期多阴虚，警惕邪毒留络。现分享儿童传染性单核细胞增多症的诊治经验如下。

（一）紧扣病机，简化辨证

本病春秋季节多发，具有明显的传染性，其起病急，来势较猛，高热常见，热程较长，不易消退，临床表现与传统温病的烂喉痧、大头瘟等有相似之处。本病当属于中医"温毒"范畴。如吴鞠通在《温病条辨》中提出"温毒者，秽浊也，凡地气之秽，未有不因少阳之气，而自能上升者……小儿纯阳火多，阴未充长，亦多有是证"。

其病机演变大多符合温病卫气营血和三焦传变的规律，病情演变多由表传里，由浅入深，由轻到重，由实致虚。早期邪从口鼻而入，首犯肺卫，可见恶寒、发热、头痛、咽痛等症；邪在卫分不解，由表入里，肺卫热甚，则见壮热烦渴，热毒炽盛，灼液成痰；热毒入血，血热互结成瘀，痰瘀火结，阻滞经络，可见全身淋巴结肿大；气血瘀滞，可见肝脾肿大，病久不愈，耗损正气。邪气壅盛，可生变证，如肺气壅阻，痰热闭肺，咳喘气急；热毒入心，则心之气阴受损，心失所养而见心悸怔忡，脉率失常；重者热毒流窜脑髓可致口眼歪斜、失语、肢瘫等。因其临床表现多样，现行中医儿科学教材（包括中医药高级参考丛书）将其划分为七大证型。现行教材关于本病证候划分过于烦琐，临床参考价值不大。故笔者执简驭繁，根据患儿临床表现将其分为急性期和恢复期。急性期病机以热毒壅盛为主，热毒痰瘀为基本病理特征；恢复期病机以气阴耗伤为主，多兼见"邪毒留络"。因此，早期治疗为本病的关键，临床据此并分别辨证施治，疗效斐然。

（二）早期辨证，热毒痰瘀

本病患儿多急性起病，临床以持续高热不退，咽峡炎、浅表淋巴结肿大或伴皮疹为主要表现。若治疗不及时，病毒复制活跃则进一步侵犯其他脏器，如肝脾淋巴结肿大、黄疸、肺部感染、中枢神经系统感染等，高热持续不退，甚至出现噬血综合征等危重表现。因此，本病的治疗关键在于起病早期，辨证要切合病机，及时截断扭转病情发展。

本病的早期病机可概括为"热、毒、痰、瘀"四端，其中热毒之邪乃致病的主要因素，而痰瘀则是病变过程中的病理产物，同时又可与热毒互结成为新的致病因素。病变早期，外感时邪从口鼻而入，侵于肺卫，结于咽喉，并内传脏腑而使脏腑功能失调。小儿为纯阳之体，脏腑娇嫩，形气未充，卫外不固，外感瘟毒之邪极易化火，热势偏盛，肺热壅盛上熏咽喉而致咽痛、乳蛾红肿甚则溃烂；热毒内蕴，气机阻滞，气血津液运行不畅，可见痰阻血瘀，临床可见瘰疬及肝脾肿大；痰热互结，经络瘀阻，使病情变得复杂多样，如热毒内陷心肝、流窜脑络、郁闭肺气等。因此，清热解毒，化痰消瘀是早期治疗的关键所在，也是本病的基本治法。

（三）后期阴虚，邪毒留络

小儿脏腑娇嫩，为稚阴稚阳之体，不耐温热邪毒发泄，邪热久羁耗气伤阴，故急性期过后气阴耗伤证多见。临床观察到本病患儿可表现为发热渐退，或低热起伏，神疲乏力，口干唇红，大便干稀不调，小便短赤，咽红稍肿，颈部淋巴结肿大经久不消，舌淡红，苔花剥，脉细无力等。此期患儿总以肺胃阴虚为主，但尚有气虚及阴虚之辨。气虚者，神疲气弱，易汗乏力，低热起伏，舌淡脉弱；阴虚者低热盗汗，五心烦热，口唇干红，舌苔花剥。但不论气虚或阴虚，总伴余邪留络，邪留经络痰核积聚未消，故多见淋巴结肿大，咽部充血，乳蛾肿大，肝脾肿大等。若临证用药不能除邪务尽，以致温热邪毒留恋不去或死灰复燃，病情反复迁延不愈。因此，恢复期治疗亦为关键，若属气虚邪恋，临床多用竹叶石膏汤合消瘰丸加减，酌加柴胡、黄芩、生地、丹皮等清热解毒散瘀；若证属阴虚邪恋，则习用青蒿鳖甲汤合消瘰丸加减，使邪有所出，痰瘀得消，而收全功。

【典型医案】

温病（热毒蕴结，痰瘀阻络）

仁某，男，4岁。2018年5月18日初诊。

代主诉：发热1周。

现病史：患儿1周前开始发热，体温39℃，伴流涕，轻咳，咽部疼痛，至当地医院诊断为"急性扁桃体炎"，予布洛芬混悬液、头孢克肟分散片、热速清颗粒等口服治疗3天，仍发热，咽痛明显，伴一过性皮疹。又至当地医院就诊，查体示：扁桃体Ⅲ度肿大，可见较多白色分泌物；查血常规：白细胞25.4×10^9/L，血小板335×10^9/L，中性粒细胞百分比16.7%，淋巴细胞百分比71.6%；异常淋巴细胞百分比26%。B超示：肝脾肿大，颈部多发淋巴结肿大，较大者约2.5cm×2cm大小。EB抗体全套：EBV-IgM（＋），EBV-IgG（＋）；EBV-DNA：1.96E+06。诊断为"传染性单核细胞增多症"，予拉氧头孢、更昔洛韦、热毒宁等静脉滴注治疗3天，患儿持续发热，体温最高40.2℃。刻下症：发热，体温38.9℃，轻咳，咽痛，流涕，眼睑轻度浮肿，口渴，腹胀，纳欠佳，大便干，小便黄。

体格检查：舌质红、苔黄厚腻，脉滑数。咽充血明显，双侧扁桃体Ⅲ度肿大，可见较多黄白色分泌物附着。颈部多发淋巴结肿大。心肺听诊未见明显异常。肝脏肋下4cm可触及。

辅助检查：血常规：白细胞25.4×10^9/L，血小板335×10^9/L，中性粒细胞百分比16.7%，淋巴细胞百分比71.6%；异常淋巴细胞百分比26%。B超示：肝脾肿大，颈部多发淋巴结肿大，较大者约2.5cm×2cm大小。EB抗体全套：EBV-IgM（＋），EBV-IgG（＋）；EBV-DNA：1.96E+06。

诊断：中医诊断：温病（热毒蕴结，痰瘀阻络）。

西医诊断：传染性单核细胞增多症。

治法：清热解毒、化痰散瘀。

处方：解毒散瘀汤加减。

用药：黄芩10g，黄连5g，栀子10g，连翘15g，桔梗9g，牛蒡子15g，玄参10g，生地10g，丹皮6g，炒僵蚕10g，蝉蜕6g，生大黄5g（后入），柴胡6g，甘草6g，浙贝母12g，牡蛎散20g。4剂，每日1剂，水煎服。

2018年5月22日二诊：服上方2剂后热渐消退，现低热（体温37.3℃），咽部疼痛缓解，纳食增，大便通畅。舌红、苔薄黄，脉滑数；精神较好，双侧面颊潮红，扁桃体Ⅱ度肿大，表面未见脓性分泌物。双侧颈部仍可触及多发淋巴结肿大，较大者约蚕豆样大小，无触痛；肝脾触诊无肿大。

证候诊断：热毒已解，阴虚邪恋。

治法：养阴清热，解毒散结。

处方：青蒿鳖甲汤合消瘰丸加减。

用药：青蒿9g，生地9g，知母6g，丹皮12g，炒鳖甲6g，北柴胡6g，黄芩10g，玄参10g，浙贝母12g，牡蛎20g，猫爪草12g。5剂，每日1剂，水煎服。

2018年5月27日三诊：服上方1剂后低热退，无不适，纳可，二便正常。舌质淡、苔薄微黄，脉弦细。

辅助检查：血常规：白细胞$9.8×10^9$/L，血小板$186×10^9$/L，中性粒细胞百分比32.3%，淋巴细胞百分比59.1%；异常淋巴细胞百分比4%。B超示：肝脾大小正常，颈部可见多发淋巴结，右侧较大者约0.9cm×1.2cm大小。

处方：上方加南沙参10g，继服7剂，体温持续正常，肿大淋巴结明显缩小，嘱停药观察，1周前复诊，无异常。

按语：本案患儿病初邪犯肺卫，故见发热、咽痛等症；邪在卫分不解，由表入里，肺卫热甚，见反复高热、口渴；热毒入血，血热互结成瘀，痰瘀火结，阻滞经络，见颈部淋巴结肿大；气血瘀滞，可见肝脾肿大。法随证立，方从法出，方选解毒散瘀汤加减。方中黄芩、黄连、栀子性味苦寒，直泻三焦热毒，共为君药；臣以连翘、桔梗、牛蒡子解毒利咽；玄参、生地、丹皮清热凉血，活血化瘀，亦为臣药；炒僵蚕、蝉蜕降气化痰，仿升降散之意为佐；患儿便干，生大黄后下以通便泻热，又可破症瘕积聚；少入柴胡引药上行，甘草调和诸药为使。若颈部淋巴结肿大明显，可加入猫爪草、浙贝母、牡蛎软坚散结消肿，合玄参又有消瘰丸之意。诸药配伍严谨，共奏清热解毒、化痰消瘀之功，切合本病热、毒、痰、瘀之病机，不仅疗效确切，而且能有效缩短病程和减少并发症的发生。后期，邪热灼盛，消耗津液，导致阴液不足，从而热退无汗，面色潮红；《温热逢源》曰："营阴虚，而为燔灼所伤，阴血枯竭而不能托邪外出。"故青蒿鳖甲汤合消瘰丸加减，既养阴清热，又可退余邪，做到祛邪不伤正，扶正不恋邪，使邪有所出，痰瘀得消，而收全功。

传染性单核细胞增多症急性期病机以热毒壅盛为主，热毒为主要病理因素，痰瘀为病理产物，同时又可与热毒胶结，方选解毒散瘀汤加减；恢复期病机以气阴耗伤为主，多兼见"邪毒留络"，善用竹叶石膏汤或青蒿鳖甲汤合消瘰丸加减。本病的治疗关键在于早期，应防止邪毒入里传变。

第四节　荨麻疹

荨麻疹是多种原因所致，以突发突消的风团伴瘙痒为主要临床特征的一种血管反应性皮肤病。亦为多种疾病的症状之一。可分为急性、慢性及特殊类型三类，在特殊类型中又有血管性水肿、冷性荨麻疹、胆碱能性荨麻疹及丘疹型荨麻疹等不同类型。本病无明显季节性，任何年龄均可发生，其中儿童多见急性荨麻疹，婴幼儿多见丘疹型荨麻疹。

中医学称荨麻疹为"瘾疹"，《素问·四时刺逆从论》载"少阴有余，病皮痹隐疹"，是最早对其病名及病机的描述，隋代巢元方在《诸病源候论·风瘙身体瘾疹候》中曰："邪气客于皮肤，复逢风寒相折，则起风瘙瘾疹。"风为百病之长，风邪常兼夹寒、热、湿等邪而致病，据此后世医家治疗荨麻疹多采用祛风为主，如消风散。明代《证治要诀》中记载："有人一生不可食鸡肉及獐鱼动风等物，才食则丹随发。"此为饮食不当致食积、痰湿，久可化热而致病，故需调理饮食。到了清代，《医宗金鉴》有记载："由汗出受风，或露卧乘凉，风邪多中表虚之人，初起皮肤作痒，次发扁疙瘩，形如豆瓣，堆累成片，日痒甚者。"此认为荨麻疹与素体正气不足有关，在治疗上采用益气固表法，如玉屏风散或补中益气汤；现代更是提出了"禀赋不耐"，即患儿本身的体质因素是发生本病的基本原因。

【临证经验】

临床上荨麻疹时发时止、时轻时重、缠绵难愈，主要与外感风邪、血虚津亏、血瘀脉络有关。

（一）风邪侵犯，时发时止

汉代《金匮要略》指出"邪气中经，则身痒而瘾疹"；《千金要方》云："风邪客于肌肤，虚痒成风疹瘙疮""风为百病之长""无风不作痒"。由于风性开泄，寒、热、湿等邪易随风乘机侵入人体肌肤致病，又因风性善行而数变，故瘾疹时发时止。治疗上首要祛风散邪，但要辨别寒热，或祛风散寒，或疏风清热等。因风为百病之长，风去则寒、热、湿等邪侵入人体机会大大减少，故而可降低复发概率。常用祛风药物如川芎、浮萍、防风，尤其是川芎、浮萍，二者常同时使用，浮萍善祛皮肤瘙痒之风，川芎为血中之气药，二者联用可增强祛风止痒功效。疹色淡红或苍白，遇冷加重者为寒偏盛，可加用桂枝温经通脉，荆芥辛温散寒；疹色发红，瘙痒剧烈，遇热加重，遇冷缓解者为热偏重，可加用金银花疏散风热；抓挠流水，舌苔厚腻，肢体困重，脉滑者为偏湿盛，可加地肤子、茯苓、薏苡仁、苍术、苦参等以燥湿止痒。

（二）水不涵木，入夜加重

清代《医宗金鉴》提到：内风致病是因精血衰耗，水不涵木，木少滋荣，导致肌肤失养，化燥伤风。《外科大成》言："血虚作痒者，又当凉血润燥。"由于素体血虚或久病之人伤及阴血，血虚而肝无以藏，引动内风，风胜则痒，又因夜晚阳气入阴，但阴血不足，阴不制阳，故夜晚加重。治疗上要注重养血润燥，《医宗必读》有言"治风先治血，血行风自灭"，阴血充盈，得以濡养肌肤，肌肤润而不燥，且阴血充盈，内风无以鼓动，瘾疹自不反复，又因阴血充足，能很好地制约夜入阴血之阳气，故夜晚瘙痒症状得以减轻，可见祛风必要治血。常用生地、白芍、当归养血和血以润燥止痒，又有行血灭风之效，同时配合煅龙骨、煅牡蛎、五味子以滋阴潜阳。

（三）血瘀阻络，缠绵难愈

《灵枢·经脉》曰："经脉者，所以能决死生，处百病，调虚实，不可不通。"《血证论》曰："此血在身，不能加于好血，而反阻新血之化机，故凡血证，总以祛瘀为要。"因此，小儿阳气旺盛，感邪之后易化热致瘀，瘀阻脉道致气血运行不畅，又因瘀血不去，新血难生，而使病情缠绵难愈。治疗上需不忘活血化瘀，活血化瘀则脉道通畅，故可"行气血，营阴阳""内灌脏腑，外濡腠理"，且药物有效成分可顺利作用于病变部位。常用忍冬藤、鸡血藤、海风藤、络石藤以活血通络，盖因藤类药物擅入经络搜邪，既可祛除深伏络脉之邪气，又可引药入经，达到通经活络之功。《本草经疏》曰"凡藤蔓之属，皆可通经入络"，藤蔓之属，缠绕蔓延，犹如网络，纵横交错，无所不至，为通络之佳品。其中忍冬藤能治"一切风湿气及诸肿毒、疥癣、杨梅、诸恶疮，散热解毒"，是"治风除胀解痢逐尸"之良药。

【典型医案】

瘾疹（腠理不固，外感风邪）

孙某，女，8岁。2013年8月2日初诊。

主诉：全身皮肤风团瘙痒1年余，再发1周。

现病史：1年多前患儿全身皮肤出现红色风团，时起时消，见风加重或遇热加重，至当地医院治疗后好转。近1周再次发作，痒甚，自觉与食物、季节无关。刻下症：现无其他不适，饮食尚可，大便稀，小便正常。

体格检查：舌质淡红、苔白，脉细数。患儿躯干四肢散发大小不等、形状不一的粉红色风团样扁平皮疹，周围红晕，触之稍硬，部分皮疹融合成大片，划痕征阳性。咽无充血，双侧扁桃体未见肿大。心肺听诊未见异常。肝脾肋下未触及。

诊断：中医诊断：瘾疹（腠理不固，外感风邪）。

西医诊断：慢性荨麻疹急性发作。

治法：固表，疏风，止痒。

处方：玉屏风散加味。

用药：生黄芪15g，防风6g，炒白术10g，赤芍10g，牡丹皮12g，鸡血藤15g，白鲜皮10g，地肤子10g，郁金10g，生地黄10g，炒白扁豆15g。7剂，每日1剂，水煎服。

患者服药1周皮疹消退。

按语：本病病因复杂，病机变化多端，归纳其要旨，一是禀赋不耐，《儒门事亲》曰："凡胎生血气之属，皆有蕴蓄浊恶热毒之气。有一二岁而发者……"说明禀赋不耐，气血虚弱，卫气失固，人体对各种因素敏感而发病。现代医学研究证明荨麻疹患者细胞免疫功能显著抑制，尤其是急性荨麻疹患者。二是六淫入侵，"风为百病之长，善行而数变"，"无风不作痒"。三是饮食不当，《证治要诀》

说："有人一生不可食鸡肉獐鱼动风等物，才食则丹随发，以此见得系是脾风。"本例患儿风团反复发作，病久致腠理疏松，卫外不固，又外感风邪而发；结合舌脉辨证，符合腠理不固，外感风邪证，方选玉屏风散加味。方中生黄芪、防风、白术三药相合补中有散，为君药；黄芪能补三焦而实卫，白术健脾益气，二药合使气旺表实，邪亦不内侵，防风走表祛风并御风邪，故而起到固表而不致留邪，祛邪而不伤正固本的作用。白鲜皮与地肤子二药共奏祛风止痒之功，鸡血藤"活血，暖腰膝，已风痰"，补中有行，为臣药；赤芍、牡丹皮、生地黄、郁金清热凉血活血，调和气血，为佐使药；患儿大便偏稀，结合舌苔脉象，判断为脾胃虚弱，形气未充，故加用炒白扁豆健脾利湿。全方共奏益气健脾，祛风养血，调和营卫之功。

第五节 瘰 疬

本病大致相当于西医的颈部淋巴结结核，继发于其他炎症病灶，由化脓性细菌沿淋巴管侵入局部淋巴结所致。常见的感染灶，如咽喉、口腔、头面部等有感染时，可伴有颌下或颈部的淋巴结肿大、疼痛，致病菌多为金黄色葡萄球菌和链球菌，严重者可出现化脓性改变，若迁延不愈则形成慢性淋巴结炎；也可见于EB病毒等感染后继发的淋巴结良性增生；或颈部淋巴结结核、淋巴结瘤，亚急性坏死性淋巴结炎等。

瘰疬发病多因小儿脏腑娇嫩，卫外不固，易外感风热邪毒，风邪夹痰蕴结于少阳、阳明经络，风温毒热，侵犯乳蛾，阻于颈部，累及髎核，而发为瘰疬。年长儿多因饮食失节，痰湿内生，湿热夹痰蕴结于少阳、阳明经络，气血瘀滞而发。如《景岳全书》言："瘰疬不系膏粱丹毒之变，总因虚劳气郁所致。"临证可见局部淋巴结肿大，触痛，可伴发热，严重者淋巴结可出现融合或积聚成串珠，临床上常反复发作，容易化脓，缠绵难愈，治疗较为棘手。多见于体弱儿童及青年女性，好发于颈部及耳后。《薛氏医案·瘰疬》云："其候多生于耳前后颈腋间，结聚成核，初觉憎寒发热，咽项强痛。"《河间六书·瘰疬》也有关于瘰疬的认识，如"夫瘰疬者，经所谓结核是也？或在耳前后，连及颈颔，下连缺盆，皆为瘰疬"等。

【临证经验】

瘰疬初起侵犯少阳，延及阳明，多因外邪侵袭。小儿乃纯阳之体，稚气未充，易感外邪从阳化热，患病后风热痰毒者多。本病病理因素不外"热、毒、痰、瘀"四端，结合临床辨证经验，笔者将临证中常见证型归纳为：风热痰毒证、热毒炽盛证、痰瘀阻络证。治疗本病遵从病症结合理念，临证既要辨明淋巴结肿大原因，以免贻误诊治，也要辨明中医证候，据证遣方用药。具体辨证分型如下：

1.风热痰毒证

症见：颈部单发或多发淋巴结肿大，疼痛，或伴发热，咽痛，口渴，大便干，小便短赤，舌红苔白，脉浮数等为主要表现。治法：疏风清热，解毒散结。方选：银翘散加减。

2.热毒炽盛证

症见：多发颈部淋巴结肿大，疼痛明显，多伴高热，咽干口渴，咽痛，腹胀，大便秘结，小便短赤，舌红苔黄腻，脉数。治法：清热解毒，散结消肿。方选：普济消毒饮合银翘散加减。

3.痰瘀阻络证

症见：双侧颈部多发淋巴结肿大，经久不愈，或肿胀疼痛，伴咽喉不适，咯痰不爽，舌红，苔黄厚，脉滑数。治法：活血化瘀，化痰散结。方选：柴胡清肝汤加减。若迁延不愈，症见神疲乏力，纳呆便溏者，则予阳和汤加减。

本病较为复杂，病机多变，临证用药当灵活变通，不可拘于成法，应结合八纲辨证、脏腑辨证及六经辨证等，灵活遣方用药，方可获效。

【典型医案】

瘰疬（热毒炽盛）

席某，男，18岁。2019年2月14日初诊。

主诉：发热伴颈部包块肿痛 3 天。

现病史：患儿 3 天前出现不明原因发热，体温最高 39℃，恶寒、无汗，伴左侧颈部包块肿大、疼痛，触痛明显，无咳嗽、流涕等症状，当地诊所予布洛芬、头孢克肟、蒲地蓝消炎口服液等治疗，仍发热不退。刻下症：高热，恶寒，寒战，左侧颈部包块肿大、疼痛，触痛明显，无咳嗽、流涕，无皮疹，纳一般，大便偏干，小便短黄。

体格检查：舌质红、苔白厚腻，脉浮数。神志清，精神可。全身未见皮疹，左侧颈部可触及一枚约蚕豆大小淋巴结，边界清晰，触痛明显，活动度可。咽充血明显，扁桃体Ⅰ度肿大。心肺听诊未见异常。腹部平坦柔软，无压痛。四肢关节无肿胀畸形。神经系统查体未见异常。

辅助检查：血常规：白细胞 5.5×10^9/L，血红蛋白 148g/L，血小板 144×10^9/L，中性粒细胞百分比 52.2%，淋巴细胞百分比 37%；异常淋巴细胞百分比 1%。血沉 28mm/h。血生化及病原学均正常，结明三项及 T-SPOT 均阴性。

诊断：中医诊断：瘰疬（热毒炽盛）。

西医诊断：发热淋巴结肿大待查：亚急性淋巴结炎？

治法：清热解毒，散结消肿。

处方：普济消毒饮加减。

用药：黄芩 10g，黄连 6g，连翘 10g，板蓝根 15g，玄参 10g，桔梗 6g，柴胡 6g，升麻 3g，陈皮 6g，炒僵蚕 10g，浙贝母 10g，炒牛蒡子 10g，生石膏 30g，知母 10g，甘草 3g。4 剂，每日 1 剂，水煎服。

2019 年 2 月 20 日二诊：患儿仍发热，恶寒，寒战，无汗，心烦，大便干，淋巴结肿大同前，咽充血，舌红、苔厚腻。

处方：大青龙汤加味。

用药：麻黄 12g，桂枝 18g，白芍 10g，杏仁 10g，生石膏 30g，生姜 9g，大枣 10g，炙甘草 6g。中药颗粒剂，1 剂，水冲服。

2019 年 2 月 21 日三诊：服上方后患儿持续微汗出 2 小时，体温渐降至正常。24 小时后来诊。刻下症：无发热，恶寒及头痛等症状缓解，颈部淋巴结肿大同前，舌苔白厚腻，脉滑数。

处方：三仁汤加减。

用药：杏仁 10g，豆蔻 6g，生薏苡仁 20g，滑石 20g，甘草 6g，姜厚朴 6g，淡竹叶 10g，法半夏 6g，通草 6g，北柴胡 24g，黄芩 10g，生石膏 30g，桔梗 6g。

中药颗粒剂，3剂，每日1剂，水冲服。

2019年2月24日四诊：患儿服上方后体温持续正常，大便正常，舌苔消退，颈部淋巴结明显缩小。

处方：上方加芦根、瓜蒌各10g，继服3剂巩固治疗。

随访1周，患儿体温持续正常，复查颈部淋巴结B超示：提示淋巴结较前明显缩小，大小约1cm×1cm。

按语：本例患儿为外感风热邪毒，风邪夹痰蕴结于少阳、阳明经络，风温毒热，侵犯乳蛾，出现扁桃体肿大，阻于颈部，累及瘰核，而发为瘰病，结合舌脉，符合"热毒炽盛证"，以清热解毒，散结消肿为治则，初诊予普济消毒饮加减，患儿症状改善不佳。二诊，患儿表证仍在，发热头痛、恶寒无汗，为外有表寒，内有热毒，故改予大青龙汤解表清里，患儿药后微汗出，汗出时间较长，发汗后热退，头痛恶寒等症状随之消退。三诊，表证既解，但患儿舌苔白厚腻，脉滑数，湿热及痰浊犹在，改予三仁汤加减，方中三仁宣上焦、畅中焦化湿清热；合用柴胡、黄芩、生石膏，取小柴胡汤合生石膏汤之意，瘰病病位在少阳，故合用小柴胡汤运转枢机，加石膏取白虎汤之意，兼清阳明。诸药切合病机，故终获良效。

本案患儿先用普济消毒饮加减，貌似切合病症，但患儿太阳表证未解，时方难以奏效；二诊时患儿太阳表证明显，结合《伤寒论》38条"太阳中风，脉浮紧，发热恶寒，身疼痛，不汗出而烦躁者，大青龙汤主之"，调整用药思路及处方，改予大青龙汤加味。予大青龙汤解其表兼清里热后发汗后热退、头痛恶寒等症状随之消退；后以三仁汤加减，经方时方合用，诸药切合病机。

第六节 夏季热

小儿夏季热，又名暑热症，为婴幼儿时期特有的一种季节性疾病，临床以长期发热不退、口渴、多饮、多尿、少汗或汗闭为主症。因其多发生于盛夏季节，故名夏季热。本病多见于6个月至3岁的婴幼儿，6个月以下及3岁以上的小儿少见，5岁以上基本无本病。

本病的发生与脏腑的发育、功能的健全情况、个人体质强弱及环境温度有密切关系。小儿脏腑娇嫩，属稚阴稚阳之体，机体下丘脑体温调节功能尚未发育完善，尤其是一些体质相对较弱的孩子，在炎炎夏季，不耐暑气侵袭，故而发病。其发病与气候有一定的关系，一般发病时间多集中在6、7、8三个月；南方各省因夏季炎热时间较长，故集中发病时间亦相应较长。秋凉之后，症状自然消退。部分患儿可连续几年在每年入夏时发病，但除第一年外，以后发病相对症状较轻，病程亦较短。古籍中记载的"多溺暑热症"等或许类似于现代所说的夏季热。本病虽发于夏季，但无一般暑邪致病的特点，更没有暑温传变迅速、内陷营血，甚至闭窍动风的发病规律，病情多无急性变化，至秋凉后有自愈之机，预后较好。但其病程缠绵较长，往往可致津液耗损，从而变生他证，故仍需注意。

【临证经验】

（一）准确识病，防止误治

由于"夏季热"与普通的感冒发热表现很相似，所以有些家长看到孩子高烧后会到医院检查就诊，但"夏季热"患儿在经过血常规、大小便常规及其他相关化验及功能检查后，往往难以做出准确诊断。很多患儿被当作感染性疾病进行输液等治疗，而发热症状却无改善。或被当作不明原因发热，做了大量的化验及检查，给家庭带来经济负担。因此，本病关键在于识病和辨证。夏季热的症状可以简要地概括为"三多一少"，即多发热、多口渴、多尿、少汗。发热呈迁延性，热程可持续1～3个月，热型不定或不规则，体温多在38～39.5℃。外界气温愈热，体温愈高，服用退热药也只是使体温暂时下降，过后又会升高，只有在环境温度适宜，或秋季气候凉爽后，体温才会有所下降。到了秋凉之后，上述症状逐渐好转。

（二）辨明虚实，分期论治

小儿夏季热病机属性为虚实夹杂。疾病初期或中期，多表现为暑伤肺胃，实证为主，症见盛夏期间长期发热，气温越高，身热越高，皮肤灼热，少汗或无汗，口渴引饮，小便频数，烦躁，口唇干燥，舌质稍红、苔薄黄，脉数。治以清暑益气，养阴生津。方选王氏清暑益气汤加减。疾病日久，病变由肺胃及肾，肾阳不足形成上盛下虚证时，以虚证为主，表现为发热日久不退，朝盛暮衰，口渴多饮，尿多清长，甚至频数无度，少汗或无汗，精神萎靡或虚烦不安，面色苍白，下肢清冷，大便稀溏，舌质淡、苔薄白，脉细数无力。病位在心肾，肾阳不足，真阴亏损，心火上炎，治应温肾阳、清心火，温下清上，并佐以潜阳。方选温下清上汤加减。另有患儿表现为脾阳不振，除一般暑热症状外，多见饮食不佳，面色苍白，气短懒言，肢体乏力，尿多而清长，大便溏薄，舌质淡润，脉虚大或软弱无力，指纹淡。治疗以补脾益气，甘温除热为主，常用补中益气汤加减。

（三）饮食起居，综合调摄

除了积极配伍中药进行辨证论治外，饮食和调护也很重要。入夏之后要注意小儿饮食和营养，增强体质，保持住房空气流通与凉爽，适当服食一些健脾益气、养阴清热药物等，能有效地预防本病的发生。

【典型医案】

夏季热（脾阳不振，暑热外侵）

王某，女，11 个月。2005 年 7 月来诊。

代主诉：反复发热 20 余天。

现病史：20 余天前患儿出现不明原因发热，至当地诊所按"上呼吸道感染"予中西药物口服治疗 1 周，发热不退。后至外院查血常规示：白细胞 9.6×10^9/L，血红蛋白 116g/L，血小板 321×10^9/L，中性粒细胞百分比 76.5%，淋巴细胞百分比 20.4%。血培养连续 2 次回示"表皮葡萄球菌生长"，药敏试验提示"万古霉素"敏感，诊断为"败血症"，拟予万古霉素等抗感染治疗。家长因担心万古霉素副作用，前来我院求中医治疗。刻下症：发热，体温波动于 37.2～39℃，无咳嗽、流涕，无皮疹，纳一般，大便正常，小便次数多。

体格检查：舌质淡、苔白稍厚，指纹淡红。精神尚佳，咽充血。浅表未触及明显肿大淋巴结。心肺腹查体未见异常。神经系统查体未见异常。

入院后完善相关检查，拟诊断"败血症"，主管医师拟予万古霉素抗感染治疗，来笔者处会诊予中药治疗。患儿入院次日邀笔者查房，发现正值盛夏，患儿所住病房未开空调，温度明显高于其他病房，询问家长后知是由于担心开空调加重病情。患儿形体消瘦，精神尚可，虽发热，却汗出不多，查体无明显阳性体征，除血培养外，其他检查及化验均不支持感染性疾病，而且患儿频繁饮水，询问家长后得知患儿每日小便达15次，且尿量偏多。综合以上信息，笔者建议暂缓抗感染治疗，修改诊断为"夏季热"，证属"脾阳不振，暑热外侵"，嘱患儿家长打开房间空调，适当降低室内温度，并予下方治疗。同时，复查血培养。

处方：补中益气汤加减。

用药：生黄芪15g，党参6g，白术6g，当归6g，陈皮3g，怀山药15g，升麻3g，乌梅6g，甘草3g。3剂，浓煎，少量频服。

患儿入夜后体温渐降，服药次日，体温已降至37.5℃以下，未再反复，继续住院观察3天，本院血培养连续送检2次，电话汇报均未见致病菌生长。患儿体温自服药后未超过37.3℃，家长再次找笔者会诊开药巩固治疗并表示感谢。1个月后随访，患儿出院后经饮食及药物调理，体温正常，未再发热。

按语：本患儿为婴幼儿，发病时间正值盛夏，患儿外感暑邪，暑气熏蒸肺胃，肺胃蕴热，灼伤阴津，故发热持续不退，并伴口渴引饮；津液被灼，上焦枯涸，饮水不能解渴，则随饮随渴，大渴多饮；暑伤热气，肺脾气虚，不能化水，下趋膀胱，故多尿；汗尿同源，故少汗则尿多；结合患儿舌脉，形体消瘦，故符合"脾阳不振兼暑热外侵"，以"甘温除热"为治法，方选"补中益气汤加减"，方中重用黄芪为君，以补中气、固表气，且升阳举陷；党参、甘草大补元气，与黄芪君臣相伍，"黄芪补表气，人参补里气，炙草补中气"，李杲称此三味为"除湿热、烦热之圣药"，佐以白术、怀山药补气健脾，当归补养营血，陈皮使诸药补而不滞，升麻与柴胡助益气之品升提下陷之中气；加乌梅以养阴生津。诸药合用，既补益中焦脾胃之气，又升提下陷之气，正所谓"甘温除大热之法"。同时，辅以饮食调理，保持住房空气流通与凉爽。诸法合用，患儿体温很快降至正常，避免了过度抗感染治疗。

第二部分
病房会诊病例探讨

第一章　肺系病例会诊

第一节　先天性心脏病合并重症肺炎、呼吸衰竭

姓名：张某某　　性别：男

年龄：42天

入院时间：2015-01-01　　讨论时间：2015-01-19 14: 15

讨论地点：儿科办公室　　主持人：陈某某副主任医师

参加讨论人员：丁樱教授及名中医工作室部分成员，研究生若干名。

讨论目的：患儿先天性心脏病（房间隔缺损，3.3mm）合并重症肺炎，住院早期存在病情进展，积极治疗后病情改善，现科内讨论，确定下一步治疗方案。

相某某住院医师汇报病例：患儿张某某，男，42天，主因"咳嗽1天"于2015-01-14由门诊以"支气管炎"收入PICU。患儿系 G_2P_3 双胎之小，38^{+2} 周剖宫产，产后无窒息抢救史，出生体重2.68kg；1天前患儿无明显诱因出现咳嗽，痰少，偶有喷嚏，无流涕，无喘息，无发热及吐沫，哭闹较前增多，腹部稍胀，无呕吐、腹泻，无惊战及抽搐，家属予口服妈咪爱等药物，效果不佳，出现呼吸困难，奶量明显减少，来我院，门诊以"支气管肺炎"收入院。入院症见：精神反应欠佳，轻咳，有痰，鼻煽，点头呼吸，无发热，偶有喘息，无发绀，纳乳量少，大便正常，小便量少。入院后常规予头孢曲松抗感染及加强呼吸道管理，雾化、拍背、排痰及营养支持治疗。患儿咳嗽症状缓解不明显，完善心脏彩超，提示房间隔缺损：3.3mm。肺部CT、气道重建：①符合支气管肺炎并双肺局灶感染；②喉-气道三维重建显示：气管远端近分叉处管腔内高密度影，考虑痰栓，余所示气道及支气管未见明显狭窄。住院治疗2天后患儿咳痰增多，鼻煽，点头

呼吸较前加重，查体双肺呼吸音较前增粗，可闻及中小水泡音，查血气分析提示Ⅱ型呼吸衰竭，予CPAP辅助呼吸，并升级抗生素为美罗培南，患儿生命体征较前稳定。

目前诊断：

中医诊断：肺炎喘嗽（痰热闭肺型）。

西医诊断：1. 重症肺炎合并Ⅱ型呼吸衰竭。

　　　　　2. 先天性心脏病（房间隔缺损）。

病例讨论：

刘某某主治医师：根据患儿月龄小，起病急，病情重，以"咳嗽、喘息、呼吸困难"为主要临床表现。查体：鼻煽，点头样呼吸，轻微抬肩，三凹征阳性，口周无发绀，双肺呼吸音粗，可闻及中小水泡音，心率120次/分，胸骨左缘第2~3肋间可闻及收缩期吹风样杂音。入院后经积极抗感染，加强呼吸道管理治疗后病情缓解欠佳，复查肺部双源CT、气道重建：①符合支气管肺炎并双肺局灶感染；②喉-气道三维重建显示：气管远端近分叉处管腔内高密度影，考虑痰栓，余所示气道及支气管未见明显狭窄。心脏彩超提示先天性心脏病：房间隔缺损（3.3mm）；结合心肌酶升高、Ⅱ型呼吸衰竭等临床表现，考虑诊断为先天性心脏病合并重症肺炎、呼吸衰竭。患儿入院后查呼吸道合胞病毒阳性，降钙素原升高，考虑为病毒合并细菌混合感染，结合起病急，病程短，患儿住院期间加重属于疾病早期自然进展过程，予CPAP治疗，升级抗生素等对症治疗后目前病情好转，下一步需要进一步巩固治疗，治疗方案暂不变，适时脱机，动态观察患儿病情变化。

陈某某副主任医师：同意主治医师意见，患儿入院后咳嗽咳痰增多，呼吸困难，病情出现进展，经积极对症治疗后目前生命体征稳定，治疗有效；该患儿先天性心脏病，房间隔缺损（3.3mm），针对这个年龄段的患儿，可临床观察，暂不予特殊处理，部分患儿可自愈；但伴有房间隔缺损患儿肺部感染，疾病恢复较慢，容易进展加重，出现心衰、呼吸衰竭等，注意患儿补液量，减轻心脏负担及肺水肿，同时注意消化道症状，注意出入量平衡。结合患儿月龄偏小，急性起病，实验室检查呼吸道合胞病毒阳性，结合该病冬季好发，以喘憋、咳嗽为临床主要症状，考虑有呼吸道合胞病毒感染，患儿免疫功能偏低，容易合并细菌感染，结合实验室检查结果是降钙素原（PCT）升高，提示有病毒合并细菌感染指征，常见病原如肺链球菌、大肠杆菌等，头孢曲松作为一线肺炎推荐用药，多数可覆盖细菌病原，但患儿入院后症状有加重趋势，提示有耐药菌的可能，完善病原学检测，未见细菌阳性结果，同时患儿肺部 CT 提示有痰栓的可能，提示肺部有排痰能力的降低，西药予化痰等治疗，加强呼吸道护理，可更换抗生素，予升级抗生素联合抗病毒治疗后临床症状好转，提示治疗有效，建议继续给予目前方案执行。患儿病情较重，予西医治疗，有肠道菌群失调等副作用的可能，有房间隔缺损，体质柔弱，可予中药调节治疗，共同促进患儿恢复。

丁樱教授总结：中医方面：小儿重症肺炎属中医儿科学"肺炎喘嗽"范畴，多因外感毒邪，内蕴痰热，痰热壅肺，肺气郁闭，失于宣肃所致，加之患儿母体素虚，或孕期失于调护，胎儿经血未充，气血内亏，先天禀赋不足。患儿心气不足，血行无力，血流不畅，气血瘀滞，肺失宣肃，或热毒灼津，痰热互阻，则形成热入心营，正虚欲脱之变证。本病辨证首先要辨病位在气分还是营分，病机是痰热还是阳气虚脱，治疗上若为气营两清，应重在解毒；若为清热豁痰，应重在开窍；若为回阳救逆，应以扶正为要的原则，可随症予清营汤、麻杏石甘汤、生脉饮加减运用。

西医方面：小儿肺炎是造成发展中国家 5 岁以下儿童死亡的主要原因，而重症肺炎因病情危重，其死亡率占儿科住院病例死亡率第一位。由于患儿月龄小，呼吸系统尚未发育成熟，器官功能脆弱，肺部组织弹力差，血管丰富易充血，肺泡含气量低，容易痰液阻塞而致病情加重。另外患儿免疫功能差，起病急，病情发展迅速，容易出现机体代谢失常，水电解质平衡紊乱，心血管功能紊乱，脑缺氧，呼吸困难、嗜睡、惊厥，甚至合并呼吸循环衰竭死亡等可能。小儿肺炎病原种类繁多，一般而言，在发达国家，小儿肺炎多由病毒引起，而在发展中国家，细菌却是下呼吸道感染的第一位原因，即患急性病毒感染的下呼吸道感染患者也常合并细菌感染。本例患儿出生后 42 天患病，病原学检查提示呼吸道合胞病毒（RSV）感染，临床中目前有效的抗病毒药物种类较少，干扰素作为多肽分子，是被公认的一种广谱抗病毒药物，国内有医院报道试用效果可，但仍缺乏深入细致的作用机制研究，但中药是我国治疗小儿病毒性肺炎疗效肯定的药物。对于细菌性肺炎患儿，尤其是重症肺炎或者气管插管、人工机械通气患儿，应重视抗生素的合理应用及微循环障碍的问题，对于重症肺炎患儿在治疗中应注意全身炎症反应综合征（SIRS）并发急性呼吸窘迫综合征（ARDS）可能。小婴儿肺炎，需要注意并发症的可能，常见并发症如神经系统出现合并脑炎、消化系统出现肝损伤或者腹泻、心血管系统出现心衰或心肌炎、泌尿系统出现醛固酮增多症等，注意相关检查，不出现则预防出现，出现则积极治疗。该患儿有房间隔缺损的基础，肺炎恢复较慢，同时患儿提高抗生素级别及无创呼吸机辅助后，病情好转，治疗方案较强，考虑有耐药及免疫力较低的可能，中医药的参与可有效调节体质状态，缩短住院时间。预后：小儿肺炎是儿童时期的常见病和多发病，多数预后良好，但小儿重症肺炎是儿童呼吸道感染的严重问题，往往合并心力衰竭、呼吸衰竭、微循环障碍、DIC、ARDS等并发症，是小儿住院死亡的主要原因之一。对于重症肺炎患儿应注意早期识别，早期诊断，积极处理，可大大降低小儿肺炎的病死率。

第二节 类百日咳综合征合并重症肺炎、呼吸衰竭

姓名：王某某　　性别：女

年龄：7个月

入院时间：2015-05-15　　讨论时间：2015-05-25 09：57

讨论地点：PICU医生办公室　　主持人：陈某某副主任医师

参加讨论人员：丁樱教授及名中医工作室部分成员，研究生若干名。

讨论目的：患儿痉挛性咳嗽频繁剧烈，呼吸困难，初步诊断类百日咳综合征，今就患儿诊断、治疗进行讨论。

刘某某主治医师汇报病史：20天前患儿无诱因出现间断咳嗽，家属予止咳化痰药物治疗，咳嗽逐渐加重。10天前入住我院儿科呼吸病区住院治疗，完善相关检查后诊断为急性毛细支气管炎，予抗病毒、止咳化痰平喘对症治疗。3天前患儿咳嗽加重，呈阵发性痉挛性咳嗽，伴呼吸困难。既往患儿接种过百白破疫苗。查体：鼻煽，三凹征阳性，呼吸27次/分，双肺呼吸音粗，可闻及中细湿啰音及呼气相哮鸣音，心率122次/分，心律齐，心音可，未闻及病理性杂音。腹软，肠鸣音正常。血气分析提示Ⅱ型呼吸衰竭，遂转入PICU继续治疗。患儿呼吸困难进行性加重，鼻导管吸氧下无改善，遂予无创呼吸机辅助呼吸，予升级抗生素及联合丙种球蛋白静脉滴注及加强呼吸道管理等对症治疗。现症见：患儿神志清，精神反应差，面色苍白，眼睑浮肿，咳嗽，呈阵发性、痉挛性，咳甚有发绀，气促、憋闷，无发热，纳欠佳，小便短少，大便次数偏多，日5次，黄色稀糊状，无黏液、脓血，咽充血，舌质淡，苔白，指纹紫滞。今就患儿诊断、治

疗及预后进行讨论。

目前诊断：

中医诊断：肺炎喘嗽（肺脾气虚兼风热型）。

西医诊断：①类百日咳综合征。

②重症肺炎合并Ⅱ型呼吸衰竭。

病例讨论：

相某某主治医师：根据患儿7个月，急性起病，病初咳嗽较轻，逐渐加重演变为阵发性痉挛性咳嗽，气促、憋闷、咳甚，有血氧饱和度下降，精神反应差；血常规白细胞计数进行性增高，淋巴细胞计数增高，C反应蛋白及降钙素原正常，无发热，骨髓细胞学检查提示感染性骨髓象，血气分析提示Ⅱ型呼吸衰竭，查体示吸气性三凹征阳性，肺部呼吸音粗，可闻及中细湿啰音及呼气相喘鸣音，故目前考虑重症肺炎、类百日咳综合征、呼吸衰竭；另需注意特殊病原菌如腺病毒、巨细胞病毒及真菌感染可能，必要时再次送检病原学检查，进一步协助判断病情。本病小婴儿已进入痉咳期，伴有呼吸衰竭，病情危重。

陈某某副主任医师：根据患儿面色苍白，眼脸浮肿，咳嗽，呈阵发性，咳甚有发绀，气促、憋闷，纳差，便稀次频，咽充血，舌质淡、苔白，指纹紫滞，中医辨证为肺炎喘嗽，辨证属肺脾气虚兼风热。病因病机分析如下：小儿脏腑娇嫩，形气未充，肺气虚弱，腠理不密，外感风热之邪，由表入里，郁闭肺气，肺失宣降，可见咳嗽、气促。肺为储痰之器，脾为生痰之源，肺脾虚，聚湿生痰，可见喉间痰鸣，痰多；外感风热之邪，风为阳邪，善行数变，肝常有余，主疏泄，外风引动内风，可见刺激性痉挛性咳嗽、气促、憋闷等，脾虚可见面部白、痰多、纳差、大便稀等；舌质淡，苔白，指纹紫滞，为本虚标实之象。类百日咳综合征是由肺炎支原体、病毒及各种细菌等非百日咳杆菌病原体感染引发的，临床以痉挛性咳嗽，颜面部水肿，结膜充血，同时在咳嗽时会伴随鸡鸣样高调回声及呕吐为主要症状，甚至引起患儿脑病、颅内出血、肺不张以及肺炎等并发症的临床综合征。该患儿具有起病急，病程短，进行性加重等特点，治疗方案继续给予积极抗感染强化免疫治疗，继续给予机械通气，加强呼吸道管理，患儿咳嗽剧烈可改为鼻饲管喂养避免呛奶引起吸入性肺炎，注意动态监测血压情况，合并肺动脉高压时及时给予降压治疗。

丁樱教授总结发言：基本同意陈主任意见，患儿诊断目前考虑重症肺炎、类百日咳综合征、呼吸衰竭，诊断明确。下面我谈一下我的看法。中医方面：

本病可归属于"顿咳""痉咳""鹭鸶咳"范畴,《黄帝内经》云:"五脏六腑皆令人咳,非独肺也。"《诸病源候论·咳嗽候》:"肺咳,咳而引颈项而唾涎沫是也。……厥阴咳,咳而引舌本是也"。《幼科七种大全·治验顿嗽》:"顿咳一症,古无是名,由《金镜录》捷法歌中,有连声顿咳,黏痰至之一语。俗从而呼为顿咳,其嗽亦能传染,感之则发作无时,面赤腰曲,涕泪交流,每顿嗽至百声,必咳出大痰乃住,或所食乳食,尽皆吐出乃止。咳之至久,面目浮肿,或目如拳伤,或咯血,或鼻衄,时医到此,束手无策。遂以为此症最难速愈,必待百日后可痊。"《本草纲目拾遗·禽部》:"治肾咳,俗呼顿咳,从小腹下逆上而咳,连咳数十声,少住又作,甚则咳发必呕,牵掣两胁,涕泪皆出,连月不愈者,用鸬鹚涎,滚水冲服,下咽即止。"《医学真传·咳嗽》:"咳嗽俗名曰呛,连咳不已,谓之顿呛。顿呛者,一气连呛二三十声,少者十数声,呛则头倾胸曲,甚则手足拘挛,痰从口入,涕泣相随,从膺胸而下应于少腹。大人患之,如同哮喘,小儿患之,谓之时行顿呛。"小儿外感风邪,首先犯肺,肺卫受邪,时邪与伏痰搏结,阻遏气道,肺失宣达,上逆为患。病之初起,以肺气失宣的卫表症状为主,形似感冒咳嗽。继则邪郁化火,痰火胶结,气道为之阻遏,肺逆更甚,故出现痉咳阵作,发作之时,邪气犯胃则胃失和降,而见呕吐乳食;咳剧时,邪伤膀胱、大肠之气,可致二便失禁;若引动心、肝之火乘肺,则见衄血、咯血;肝气横逆则两胁作痛;气逆伤于血络,可见目睛出血。婴幼儿体禀不足,肺气娇嫩,可合并肺炎喘嗽,甚则可致昏迷、抽搐等变证。本证在早期多见实证,以痰浊阻肺为主,后期多见虚证,以气阴两虚为主。由于邪有轻重,患儿体质不同,故临床症状亦有差异,临证之时辨清邪之深浅、气之虚实是本病的辨证之关键。临床将其分为初咳期、痉咳期、恢复期辨证论治,注重肺、肝、脾、肾等多脏腑整体论治。患儿目前咳嗽频作,痰涎壅盛,呼吸困难,急则治其标,缓则治其本,治则以疏风清热、止咳化痰解痉为法。方予桑白皮汤加减,方药如下:

桑白皮 10g　黄芩 10g　川贝 10g　百部 10g　辛夷 6g　钩藤 6g

鱼腥草 10g　枇杷叶 6g　蝉蜕 6g　僵蚕 10g　地龙 10g　代赭石 30g

甘草 3g　车前子 10g

中药日半剂,分 3 次水冲服。

西医方面:流行病学资料显示,百日咳与类百日咳综合征是儿童众多慢性咳嗽中难以忽视的重要病因。二者临床症状十分相似,但从临床表现分析,二者难以鉴别,就定义而言百日咳是由革兰氏阴性鲍特菌属的多形性杆菌引起的一种传染性很强的呼吸道传染病，其病因主要为百日咳杆菌（百日咳鲍特菌）。世界卫生组织（WHO）近年来统计显示，在白喉－百日咳－破伤风联合疫苗（DTP）高覆盖下，百日咳发病率逐渐降低。类百日咳综合征病因尚未明确，通常是由肺炎支原体、流感嗜血杆菌、肺炎链球菌、卡他莫拉菌、大肠埃希菌、肺炎克雷伯杆菌、流感病毒、腺病毒、呼吸道合胞病毒、柯萨奇病毒以及副流感病毒等病原体引起的，有部分临床工作者将其称为类百日咳综合征。通常情况下，咳嗽属于人体保护性的反射，能够将机体中分泌物进行清除，而类百日咳综合征是由于呼吸道上皮破坏，呼吸道神经末梢暴露，气道出现高反应性，当气道因炎症出现水肿或痉挛时而变窄，使得分泌物较难排出，分泌物引起咳嗽，患儿出现频繁咳嗽时会不断刺激呼吸道神经末梢，从而反射性地引发痉挛性咳嗽。如果患儿没有得到及时有效的处理，很容易就出现呼吸衰竭、心搏骤停等危重情况。该患儿既往接种过百白破疫苗，咳嗽半个月逐渐进展痉挛性咳嗽，血常规以淋巴细胞增高为主，肺部症状较重，考虑肺炎合并有类百日咳可能性大，患儿进展较快，出现呼吸衰竭，予无创呼吸机辅助治疗，症状可好转，提示治疗有效，可继续巩固治疗。患儿肺炎较重，注意肺炎的并发症，如脑损伤、心衰、功能性腹泻、电解质紊乱等；患儿感染较重，病程较长，年龄较小，免疫力较低，可予人免疫球蛋白辅助治疗；患儿剧烈咳嗽，病史较长，阿奇霉素具有免疫调节作用，间接有缓解喘息及气道痉挛的作用，可增加口服阿奇霉素治疗。有研究发现利多卡因雾化吸入能够对气道平滑肌进行抑制，阻止迷走神经反射，减轻气道痉挛，但临床应用较少。此患儿感染重，出现呼吸衰竭，需要警惕中毒性脑病、心衰、休克等危及生命情况发生，后期应注意有发展为肺纤维化类疾病可能，需要长期随访；注意监测病程中可能出现的并发症，及时对症支持治疗。

第二章　脾系病例会诊

第一节　不完全肠梗阻合并脓毒血症案

时间：2018.4.25　　地点：儿科五病区示教室

参加人员：丁樱教授名医工作室成员及研究生，进修、规培医师。

李某某住院医师汇报病史：患儿吴某，男，2岁，主因"腹胀3天，发热2天，加重伴腹痛、皮疹1天"于2018年4月某某日某某时由门诊收入我院。患儿3天前无明显诱因出现腹胀、腹泻，色黄，完谷不化，稍稀，不臭，日5次，自行口服"蒙脱石散"，大便次数减少。2天前患儿出现发热，热峰39.9℃，自行使用退热药，体温可降至正常，但仍有腹胀，伴轻度腹痛，大便日1次，质稀，色黄，至某某医院查腹部彩超示肠系膜多发淋巴结，阑尾区未见明显异常。血常规：白细胞 11.7×10^9/L，中性粒细胞百分比81.1%，淋巴细胞百分比15.4%，C反应蛋白40.91mg/L，予中药颗粒剂口服，效差，仍腹胀、发热，体温波动在37.5~39℃。今日凌晨患儿腹胀加重，伴腹痛，胸腹部可见少量淡红色皮疹，压之褪色，遂至某某医院查腹部DR未见明显异常，予灌肠后，排黑糊样便2次，腹胀腹痛症状持续无缓解。为进一步诊治，遂至我院急诊就诊，复查血常规：白细胞 10.1×10^9/L，中性粒细胞百分比91.2%，淋巴细胞百分比6.5%，C反应蛋白140.45mg/L，急诊以"发热、皮疹、腹胀腹痛查因"为诊断收入院。入院症见：神志清，精神差，发热，体温38.9℃，腹胀，腹痛，以脐周为主，胸腹、背部以及耳后可见少量红色皮疹，1日余未进食，眠欠佳，小便量少，大便未见。

查体：患儿神志清，精神差，痛哭面容，胸腹、背部以及耳后可见少量红色皮疹，眼结膜充血，咽无充血，双侧扁桃体无肿大，表面未见脓性分泌物，呼吸 30 次 / 分，双肺呼吸音粗，未闻及干湿性啰音，心率 110 次 / 分，心律齐，未闻及病理性杂音，全腹膨隆，未见肠型及蠕动波，肝脏肋下 3cm 可触及，边锐质软，脾脏未触及，墨菲氏征阴性，未触及肿块，脐周压痛，阑尾区无压痛及反跳痛，肠鸣音亢进，8~10 次 / 分，双肾区无明显叩击痛，移动性浊音阴性。

中医望闻问切：患儿面黄无华，精神差，发热，腹胀腹痛，皮疹隐隐现于胸腹及耳后，纳差，尿少，病初大便次频质稀，今日未解，舌质淡、苔黄厚腻，指纹紫滞。

辅助检查：血常规：白细胞 10.1×10^9/L，中性粒细胞百分比 91.2%，淋巴细胞百分比 6.5%，C 反应蛋白 140.45mg/L；生化示：总胆红素 41.1μmol/L，直接胆红素 32.6μmol/L，总蛋白 47.8g/L，白蛋白 33.6g/L，球蛋白 14.2g/L，谷丙转氨酶 405.0U/L，谷草转氨酶 628.5U/L，碱性磷酸酶 313.7U/L，谷氨酰转肽酶 203.2U/L，乳酸脱氢酶 464.5U/L，肌酐 23.8μmol/L，总胆固醇 2.22mmol/L，三酰甘油 0.42mmol/L，钠 132.0mmol/L，氯 94.6mmol/L，磷 0.72mmol/L，淀粉酶 31.0U/L，脂肪酶 100U/L；大便常规正常；血栓止血：凝血酶原时间 15.5 秒，国际标准化比值 1.30INR，纤维蛋白原 7.52g/L，凝血酶时间 13.5 秒，D- 二聚体测定 16.36mg/L（2018 年 4 月 21 日，我院）。头颅及腹部 CT 示：①头颅 CT 扫描未见明显异常；②双肾密度欠均匀，多发高密度影，进一步检查；③提示不全性肠梗阻征象，结合临床病史考虑。胸腹部彩超示：部分肠管增宽、肠内容物较多；心内结构未见明显异常，心功能正常。

目前诊断：

中医诊断：腹痛（气滞血瘀兼湿热型）。

西医诊断：

1. 不完全肠梗阻。

2. 脓毒血症。

3. 肝损伤。

4. 电解质紊乱。

病例讨论：

张某某主治医师：患儿起病急，病程短，以"腹痛、腹胀、发热、皮疹"为主要临床表现。查体：精神差，发热，皮疹，呼吸、心率加快，腹胀腹痛，肠鸣音亢进，辅助检查提示炎症指标明显升高，血液高凝状态，肝损伤。故考虑诊断为：①不完全性肠梗阻；②脓毒血症；③肝损伤；④电解质紊乱。治疗方面：

继续给予加强抗感染治疗，禁食水，胃肠减压，纠正水电解质紊乱和酸碱平衡，加强肠外营养，必要时请外科会诊，协助诊疗。

闫某某主任医师：依据患儿目前病史症状及体征，结合实验室及辅助检查，考虑：①不完全肠梗阻；②脓毒血症；③肝损伤；④电解质紊乱。诊断成立。但是结合患儿"腹痛、腹胀、发热、皮疹"临床症状，还应从下列几点分析考虑并予以鉴别诊断：

（1）感染因素：①腹腔脏器感染？患儿以腹胀腹泻起病，现发热、腹痛、腹胀，炎症指标升高明显，故应考虑腹腔脏器感染，如急性阑尾炎、急性胃肠炎、腹膜炎、肝脓肿等，且患儿年龄较小，表达不清，存在误诊或漏诊可能，建议动态监测患儿症状变化，及时对症检查治疗。②感染中毒性肝炎？中毒性肝炎是继发于化学毒物、药物、生物毒素等出现的肝脏中毒性病变，临床以恶心、呕吐、腹痛等为临床表现，患儿入院查肝酶升高明显，查体肝脏肋下 3cm 可触及，建议完善腹部超声及相关病毒抗体予以排除。③ EB 病毒感染？EB 病毒感染可涉及全身各个器官，一般有发热、食欲减退、恶心、呕吐、腹泻、全身淋巴结肿大、肝脾肿大、皮疹等，个别病例可出现神经系统症状，建议完善 EB 病毒抗体及核酸定量监测协助诊疗。

（2）非感染因素：①急性胃肠道功能障碍？急性胃肠道功能障碍是继发于创伤、烧伤、休克和其他全身性病变的一种胃肠道急性病理改变，以胃肠道黏膜损害及运化和屏障功能障碍为主要特点，临床可表现为腹胀、消化道出血、腹膜炎及全身感染重度症状，结合患儿症状、体征，此病暂不能除外。②不典型川崎病？患儿反复高热，眼结膜充血，发热，皮疹，肝脏肋下可触及，炎症指标明显升高，血液高凝状态，故考虑不能排除不典型川崎病可能。川崎病以发热、皮疹、颈部非化脓性淋巴结肿大、眼结膜充血、口腔黏膜弥漫充血、杨梅舌、掌跖红斑、手足硬性水肿等为主要临床表现，病理改变为全身性血管炎，可累及多脏器，包括心、脑、肝、胃肠道、肺、肾等，建议完善血沉等相关检查，动态监测心脏超声，注意冠状动脉变化。

丁樱教授总结发言：疑难病例讨论是对于患者病情和诊断的总结和梳理，是理论和实践之间联系的重要平台，它反映了一个团队对疑难疾病诊治的水平。在这个平台上，年轻医生要通过观摩上级医师对患者的病情分析、病因探讨、诊疗计划等环节，打开思路，培养自己的思考力和判断力。就此患儿病因分析同意闫主任意见。下面我补充一下我的个人观点：

中医方面：不完全性肠梗阻以"痛、吐、胀、闭"为主要临床表现，属中医学"腹痛""腹胀""肠结""关格"等病范畴。腹部为六腑所居，奇经交汇之处，六腑为传化之腑，其生理特点为泻而不藏，实而不满，以通为用，以涩滞上逆为病；本病的发生主要是由于肠道内湿热蕴结，气机失调，脾胃运化失司，经脉气血阻滞所致，其临床诱因多与内伤饮食、劳逸过度、七情失调、外感寒热、虫积等关系密切，总病机为腑气不通、气机升降失调，不通则痛或不荣则痛。病变脏腑涉及肝、胆、脾、肾、膀胱、大小肠，以实证居多，虚证偏少，可虚实夹杂，寒热错杂，其辨证要点首辨腹痛性质之寒热虚实，次辨腹痛缓急，最后辨腹痛部位，治疗上以"通"为用，实则祛邪疏导、清热利湿解毒，虚证温阳益气、散寒止痛，兼顾理气运脾行壅、行气活血化瘀。另外，中医特色疗法如艾灸、针刺、中药保留灌肠、贴敷或封包在临床治疗不完全性肠梗阻中也具有较好的效果。

西医方面：此病例讨论的重点在于患儿肠梗阻合并脓毒血症，并伴有持续高热、皮疹，实验室检查提示肝损伤、电解质紊乱、高凝血症，难点在于是否可以用一元论解释患儿所有临床症状。患儿以腹胀、腹泻起病，存在明确的消化道感染病史，后病情逐渐加重，出现高热、腹部压痛、皮疹，实验室检查回示炎症指标明显升高，这些均为感染加重的临床表现。脓毒血症是由感染引起的全身炎症反应综合征，按严重程度可分为脓毒血症、严重脓毒血症、脓毒性休克。脓毒血症可由机体任何部位的感染引起，常见的有肺炎、腹膜炎、泌尿系统感染、蜂窝织炎、脑膜炎等。由于细菌内毒素或炎症介质在体内大量释放，机体出现失控的炎性反应、免疫功能紊乱、高代谢状态、肠道菌群失调、凝血功能紊乱及多器官功能损害，并发皮疹、肾衰竭、肝衰竭、脓毒性休克等多脏器功能不全或衰竭，由此可以以"一元论"从患儿肠道梗阻继发感染并导致脓毒血症解释患儿目前病情，但仍应注意其他情况可能。如闫主任所说，注意动态观察患儿病情变化，积极完善相关辅助检查。治疗上，目前首先应积极控制感染，必要时予静脉注射人丙种球蛋白免疫支持治疗，以纠正脓毒血症；暂禁食，加强营养支持，纠正水电解质紊乱和酸碱失衡，注意肠道微生态治疗，恢复胃肠道功能。另外，患儿急性肝损伤除考虑感染性因素外，还应注意病毒性、药物性、自身免疫性等因素，建议下一步完善相关检查协助诊疗。

第二节 泄泻、先天性免疫缺陷病案

姓名：吴某某 性别：男

年龄：6个月23天

入院时间：2017-04-10 讨论时间：2017-04-17 10:30

讨论地点：PICU医生办公室 主持人：陈某某副主任医师

参加讨论人员：丁樱名中医工作室部分成员，规培生、研究生若干名。

讨论目的：就患儿的诊断进行讨论。

刘某某住院医师汇报病例：患儿吴某某，男，6个月23天，以"泄泻2月余，加重伴发热1周，精神差、浮肿1天"为主诉，由门诊于2017-04-10收入病房。

2个月前患儿无明显诱因出现泄泻，每日5~6次，量中等，稀糊状便，含有黏液，无脓血便，无发热，偶有呕吐，非喷射性，呕吐物为胃内奶汁，精神可，纳乳量可，小便量正常，未予特殊治疗，腹泻无明显好转，大便性状同前。1个月前（2017-03-01）因泄泻加重，每日8~9次，蛋花汤样便，量中等，含有不消化奶瓣、黏液，无脓血便，纳乳差，小便量可，就诊于我院门诊，给予中药口服治疗10天，患儿泄泻缓解，大便每日1次，黄糊状。20天前患儿再次出现泄泻，每日5~6次，稀水样便，含有奶瓣、黏液，量中等，无血便，气味酸臭，家属未予特殊治疗，自行口服肠道益生菌治疗，病情无明显好转。7天前患儿泄泻加重，每日7~8次，性状同前，伴有发热，体温最高39.0℃，无咳嗽、咳痰，自行物理降温，体温可降至正常，每日2~3次热峰。1天前患儿突然出现精神差，全身浮肿，纳乳少，尿少，为求进一步系统治疗，遂来我院。

入院症见：患儿神志清，精神反应差，面色㿠白，乏力、睡眠多，指凹性浮肿，无发热，阵发性咳嗽，少痰，无喘息、流涕，无吐沫、呻吟样呼吸，前囟、眼窝凹陷，哭时无泪，口唇干燥，皮肤弹性差，大便每日5~6次，黄色水样便，含有不消化奶瓣，夹有黏液，无脓血便，量中等，小便量少，纳乳差。入院后实验室检验：大便常规：大便颜色黄色，大便状态糊便，白细胞0~1个/HP，红细胞0个/HP。生化检查：总蛋白25.1g/L，白蛋白14.3g/L，球蛋白10.8g/L，谷丙转氨酶75U/L，钾2.74mmol/L，钠135mmol/L，钙0.92mmol/L，肝酶、心肌酶、肾功基本正常。尿常规：尿蛋白（－），白细胞（－），葡萄糖（＋＋），比重≤ 1.005，pH 值 5.5，微白蛋白（－）。免疫球蛋白 G<0.333g/L，免疫球蛋白 A 为 0.068 5g/L，免疫球蛋白 M 为 0.147g/L，免疫球蛋白 E 为 6.84IU/mL，补体 C3 为 0.848g/L，补体 C4 为 0.234g/L。神经元烯醇化酶 13.6ng/mL。心电图正常。查体：T：37.6℃，P：145 次 / 分，R：38 次 / 分，BP：91/54mmHg，Wt：8.6kg，神志清，精神反应差，营养中等，面色㿠白。全身皮肤黏膜无黄染及出血点、皮疹，针刺部位可见瘀斑，四肢浮肿明显，皮肤弹性差，浅表淋巴结未触及肿大。头颅大小无畸形、包块，前囟稍凹陷，约 1.5cm×1.5cm。双侧眼睑浮肿，巩膜无黄染，结膜无充血，眼窝无凹陷，双侧瞳孔等大等圆，对光反射灵敏，耳鼻无畸形，无鼻煽，口唇干，口周无发绀，口腔黏膜光滑完整，咽腔充血。颈软，无抵抗。气管居中，胸廓对称无畸形，三凹征阴性，双肺听诊呼吸音粗，未闻及干湿性啰音。心率 145 次 / 分，心律齐，心脏各瓣膜听诊区未闻及病理性杂音。腹部膨隆，叩诊鼓音，无腹肌紧张，无压痛及反跳痛，未触及明显包块，未见肠型及蠕动波，肠鸣音 3~4 次 / 分，肝脏肋下约 1cm，质软边锐，脾脏肋下未触及。肛周潮红，局部皮肤破溃。脊柱、四肢无畸形，关节活动灵活。

病例讨论：

刘某某主治医师：患儿月龄小，病程迁延，以"反复腹泻、全身浮肿、低热"为主要临床症状；实验室检查回示大便常规基本正常，严重低蛋白血症、电解质紊乱、免疫功能低下、尿葡萄糖阳性；目前精神反应差，前囟凹陷、全身浮肿，呼吸、心率偏快，生命体征不稳定。结合患儿病史症状及体征、实验室检查考虑诊断为：蛋白丢失性肠病。本病为一大类疾病，其病因有：①肠道炎症性疾病：克罗恩病、嗜酸性胃肠炎、溃疡性结肠炎；②肿瘤：如淋巴瘤、胃癌；③自身免疫性疾病：系统性红斑狼疮、类风湿性关节炎；④心血管疾病：心力衰竭；⑤淋巴管异常：原发性小肠淋巴管扩张症；⑥肠道缺血：肠系膜血栓性静脉炎；⑦肠道过敏：小儿牛奶过敏、蛋白过敏；⑧肠道感染性疾病：肠结核等。建议住院期间进一步完善相关检查以进一步明确诊治。患儿目前生命体征不稳定，暂予对症支持治疗为主，纠正低蛋白血症，维持电解质平衡，动态监测患儿生命体征。

陈某某副主任医师：临床导致中低蛋白血症的主要原因包括蛋白的摄入不足或吸收不良，蛋白质合成障碍、长期大量蛋白丢失和蛋白质分解加速，而严重低蛋白血症是患儿浮肿的主要原因，结合此患儿反复腹泻，尿常规蛋白阴性，无肿瘤创伤、甲状腺功能亢进等继发因素，考虑患儿低蛋白血症的主要原因在于胃肠道丢失，建议完善粪便 α1- 抗胰蛋白酶，锝 -99m 标记人血清蛋白核素显像，腹部 CT、胃肠道内镜等相关检查协助诊疗。另患儿实验室检查结果回示免疫球蛋白明显降低，先天性免疫缺陷病亦需考虑。本病亦可因免疫球蛋白缺乏出现反复胃肠道感染而反复腹泻，最终出现严重低蛋白血症及其他营养因子缺乏，其可出现与蛋白丢失性肠病类似临床表现，二者鉴别主要是免疫因子监测及基因检测，建议送检基因筛查。患儿尿常规示葡萄糖阳性，且尿相对密度偏低，电解质紊乱，应注意有无肾小管疾病可能，建议完善肾小管功能相关检查及尿有机酸代谢分析，协助诊疗。

丁樱教授总结病例：

（1）中医方面：泄泻是小儿常见疾病，早在《黄帝内经》中已有飧泄、濡泄的记载，宋代以后多称为泄泻，如《幼科金针·泄泻》中曰"泄者，如水之泄也，势犹纷绪；泻者，如水之泻也，势惟直下。为病不一，总名泄泻"。小儿泄泻有内因和外因之分，外因责之于感受湿邪，或兼风、寒、暑、热等邪而为病，内因责之于乳食或脾胃虚弱，主要病变在脾胃，病机关键为脾胃受损、升降失司，水谷不分，混杂而下。盖胃主收纳腐熟水谷，脾主运化水谷精微，若脾胃受损，则饮食入胃之后，水谷不化，精微不布，清浊不分，合污而下，致成泄泻。此患儿泻下次频良多，质稀如水，精神萎靡，眼窝、囟门凹陷，哭时无泪，皮肤干燥，偶咳嗽，低热，舌质红少津、苔少，指纹紫滞，四诊合参辨病属"泄泻"，证属气阴两伤兼风热，方选人参乌梅汤加减。本案患儿月龄较小，可予颗粒剂型服用。本证多发生于湿热泻重症之后，病情迁延不愈所致，以精神萎软，皮肤干燥，小便短少为特征，久病耗气伤阴则见神萎乏力，眼窝及前囟凹陷，啼哭无泪，若不及时救治，则可能很快发展至阴竭阳脱之证。

（2）西医方面：免疫缺陷病是指免疫系统中任何一个成分或多个成分的缺乏或功能缺陷导致的免疫功能障碍，引起机体防御功能下降或部分下降并由此引起的一组临床综合征。临床中引起儿童慢性腹泻的免疫缺陷病主要有：①普通变异型免疫缺陷病。王华枫等报道了上海交通大学医学院附属仁济医院 10 例以消化道症状慢性腹泻为主要表现的普通变异型免疫缺陷病，发现其中 2 例伴有间断发热，所有患者均伴有明显低钾血症及不同程度低蛋白血症，全部病例均检测到免疫球蛋白 G、免疫球蛋白 A、免疫球蛋白 M 降低，4 例存在胃肠道感染，主要为寄生虫、结核、EB 病毒及真菌感染，胃肠镜表现呈多样性，主要有十二指肠球部及结肠结节样增生、小肠溃疡、绒毛变钝等表现，7 例存在脾脏肿大，3 例合并自身免疫性疾病，3 例存在肾小管酸中毒。而此患儿除了反复腹泻外，实验室检查提示严重低蛋白血症、低钾血症、电解质紊乱、免疫球蛋白缺乏、肾小管功能异常，故考虑普通变异型免疫缺陷病可能性大，建议进一步完善基因等相关检查协助诊疗。②性联无丙种球蛋白血症。多数患儿在出生后 6～9 个月出现反复化脓性感染和严重持续性腹泻，目前认为此病是 X 染色体的 Bruton 酪氨酸激酶基因缺失或突变，不能传导信号，而使 B 细胞发育受阻，成熟 B 细胞数目减少或缺失，血免疫球蛋白 G、免疫球蛋白 A、免疫球蛋白 M 降低或缺如，部分患儿长期腹泻、体重不增、大便培养阴性，应注意予以鉴别。

第三章 肾脏风湿免疫病例会诊

第一节 肾病综合征合并乙肝病毒感染

姓名：侯某某　　性别：男

年龄：17 岁

入院时间：2013-04-20　　讨论时间：2013-04-23　14：15

讨论地点：丁樱教授名老中医工作室　　主持人：陈某某副主任医师

参加人员：丁樱名中医工作室部分成员及研究生若干名。

讨论目的：侯某某患者疑难病案讨论，确定下一步治疗方案。

张某某住院医师汇报病史：患者侯某某，男，17 岁，因"浮肿伴尿检异常 1 个月"为主诉由门诊以"肾病综合征"收入我科。入院前 1 个月感冒后出现颜面、双下肢浮肿，于当地肿瘤医院查尿常规：蛋白（+++），隐血（+++）；血生化：血清白蛋白 24.3g/L，总胆固醇 9.54mmol/L，尿素 8.7mmol/L，肌酐 100.6μmol/L，诊为"肾病综合征"，予阿托伐他汀、替米沙坦、双嘧达莫片及呋塞米片等口服，水肿减轻，但尿检无好转。今为求进一步系统治疗，门诊以"肾病综合征"为诊断收入我科。入院症见：患者神志清，精神可，全身无明显浮肿，自觉乏力，手足心热，纳少，眠可，大便正常，小便量可，有泡沫。舌质暗淡、苔白略厚，脉弦。既往史：发现乙肝大三阳 5 年余，未治疗。入院后查尿常规：蛋白（+++），隐血（++），红细胞（++）/HP；24 小时尿蛋白 4.7g；血生化：血清白蛋白 31.3g/L，总胆固醇 8.26mmol/L，尿素 7.1mmol/L，肌酐 90.5μmol/L，丙氨酸氨基转移酶 41.9U/L，天冬氨酸氨基转移酶 29.5U/L；补体 C3 为 1.17g/L，补体 C4 为 0.23g/L；PCR-HBV-DNA（内标法）：7.67E+08IU/mL；

乙型肝炎病毒表面抗原（+），乙型肝炎病毒 e 抗原（+），抗乙型肝炎病毒核心抗体（+）。行肾脏穿刺，肾脏病理结果示：光镜下，8/28 小球硬化废弃，8/28 节段硬化、粘连，小球不同程度弥漫增生，以中度系膜基质增生为主，基膜、球囊弥漫节段不规则增厚，足细胞局灶节段肥大，内皮细胞未见明显异常。局灶节段系膜区、内皮下团块、颗粒状嗜复红物沉积。肾小管间质部分上皮细胞肿胀、细颗粒变性，小管腔内可见少量蛋白管型，约 15% 小管萎缩，萎缩小管周围间质纤维化和单个核细胞浸润，灶性间质内泡沫细胞浸润。部分小动脉内膜下节段玻变。免疫荧光：IgM 小球弥漫节段毛细血管壁（++）；IgG、IgA、C3、C4、C1q、FIB、HBsAg、HBcAg（－）；COL4α3、COL4α5 表达正常。诊断意见：考虑 FSGS（经典型，小球 28.57% 废弃、28.57% 节段硬化，小管间质轻度慢性病变）。

目前诊断：

中医诊断：尿浊病（气阴两虚兼血瘀）。

西医诊断：①肾病综合征（肾炎型；FSGS）。

②慢性乙型病毒性肝炎 e 抗原阳性。

病例讨论：

李某某主治医师：患者以大量蛋白尿、低蛋白血症、高脂血症、水肿、肾功能异常为主要临床症状，肾脏病理结果提示局灶节段硬化，临床考虑为肾炎型肾病综合征，患者住院期间查乙肝病毒相关抗原抗体提示"大三阳"，乙肝病毒 DNA 复制程度高，提示乙肝病毒感染。治疗上给予足量激素诱导尿蛋白转阴，并联合恩替卡韦抗病毒治疗。

翟某某主任医师：局灶节段性肾小球硬化是一种临床和病理均具特点的临床较为难治的肾小球疾病，临床表现以大量蛋白尿或肾病综合征为主要临床表现，病理以局灶和节段分布的硬化性病变为特点，根据病因和发病机制分为原发性、遗传性和继发性三大类。2004 年国际肾脏病理学会发布了权威的病理分类，包括门部型、顶端型、细胞型、塌陷型和经典型（NOS 型），免疫荧光表现为 IgM 或 C3 在肾小球硬化部位呈高强度团块状沉积，未硬化的肾小球阴性，有时系膜区可见 IgM、IgG、IgA 微弱阳性。结合肾脏病理检查结果，本例患者属于经典型局灶节段硬化症伴部分肾小球废弃及小管间质慢性病变，但是免疫荧光 IgM 小球弥漫节段毛细血管壁（++），应注意 IgM 肾病进展至 FSGS，建议完善电镜检查协助诊疗。患者为乙肝"大三阳"，病毒复制较高，建议首予抗病毒治疗，激素及免疫抑制治疗暂缓。

丁樱教授：中医方面：就肾病综合征而言，祖国医学将其归属于"尿浊"及"水肿"之"阴水"范畴，但是部分患儿经临床利尿对症治疗后临床常不具有水肿的表现，同时临床证候虚实寒热错杂，故不能简单以"阴水"和"阳水"区分。儿童难治性肾病病因病机复杂，但不外乎"虚""实"两端。"虚"责之本虚，儿童脏腑娇嫩，形气未充，肺脾肾成而未全，全而未壮，加之藩篱不固，外邪易伤肺脾肾三脏。"实"则是指"邪实"，常以风邪、湿邪、热邪、毒邪、瘀血为患。《诸病源候论·水肿病诸候》："肿之所生也，皆由风邪寒热毒气，客于经络，使血涩不通，壅结皆成肿也。"而其中，外感风邪、湿热内阻、瘀血凝聚是难治性肾病综合征区别于其他普通肾病综合征的主要病机之所在。本病临证论治需注意以下两点：①辨证施治，去菀陈莝。基于小儿肾病综合征常见标证，以外感风邪、湿热蕴结、肾络瘀阻论述，治以宣肺祛风、清热利湿、活血化瘀，兼以顾护正气。②急则治标，兼顾脾胃。脾胃为后天之本，气血生化之源，是运化、转输水液的重要一环，脾胃盛衰与肾病预后密切相关。脾胃盛，则体质强健，外邪得抗；脾气运，则水湿得化。肾病患儿病程日久，易损伤脾肾，耗伤气血，运化失司，正气亏虚，难以抵御外邪。中药以"益气养阴、活血化瘀"为则，方用"肾病方"加减。具体方药如下：

黄芪 30g	太子参 10g	桑寄生 10g	盐菟丝子 10g
生地黄 15g	当归 15g	丹参 15g	凌霄花 15g
茵陈 30g	陈皮 10g	炒麦芽 10g	炒山楂 10g
甘草 6g			

煎服法：7剂，水煎服，日1剂，早晚分服。

西医方面：肾病综合征患儿的肾脏病理改变以微小病变为主，病理类型属于 FSGS 型的患儿较少，约占 7%~20%。FSGS 激素耐药或依赖型较多，有研究报道，激素治疗半年，完全缓解率仅 50%，该类型治疗比较棘手，临床预后明显较差，约有 60% 的病例 10 年后进展为终末期肾病。FSGS 合并有慢性乙型病毒性肝炎 e 抗原阳性，给治疗带来一定困难。一方面，FSGS 通常需延长激素治疗周期，可延长至 10 个月，但这又可能导致乙肝病毒激活。大量的临床证实，即使 HBV-DNA 阴性的患者在使用糖皮质激素、免疫抑制剂治疗时也会短期内出现 HBV-DNA 转阳性（排除再感染情况）。另一方面，FSGS 单纯激素治疗往往效果欠佳，后期通常需要联合免疫抑制剂治疗，如环磷酰胺或利妥昔单抗可加重

HBV 复制，应避免用于未经治疗的 HBV 感染复制患儿。因此，治疗上必须要兼顾两个疾病，抗乙肝病毒治疗和激素、免疫抑制剂治疗的配合、选择、剂量、疗程等问题需要重点关注。一方面，抗乙肝病毒治疗应贯穿整个肾炎治疗过程。相关指南中指出，对于因其他疾病而接受化疗、免疫抑制剂特别是肾上腺皮质激素治疗的 HBsAg 阳性患者，即使 HBV-DNA 阴性和 ALT 水平正常，也应在治疗前至少 1 周预防性给予抗病毒治疗直至免疫抑制剂治疗停止后 6~12 周或更长时间，抗病毒治疗中一旦发现耐药，要尽早给予救援治疗，联合用药，协同增强抗病毒作用。另一方面，治疗过程应注意结合肝酶情况，如肝酶升高，提示可能处于乙肝活动期；如果肝酶不高，可加用激素。另外，应定期复查肝功能、乙肝五项、HBV-DNA 等指标了解乙肝病情。

目前已应用于临床的抗 HBV 核苷（酸）类似物药物有 5 种。①拉米夫定：不良反应发生率低，安全性类似安慰剂，但随治疗时间延长，病毒耐药突变的发生率增高。②阿德福韦酯：联合拉米夫定，对于拉米夫定耐药的慢性乙型肝炎能有效抑制 HBV-DNA，促进 ALT 复常，且联合用药者对阿德福韦酯的耐药发生率更低。③恩替卡韦：长期随访研究表明，对达到病毒学应答者，继续治疗可保持较高的 HBV-DNA 抑制效果。日本一项研究显示恩替卡韦 3 年累积耐药率为 1.7% ~ 3.3%。研究结果还提示，拉米夫定治疗失败患者使用恩替卡韦亦能抑制 HBV-DNA、改善生化指标，但疗效较初治者降低，且病毒学突破发生率明显增高，故不宜再提倡。④替比夫定：总体不良事件发生率和拉米夫定相似，但治疗时发生 3 ~ 4 级肌酸激酶升高者较拉米夫定多。⑤替诺福韦酯：与阿德福韦酯结构相似，但肾毒性较小，其抑制 HBV 的作用优于阿德福韦酯，未发现与替诺福韦酯有关的耐药突变。

此例患者合并乙肝病毒感染，建议完善电镜检查排除继发因素。治疗上，患者出现大量蛋白尿，低蛋白血症，HBV-DNA 显著升高，建议首先给予抗病毒（可选用阿德福韦酯或替诺福韦酯）及抗凝、活血化瘀保护肾脏治疗，待病情稳定后加用足量激素诱导尿蛋白转阴。若单纯激素治疗可能效果不佳，必要时联合其他免疫抑制剂协同治疗。应注意定期复查肝功能、乙肝五项、HBV-DNA 等指标。

第二节　急性肾小球肾炎

姓名：董某某　　性别：女

年龄：6 岁 6 个月

入院时间：2013-05-01　　讨论时间：2013-05-05 14：15

讨论地点：丁樱教授名老中医工作室　　主持人：陈某某副主任医师

参加讨论人员：丁樱教授及名中医工作室部分成员，研究生若干名。

讨论目的：董某某患儿疑难病案讨论。

张某某住院医师汇报病史：患儿董某某，女，6 岁 6 个月，以"反复浮肿伴尿检异常 2 个月，间断肉眼血尿 10 天"为主诉入院。患儿 2 个月前足部外伤后出现双下肢浮肿，无肉眼血尿，无尿频、尿急、尿痛等，至鄢陵县人民医院查尿常规：蛋白（＋），隐血（＋＋＋），红细胞 9 个 /HP；血生化：白蛋白 28g/L，抗O：702IU/ml，钾 3.36mmol/L，钠 176mmol/L，氯 87mmol/L，钙 0.77mmol/L，二氧化碳 20mmol/L，肾功能正常，C3 不详，诊为"急性肾小球肾炎"。住院治疗 5 天（用药不详），尿检正常后出院。1 个月前无明显诱因再次出现双下肢浮肿，尿量减少，查尿常规：蛋白（＋＋＋），隐血（±）；血生化：白蛋白 34g/L，抗O：422IU/mL，HBsAg 阴性，血脂正常，C3 不详。于门诊口服青霉素类抗生素，症状缓解不明显，浮肿逐渐加重。至鄢陵县人民医院查血生化：白蛋白 17g/L，三酰甘油 1.98mmol/L，总胆固醇为 9.09mmol/L；尿常规：蛋白（＋＋＋）、隐血（－），予红花针、舒血宁针、川芎嗪针静脉滴注，口服泼尼松片（30mg/d，晨顿服，4 月 17 日服用至今）、双嘧达莫片、阿托伐他汀片、钙片等。其间间断应用利尿剂，患儿仍浮肿，尿量减少，尿蛋白波动于（＋）～（＋＋＋），隐血波动于（＋＋）～（＋＋＋）之间。10 天前间断出现肉眼血尿，呈葡萄酒样红色，持续 5 天左右缓解，为求进一步系统治疗，遂入我科。入院症见：患儿神志清，精神可，眼睑及双下肢浮肿，手足心热，自汗、盗汗，平素易感冒，纳少，睡眠安，大便正常，小便量少，色黄，多泡沫。舌质红、苔黄，脉细数。入院后辅助检查：尿常规：蛋白（＋＋），隐血（＋＋），红细胞 9 个 /HP；24 小时尿蛋白定量 2.3g。血生化：白蛋白 20g/L，抗 O：152IU/mL，C3：1.10g/L，肾功能正常。肾脏病理：光镜下16/20 小球球性或节段系膜细胞、内皮细胞增生伴炎细胞浸润呈分叶状，3/26（2

个中型，1个小型）细胞性新月体，4/26 小球节段系膜细胞中度增生伴内皮细胞肿胀、成对，足细胞弥漫节段肥大，节段脱落，局灶节段上皮下颗粒、短线状嗜复红物沉积，基膜局灶节段不规则增厚；肾小管上皮细胞肿胀、细颗粒变性，偶见小管腔内蛋白、红细胞管型，间质灶性单个核细胞浸润，间质血管内皮细胞肿胀；荧光：IgG 毛细血管袢弥漫球性颗粒、环状沉积（+++），C3 毛细血管袢弥漫球性颗粒、环状沉积（++）。综上诊断为毛细血管内增生性肾小球肾炎。

目前诊断：

中医诊断：水肿（气阴两虚兼血瘀）。

西医诊断：急性肾小球肾炎。

病例讨论：

刘某某主治医师：患儿以皮肤感染后出现反复浮肿伴尿检异常，近 10 天出现发作性肉眼血尿，实验室检查回示抗"O"升高，低蛋白血症，大量蛋白尿，肾脏病理回示毛内增生性肾小球肾炎，目前考虑急性肾小球肾炎可能性大，但患儿入院查补体正常，大量蛋白尿，考虑治疗上继续半量激素口服联合抗感染、活血化瘀保护肾脏治疗。

翟某某主任医师：患儿发病前有皮肤感染史，外院查抗"O"升高，C3 不详，临床表现为肾炎型肾病综合征，结合实验室检查，目前排除紫癜性肾炎、系统性红斑狼疮、IgA 肾病等继发性因素，肾脏病理示以毛内增生改变为主，免疫荧光示 IgG、C3 呈花环状于毛细血管袢沉积，发病前有皮肤感染史，考虑诊断为重型急性肾小球肾炎。患儿入院查补体正常，考虑符合急性肾炎 C3 在 6~8 周恢复的特点。治疗上患儿目前大量蛋白尿伴发作性肉眼血尿，治疗上建议半量激素联合雷公藤多苷片诱导尿蛋白转阴，辅以抗感染、抗凝及 ACEI/ARB 口服对症治疗。

丁樱教授：中医方面，急性肾小球肾炎多属中医学"水肿""尿血""尿浊"范畴。我国古代医书多有记载，如《素问·至真要大论》曰："水液浑浊，皆属于热。"隋代巢元方《诸病源候论·虚劳小便白浊候》云："胞冷肾损，故小便白而浊。"这是对尿浊认识的初始阶段。元代朱丹溪《丹溪心法·赤白浊》认为："浊主湿热，有痰有虚。"已经对尿浊的症状、病因病机、辨证治疗做了较系统的阐述。但传统中医理论以"清源洁流"治法缺乏中医基础理论支撑，难以融入中医诊疗体系。为此我结合多年临证经验提出"风激水浊"为本病病因病机观念，并创制了"清源洁流"三法：尿浊分为风邪犯肺期和脾肾亏虚期，病机关乎肺、脾、肾三脏，关乎肺者为肺因风窒、水由风起、风激水浊，发为尿浊，责之于实；关乎脾肾者为脾肾失司、固摄无权、精微漏出，发为尿浊，责之于虚。"清源洁流"三法主要针对风邪犯肺期提出疏风散寒法、疏风清热法、疏风解毒法三种，分别可以麻黄汤合五苓散、银翘散合越婢汤、银翘散合五味消毒饮加减治疗。

　　在本病病例中，患儿病史较长，反复浮肿，手足心热，自汗、盗汗，平素易感冒，纳食较少，眠可，大便正常，小便量少，色黄，多泡沫。咽充血，舌质红、苔黄，脉细数。四诊合参，属祖国医学"水肿"范畴，证属"气阴两虚兼血瘀"。小儿先天禀赋不足，病久体虚，致肺脾肾三脏亏虚，气机运化失调，精微外泄而发为本病。病久耗气伤阴，久用激素，更加耗伤阴液，故易盗汗、手足心热。中药以"滋阴清热、疏风利尿"为法，但目前患儿眼睑及双下肢浮肿，当急则治其标，遂以"利水渗湿，温阳化气"为则，予"五苓散"加减，具体方药如下：

白术 10g	泽泻 10g	猪苓 15g	茯苓 10g
桂枝 6g	大腹皮 15g	车前子（炒）10g	厚朴 9g
地黄 10g	知母 6g	鳖甲（醋）10g	陈皮 6g
炙甘草 6g			

煎服法：4 剂，日 1 剂，水煎服。

西医方面：急性肾小球肾炎又称急性肾炎，是儿科比较常见的免疫反应性肾小球疾病，常见特点为急性起病，发病前多有前驱感染史，以血尿为主，伴不同程度的蛋白尿，可有水肿、少尿、高血压及氮质血症等肾功能不全的表现。小儿时期多见，多发生于 3 ~ 12 岁儿童，2 岁以下少见。男女比约 3∶2，0.5% ~ 2% 的患儿死于肾衰竭。临床上要与肾病综合征、IgA 肾病、C3 肾小球肾炎、原发性急进性肾炎等相鉴别。治疗方面，常规治疗包括了抗感染和对症处理。一般来说，急性链球菌感染、C 反应蛋白增高、抗"O"持续升高者应用青霉素等治疗时候疗程一般较长，通常超过 3 个月。同时，针对一些严重并发症如高血压脑病、急性循环充血、急性肾衰竭，也要注重兼顾治疗。在本病病程治疗过程中，要注意彻底清除呼吸道、皮肤、口腔等部位感染，对于水肿期患儿要保持皮肤清洁，要注意能量、维生素等的供给。多数急性肾小球肾炎多为自限性疾病，无须激素及免疫抑制剂治疗，但是对于持续大量蛋白尿、低蛋白血症等临床症状偏重且持续时间偏长的患儿可以考虑给予免疫治疗，国内亦有针对持续大量蛋白尿、肾功能异常的急性肾小球肾炎患儿给予甲强龙冲击治疗的报道。从预后来说，急性肾小球肾炎经过积极的治疗，一般情况下其预后良好。在平常生活中，要常锻炼身体，提高免疫力，调整好作息，规律饮食，一旦发病较重，及时至医院由专业医生诊治。

第三节　紫癜性肾炎

姓名：李某某　　　性别：男

年龄：14 岁

入院时间：2013-05-16　　　讨论时间：2013-05-20 14：15

讨论地点：丁樱名医工作室　　　主持人：陈某某副主任医师

参加讨论人员：丁樱教授及名中医工作室部分成员，研究生若干名。

讨论目的：紫癜性肾炎患儿，肾脏病理示 HSPN（Ⅲ b 级，小球细胞节段硬化纤维细胞性新月体 33.33%），制订下一步诊疗方案。

郭某某住院医师汇报病例：患儿李某某，男，14 岁，以"双下肢皮肤紫癜伴尿检异常 3 个月"为主诉入院。3 个月前（2013 年 2 月）患儿无明显诱因出现双下肢皮肤紫癜，量中等，豆粒大小，色淡红，散在双下肢对称分布，无腹痛及关节痛，就诊于当地诊所，查尿常规：尿蛋白（++），隐血（+），诊断为"①过敏性紫癜；②紫癜性肾炎"，给予静脉输液及药物口服治疗（具体药物不详），皮肤紫癜逐渐消退，查尿常规蛋白波动于（+~++），隐血波动于（-~+）。2 个月前因尿检持续异常至当地医院予泼尼松片（20mg，日 1 次）口服至今，其间皮肤紫癜无反复。3 天前患儿出现流涕，咳嗽不适，无发热，当地医院给予中药口服，效果欠佳。为求进一步系统治疗，遂至我院，查尿常规：尿蛋白（+++），隐血（+++）；24 小时尿蛋白定量 3.6g。血常规：白细胞 $11.8×10^9$/L，中性粒细胞百分比 53.4%，淋巴细胞百分比 41.9%，血小板 $219×10^9$/L。肝功能：白蛋白 33g/L，余无异常。肾功能正常。自身抗体阴性，补体、抗"O"均正常。传染病筛查阴性。门诊以"紫癜性肾炎"为诊断收入我科。入院症见：患儿周身无皮肤紫癜，无腹痛及关节痛，流清涕，偶轻咳，痰少，无发热、呕吐，纳眠可，小便色淡黄、量可，大便正常。

肾脏病理诊断：光镜所见，1 条皮髓交界组织；肾小球：总数 12 个，其中

1 小球废弃，余小球弥漫性病变；系膜：1 个小球轻度、5 个小球中度、1 个小球重度节段系膜细胞和基质增生。节段硬化：4 个小球节段硬化、球囊粘连；新月体：1 个中型纤维细胞性新月体；足细胞：弥漫节段肥大；内皮细胞：未见明显增生；基膜、球囊：偶见节段增厚；小管间质：部分小管上皮细胞肿胀、细颗粒变性；少数小管腔内见蛋白管型；小灶性小管萎缩和间质纤维增生；间质血管：未见明显异常；IF：2 小球，IgG、IgM、C3、C4、C1q、IgM：（－）；COL4 α3>COL4 α5 表达正常。免疫荧光染色阳性结果：系膜毛细血管祥 IgA 弥漫颗粒、小团块状（＋＋＋）；纤维蛋白原（Fibrinogen）：弥漫颗粒状、小团块状（＋）；诊断意见：HSPN（Ⅲb 级，小球细胞节段硬化、纤维细胞性新月体 33.33%）

目前诊断：

中医诊断：尿浊（气阴两虚兼血瘀证）。

西医诊断：①紫癜性肾炎（Ⅲb 级；大量蛋白尿型）。

　　　　　②急性上呼吸道感染。

病例讨论：

张某某主治医师：患儿李某某，男，14 岁，病程 3 个月，以"双下肢皮肤紫癜后持续尿检异常"为主要表现；患儿尿检结果示大量蛋白尿、镜下血尿，血浆白蛋白＞30g/L，肾功能正常，临床为"紫癜性肾炎（大量蛋白尿型）"，肾脏病理示 HSPN（Ⅲb 级，小球细胞节段硬化、纤维细胞性新月体 33.33%），综合以上结果，临床治疗建议予足量激素联合雷公藤多苷片诱导尿蛋白转阴。

宋某某主任医师：患儿以皮肤紫癜后大量蛋白尿、镜下血尿为主要临床表现，排除其他继发性肾脏疾病，临床诊断为"紫癜性肾炎"，结合肾脏病理，最终诊断为紫癜性肾炎（大量蛋白尿型，肾脏病理Ⅲb 级，小球细胞节段硬化、纤维细胞性新月体 33.33%）；患儿入院前予泼尼松片治疗（20mg，日 1 次），复查尿蛋白较前加重，提示肾脏损害加重，治疗上建议将激素加至足量口服，并联合雷公藤多苷片治疗。结合临床经验及患儿年龄特点，建议雷公藤多苷片疗程 3 个月，后续可视情况选用来氟米特联合激素巩固维持治疗。另予 ACEI 或 ARB 类药物改善肾脏局部血流动力学，减少蛋白漏出，配合双嘧达莫片口服抗凝对症治疗。

丁樱教授总结：中医方面：紫癜性肾炎常属于中医学"紫斑""肌衄""血尿""尿浊"等病范畴，如早在战国时期《黄帝内经》已出现"衄血"的记载，用来描述和定义出血性疾病。又如在《医学六要》中用"隐隐见红点者为疹，成朵如锦纹者为斑"来将其定义为"斑"。在病因病机方面，外感、饮食与体质是发病的关键。内有伏热兼外感时邪为本病发生的主要原因，禀赋不足、气阴两虚、血分伏热是导致过敏性紫癜发病的重要内因。其病机为风热毒邪浸淫腠理，深入营血，燔灼营阴；或素体阴虚，热伏血分，复感风邪，与血热相搏，壅盛成毒，致使脉络受损，血溢脉外。因小儿体质稚嫩，腠理不密，易感风邪，故此病多发于小儿。因本病易反复发作，尤其有肾脏损伤时，故临证可先辨急性期、迁延期，后可按虚实、病位、病情轻重辨证。另有治法四要，即祛邪安络、活血化瘀、扶正祛邪、补脾扶正可作为治疗纲领。瘀血常为病情发生发展或反复发作的继发因素，既是本病的病理产物，又为新的致病因素，且易缠绵不愈，反复发作，伤及肾络，则可诱发蛋白尿、血尿，中药可加强活血化瘀。另外患儿后期病程较长，久病多虚、久病多瘀，治疗上除注重加强活血化瘀外，同时应注意顾护正气。在五十余年临证基础上，笔者有四点要着重分享一下：①在本病早期病机以邪实为主，无论风热与血热，均大同小异，常无本质区别；②活血化瘀可提高本病的治疗效果，病程各个阶段均可兼顾；③本病病程中常因病情迁延而由实转虚，所以治疗时当扶正与祛邪兼顾，把握好扶正与祛邪的偏颇。在本例患儿中，四诊合参，加之以舌脉表现，辨证为"气阴两虚兼血瘀证"，中药当以"益气养阴，活血化瘀"为治法，方以"玉屏风散合六味地黄丸"加减。具体药物如下：

黄芪 30g　太子参 20g　白术 10g　防风 6g　生地 10g　丹参 20g

赤芍 10g　川芎 10g　茯苓 10g　菟丝子 10g　桑寄生 10g　桃仁 6g

连翘 10g　鱼腥草 10g

煎服法：4 剂，水煎服，日 1 剂，早晚分服。

西医方面：紫癜性肾炎是儿科常见的继发性肾小球疾病之一，常继发于过敏性紫癜，约 97% 的患儿在 HSP 起病后 6 个月内出现肾脏损害，临床上分为孤立性血尿型、孤立性蛋白尿型、血尿和蛋白尿型、急性肾炎型、肾病综合征型、急进性肾炎型、慢性肾炎型 7 种类型。在治疗方面需要注意的是，紫癜性肾炎的患儿临床表现与肾脏病理的损伤程度并不完全一致，故在必要情况下要临床与肾脏病理相结合来治疗。在治疗上，主要以抗炎、免疫调节、减少尿蛋白、抗血小板、抗凝及血液净化等治疗为主，治疗方案主要取决于患者具体病理分型和临床表现。常用药物有激素，免疫抑制剂如环磷酰胺、霉酚酸酯、环孢素 A、硫唑嘌呤等，还有一些其他的辅助药物，如双嘧达莫、低分子肝素等。国内外文献报道一致认为上述药物对重型 HSPN 有一定疗效，但因环磷酰胺毒副作用较大，霉酚酸酯费用比较昂贵，也不能改变 HSPN 病程及预后，更不用于血尿的治疗。故对 HSPN 中占主要比例的血尿伴蛋白尿型患儿，迄今仍缺乏规范有效的治疗方案。中成药雷公藤多苷片也是治疗紫癜性肾炎、降低尿蛋白的一个重要选择，且效果卓著。在预后方面，过敏性紫癜性肾炎的预后在很大程度上取决于肾脏受累程度，紫癜性肾炎虽有自限性，但有随访研究显示，在肾病水平性蛋白尿的 HSPN 患儿中，约 20% 最终发展为慢性肾功能不全。

本例患儿肾脏病理结果示 HSPN（Ⅲ b 级），小球细胞节段硬化纤维细胞性新月体 33.33%，提示肾脏病理类型较重，预后可能不佳。患儿临床尿蛋白呈加重趋势，目前大量蛋白尿，持续镜下血尿，如不及时控制，可能出现低白蛋白血症、水肿等，应积极治疗控制病情进展。患儿入院时合并上呼吸道感染表现，积极清除感染灶，评估患儿体液免疫及细胞免疫功能后，建议强化治疗，予甲强龙冲击一疗程抗炎、抑制肾脏病理进展，甲强龙冲击后继续足量激素服用抗炎治疗。后续免疫抑制剂的选择方面，依据患儿尿检、家长治疗意愿及患儿发育情况选择，结合该患儿情况，首选雷公藤多苷片治疗。临床观察发现，相较于来氟米特、吗替麦考酚酯等，雷公藤多苷片有起效快、疗效肯定等优势。但考虑患儿处于青春期，雷公藤多苷片疗程多控制在 3 个月左右，后续视尿蛋白缓解情况，必要时根据病情可选用来氟米特或环磷酰胺等免疫抑制剂治疗。

第四节　系统性红斑狼疮、狼疮性肾炎

姓名：叶某某　　性别：女

年龄：13 岁

入院时间：2018-11-28　　讨论时间：2018-12-06 14：15

讨论地点：儿科六区医师办公室　　主持人：杨某某副主任医师

参加讨论人员：丁樱名中医工作室部分成员及研究生若干名。

讨论目的：进一步完善治疗方案。

现病史：患儿 1 年余前（2017 年 9 月）无明显诱因出现发热，不规则，无寒战、咳嗽，至当地诊所输液治疗（具体用药不详），效果欠佳，后至驻马店市中心医院就诊。查血常规：白细胞 4.8×10^9/L，中性细胞百分比为 73.80%，红细胞 2.9×10^{12}/L，血红蛋白 78g/L，血小板 270×10^9/L；血沉：40mm/h；尿常规：

尿蛋白（++），隐血（+++）；肝功：总蛋白：64.1g/L，白蛋白：29.3g/L；免疫六项：IgA 2.17g/L，IgG 23.93g/L↑，C3：0.45g/L↓；类风湿因子 391μ/mL；肾功：尿素氮 14.54mmol/L，肌酐 109.1μmol/L，尿素氮 489mmol/L。以"狼疮性肾炎"为诊断住院治疗，行肾脏病理活检示弥漫性增生性狼疮性肾炎伴膜性狼疮性肾炎 IV-G（A）+V 型，参照 Austin 评分，活动性评分：16 分（16/24），慢性评分 0 分（0/12）。予甲泼尼龙针 500mg×4 次冲击治疗后，给予口服甲泼尼龙片 40mg/d 联合吗替麦考酚酸酯分散片（0.5mg bid），病情好转（血肌酐与补体 C3、C4 恢复正常，抗核抗体、双链 DNA 恢复正常，尿蛋白减少）。后甲泼尼龙片逐渐减量（2 周减 2mg），建议减至 20mg，qd 维持半年，但患儿未规律服药，在私人诊所口服中药制剂及偏方、保健品治疗，未定期复查。2018 年 8 月底患儿自行停用激素、吗替麦考酚酸酯分散片约 1 月余。2 个半月前患儿眼睑及双下肢浮肿，伴纳差、腹胀，至驻马店市中心医院就诊，以"①肾功能不全；②狼疮性肾炎"住院治疗。入院查血常规：白细胞 $3.1×10^9$/L，红细胞 $2.1×10^{12}$/L，血红蛋白 53 g/L，血小板 $91×10^9$/L，中性粒细胞百分比 67.6%；生化：肌酐 280.5μmol/L，尿素 37.76mmol/L，钾 7.02mmol/L，血沉 22mm/h，予降血钾、血液透析、输血纠正贫血及对症治疗。其间建议患儿重复肾活检，家属拒绝，遂予甲泼尼龙针 500mg×3 天，冲击治疗 2 个疗程；给予口服泼尼松片 60mg，qd（4 天后减量为 55mg，qd 顿服）和吗替麦考酚酸酯分散片（0.5，bid）治疗，规律血液透析治疗（3 次/周，共 12 次），环磷酰胺针冲击（0.2g，1 次）。患儿持续无尿，出院前复查血常规：白细胞 $10.1×10^9$/L，中性粒细胞百分比 79.4%，红细胞 $2.2×10^{12}$/L，血红蛋白 64g/L，血小板 $180×10^9$/L；生化：肌酐 481.3μmol/L，尿酸 341μmol/L，钾 3.44mmol/L，钠 132mmol/L；免疫六项：IgA 1.25g/L，IgG 7.82g/L，C3：0.46g/L↓，C4：0.10g/L↓。治疗期间 4 次鼻腔出血，棉球填塞可止血。1 个半月前患儿突发头痛、干呕，当地医院查头颅 CT 示：未见异常，图像与登记年龄不符。为求进一步诊治，就诊于我院，门诊以"①狼疮性肾炎；②肾衰竭"为诊断收住我科。入院症见：患儿神志清，精神一般，面部红斑，面色晦暗，颜面伴双下肢稍浮肿，胃脘部不适，伴轻度头痛、胸闷、腰酸，血压偏高，变动较大，无口腔溃疡、发热、关节痛等症，鼻腔压塞棉球，纳差，眠可，大便可，尿少，约 130mL/d，可见患儿舌体胖大，边有齿痕，苔白腻。

既往史：平素体健，无输血、外伤、手术史，预防接种随当地进行。

个人史：G_2P_2，足月顺产，出生体重 3.5kg，生后无窒息、缺氧。生理性黄疮，生长发育同同龄儿童。月经史：2016 年夏初潮，末次月经时间为 2018 年 9 月，周期 5~7 天，量中等，少量血块，具体不详。

家族史：父体健，母亲贫血。1 兄，体健。否认家族遗传病史。

体格检查：呼吸 22 次 / 分，心率 88 次 / 分，血压 137/91mmHg，体重 69kg，身高 158cm。面部红斑，满月脸，颜面及双下肢轻度浮肿，鼻腔周围可见结痂血渍，左侧鼻腔压塞带血棉球，无鼻翼煽动，口唇稍干，口腔黏膜无破溃，双侧扁桃体无肿大，双肺呼吸音清，未闻及明显干湿性啰音。心音有力，律齐，各听诊区未闻及病理性杂音，无心包摩擦音，腹软，胃脘部轻度压痛，无反跳痛，未触及包块，肝脾肋下未触及，双肾区无明显叩击痛，移动性浊音阴性，四肢无水肿。生理反射存在，病理反射未引出。

实验室检查：血常规：白细胞 4.4×10^9/L，红细胞 2.1×10^{12}/L，血小板 123×10^9/L，血红蛋白 55 g/L；生化：白蛋白 36.8g/L，肌酐 652μmol/L，尿素氮 17mmol/L，钾 3.2mmol/L，钙 2.1mmol/L，葡萄糖 5.82mmol/L，三酰甘油 3.98mmol/L，总胆固醇 8.38mmol/L，BNP 180Pg/mL；免疫六项：IgA 2.01g/L，IgG 20.1g/L，IgM 0.74g/L，C3 0.16g/L，C4 0.03g/L；自身抗体：ANA 1∶320（+），ds-DNA（++），抗核小体抗体（-），抗组蛋白抗体（-），抗 SMD1（-），SSA/Ro60（-），Ro52（-）；P-ANCA 阳性；血沉 61mm/h；Coombs 试验（直接）阳性；抗心磷脂抗体阴性；T 细胞亚群：CD3 637/μL，CD4 224/μL，CD8 393/μL，CD4/CD8 0.57。24 小时动态血压监测：昼夜血压呈非杓型分布，全天平均血压 157/117mmHg，白天平均血压 158/118mmHg，夜间平均血压 156/116mmHg，建议调整药物治疗方案。

病情变化：患儿入院 3 小时后（2018.11.28，13 时）突然出现抽搐发作，双目紧闭，四肢硬直伴抖动，持续约 1 分钟缓解，予地西泮针 5mg 缓慢静脉推注。20 分钟后再次抽搐发作，症状同前，予地西泮针 10mg 静脉推注抽搐缓解不明显，持续 5 分钟左右，联系 PICU 会诊，予咪达唑仑 1.4mL+8mL 生理盐水静脉注射抽搐缓解，后续予咪达唑仑盐酸盐针［2μg/（kg·h），连续 48 小时，停药后无抽搐发作］泵入、血液透析、丙球输注（12.5g/ 次，2018.11.28、2018.11.29，两天）、甲泼尼龙（80mg）、呋塞米、甘露醇、营养支持治疗。入院 9 小时，低热，体温 37.5℃，偶咳嗽；入院第 2 天（2018.11.29，8 时），咳血色痰，考虑与抢救时损害口腔黏膜有关，予吸痰护理；入院第 3 天（2018.11.30，4~7 时），咳出血块，约 100mL。予急查头颅核磁示：左侧基底节、双侧侧脑室旁、额顶颞枕叶、双侧小脑半球及胼胝体异常信号，考虑可能为狼疮脑病。

头颅血管核磁：①颅内动脉管壁粗糙，考虑为动脉炎；②右侧大脑前动脉交通前段纤细，考虑为发育变异；③右侧大脑中动脉侧裂段局限性狭窄；④左侧大脑后动脉局限性狭窄。

胸部CT：①双肺间质性改变伴下叶炎性改变；②双侧少量胸腔积液，双侧胸膜增厚、粘连；③中心静脉置管近端位于上腔静脉内（右心房上方）；④心影增大。

目前诊断：

中医诊断：关格。脾肾阳虚兼痰湿内闭、肝阳上亢。

西医诊断：

1. 慢性肾脏病（尿毒症期，维持性血液透析）。

2. 系统性红斑狼疮（狼疮性肾炎，Ⅳ型；狼疮肺？）。

3. 重症肺炎。

4. 电解质紊乱（低钾、低钠、低钙）。

5. 肾性贫血。

6. 抽搐原因待查：高血压脑病？狼疮性脑病？可逆性后部白质脑病综合征？

病例讨论：

段某某主治医师：患儿血常规三系减低，尿检异常，肾功能异常，不规则发热，肾脏病理活检提示：弥漫性增生性狼疮性肾炎伴膜性狼疮性肾炎 Ⅳ-G（A）+V 型，故狼疮诊断明确。本次发病中枢神经系统症状明显，肺部感染，考虑诊断为重型狼疮性肾炎，治疗上继续给予镇静、纠正贫血、血液透析联合甲强龙冲击治疗，注意营养支持、降压、护胃补钙对症治疗，监测血压及眼压、生命体征变化。

宋某某主任医师：诊断方面：所谓重型狼疮需具备以下一条即可诊断：①心脏。冠状动脉血管受累，心内膜炎，心肌炎，心包填塞，恶性高血压。②肺脏。肺动脉高压、肺出血、肺炎、肺梗死、肺萎缩、肺间质纤维化。③消化系统。肠系膜血管炎，急性胰腺炎。④血液系统。溶血性贫血，粒细胞减少（$<1×10^9/L$），血小板减少（$<1×10^9/L$），血栓性血小板减少性紫癜，动静脉血栓形成。⑤肾脏。肾小球肾炎持续不缓解，急进性肾小球肾炎，肾病综合征。⑥神经系统。抽搐，急性意识障碍，昏迷，脑卒中，横贯性脊髓炎，单神经炎／多神经炎，精神性发作，脱髓鞘综合征。⑦其他。包括皮肤血管炎，弥漫性严重的

皮损、溃疡、大疱、肌炎，非感染性高热有衰竭表现等。而狼疮危象还应具备以下条件：①急进性狼疮性肾炎、急性肾衰竭。②严重中枢神经系统损害，如脑血管意外、急性精神紊乱、持续惊厥。③严重狼疮性肺炎、肺出血。④严重心脏损害，如心包填塞、急性心肌炎或心肌梗死。⑤严重的胃肠道出血、肠穿孔、急性胰腺炎。⑥严重溶血性贫血、严重的血管炎。结合本例患者情况考虑诊断为：重型狼疮性肾炎，狼疮危象。治疗方面：同意继续给予血液透析、纠正贫血、镇静降压对症治疗，可以考虑必要时行血浆置换清除体内自身抗体，密切关注患儿生命体征，在强化免疫治疗同时应注意继发感染导致病情加重可能，建议给予复方磺胺甲噁唑口服预防卡氏肺孢子虫肺炎。

丁樱教授总结：中医方面，"关格"指的是小便不通与呕吐并见的危重证候，小便不通谓之关，呕吐时作谓之格。本病常常见于水肿、淋证、癃闭的晚期。本病的病因病机责之于脾肾衰惫，气化不利，湿浊毒邪内蕴三焦。病理性质为本虚标实，脾肾虚衰为本，湿浊毒邪为标。本病常见证型有脾肾阳虚，湿浊内蕴证，常用温脾汤合吴茱萸汤加减；肝肾阴虚，肝风内动证，常用杞菊地黄丸合羚角钩藤汤加减；肾气衰微，邪陷心包证，常用参附汤合苏合香丸，继用涤痰汤加减。本例患儿，病史较长，有1年3个月，急病多实，久病则多虚。久病脾肾虚衰，先后天无以相互滋养，水液无以运化，则升清降浊失衡，导致痰湿内闭，故小便闭塞，无尿；脾失运化，水液停聚，则患儿颜面及双下肢水肿，舌体胖大，边有齿痕；本病初期在脾肾，后期可损及多个脏器，若阳损及阴，肾阴亏耗，水不涵木，则肝阳上亢，内风由此内生，故患儿平素血压不稳，且病程期间突发抽搐，四肢抽搐，头痛眩晕，皆因于此；肾阳虚衰，则寒饮凌肺，肺无以正常宣发、肃降，故患儿出现胸闷不适。肺气上逆，浊邪上逆犯胃，胃失和降，首当出现恶心呕吐症状。加之患儿舌体胖大，边有齿痕，苔白腻。综上所述，本病患儿辨病当数"关格"，证属脾肾阳虚兼痰湿内闭、肝阳上亢，治则当为温补脾肾、化湿降浊、平肝潜阳，方药当以温脾汤合吴茱萸汤加减，成药可辅之以滋肾通关丸，以观后效。

西医方面：本例患儿有3个方面需要讨论：第一是关于重型狼疮及狼疮危象的诊断问题，同意以上医师意见。第二是患儿病情进行性加重原因是什么。结合患儿病史，患儿病程中除了典型的狼疮临床症状和实验室检查外，有几个典型的特点，即重度贫血、血小板减少，进行性肾衰竭，此种情况我们应注意狼疮合并血栓性微血管病（SLE-TMA）的问题。我再次详细讲一下：TMA是一类由不同原因导致血管内皮损伤，造成各种微血管病变，继而引起相关脏器微循环障碍的临床病理综合征。TMA 的病因复杂多样，包括溶血尿毒综合征（HUS）、血栓性血小板减少性紫癜（TTP）等，SLE 是继发性原因之一。TMA 的临床表现包括微血管病性溶血性贫血、血小板下降、发热及脏器损害（特别是肾脏损害及神经系统异常），与 SLE 导致的血液系统、肾脏及神经系统损害难以区分，因而缺乏特异性，易被临床忽视。伴有 TMA 的 LN 肾功能损害严重，治疗初期半数患者需要肾脏替代治疗。传统治疗方案包括激素联合静脉环磷酰胺冲击疗法或吗替麦考酚酯，治疗缓解率明显低于不伴 TMA 的 LN 患者。南京军区南京总医院的研究发现 SLE-TMA 组 5 年、10 年肾脏生存率分别为 71.5%、48.7%，无 TMA 组分别为 94.2%、89.6%（P<0.001）。TMA 是 LN 进展为 ESRD 的独立危险因素，应早期诊断，积极加以治疗。SLE-TMA 病理表现以微血管内皮损伤和血栓形成为基础病变。光镜下：早期由于内皮细胞肿胀和内皮下区域增宽，导致肾小球毛细血管壁增厚，袢腔狭窄，严重时袢腔闭塞。后期肾小球出现慢性化病变由系膜基质增多，系膜插入引起。肾小球毛细血管壁增厚、分层，伴细胞增殖。动脉病变是 TMA 最突出也是最特征性的病理表现。电镜下：肾小球毛细血管袢基底膜增厚，基膜内疏松层、内皮下区域增宽，见毛玻璃样无定形的物质，内皮细胞肿胀，有时见细胞插入内皮下区域。严重者内皮细胞从肾小球基底膜剥脱，致袢腔狭小。有时内皮下及袢腔内见破碎的红细胞，袢腔内的血栓为无定形状态，内含纤维蛋白、血小板、破碎的红细胞和炎症细胞。在袢腔内、内皮下区域也见血小板及血小板碎片，系膜区基质肿胀，系膜区见电子致密的、细颗粒状或纤维性物质在内皮下区域。此患儿以不规则发热起病，病程中出现溶血性贫血，血小板计数降低、急性肾功能异常，严重高血压，电镜结果示毛细血管内皮细胞增生，部分毛细血管袢受压，管腔狭窄，管腔内可见红细胞集聚，基底膜不规则增厚，基质增生，内皮下系膜区电子致密物沉积。临床予甲强龙冲击（4次）治疗后序贯激素联合吗替麦考酚酯治疗效果不佳，故应注意合并血栓性微血管病可能。SLE-TMA 患者常规免疫抑制剂治疗疗效不佳。近年来，血浆置换治疗 LN-TMA 可以有效清除致病抗体、异常的 vWF 多聚体、细胞因子、TNF-α 及补体代谢产物，同时补充含有生物活性因子的新鲜血浆，改善近期肾脏功能。单独血浆置换或免疫抑制治疗 LN-TMA 患者的缓解率为 40%~50%，而二者联合治疗可使缓解率升至 65.7%~90.4%。南京军区南京总医院分析了 21 例免疫抑制剂联合双重血浆置换（DFPP）治疗 LN-TMA 的患者，以同期未行 DFPP 治

疗的 LN-TMA 患者为对照，结果提示 DFPP 联合免疫抑制治疗能增加近期摆脱肾脏替代治疗患者的比例，显著改善有严重肾功能损伤患者的远期肾脏存活率。第三是患儿入院后频繁抽搐的原因是什么。即神经精神性狼疮（neuropsychiatric systemic lupus erythematosus，NPSLE）与可逆性后部白质脑病综合征（reversible posterior leukoencephalopathy syndrome，RPLS）的问题。神经精神性狼疮是指系统性红斑狼疮累及神经系统，可发生于疾病初始或病程中的任何阶段，是决定 SLE 预后的关键因素之一。可逆性后部白质脑病综合征是一种临床 - 影像学综合征，RPLS 于 1996 年首次由 Hinchey 等报道，以神经系统受损为主要临床表现，影像学表现为后脑白质水肿，本病具有可逆性。

神经精神性狼疮的病理机制目前主要考虑以下几个方面：①血脑屏障破坏补体系统（特别是补体 C5a/C5aR 系统）通过不同级联导致诱导型一氧化氮合酶生成增加氧化反应增强和肌动蛋白重组，破坏血脑屏障的完整性。②脑组织损伤：微血管病变，表现为内皮细胞和纤维组织增生、黏膜肥厚或透明性改变、小血管周围可见小神经胶质细胞、小的梗死灶、出血和白质坏死的聚集或引起的小斑片状白质病变等。③自身抗体：目前已经发现 11 种脑抗体和 9 种系统自身抗体与 NPSLE 的发病相关。④细胞因子等炎性介质：如肿瘤坏死因子 - α、IL-1、IL-6、IL-10 已证明与疾病活动有关。

诊断方面：符合 SLE 的诊断标准，加上 ACR 提出的 19 种临床表现；需与高血压脑病、肾性脑病、中枢神经系统感染、脑肿瘤、药物不良反应等鉴别。

辅助检查：临床免疫学、脑脊液、脑电图及影像学等。头颅 CT 最常见为脑萎缩，主要是轻度广泛性脑皮质萎缩，其次为血管闭塞导致的脑白质低密度影及脑室壁或脑白质高密度钙化影。头颅 MRI（优于 CT）可表现为脑梗死灶、脑出血、脑白质低密度改变、皮质下斑点状和大片状低密度病变、脱髓鞘病变脑回沟裂增宽、脑萎缩、基底核钙化、脑室扩张等，病灶常呈多个部位和多种病变特点，分布以双侧基底节和额、顶、枕叶多见，片状病灶常以累及白质为主、形态不规则，点状病灶常位于皮质下白质。弥散加权成像（diffusion-weighted imaging，DWI）弥散受限区提示血管周围细胞毒性水肿，弥散加速区提示血管源性水肿。正电子发射断层成像术（PET）和单光子发射计算机断层成像术（SPECT）发现儿童 NPSLE 均存在脑灌注减少，对判断疾病活动和预后有帮助。

常规治疗包括：①及时恰当的免疫抑制和对症治疗有利于改善 NPSLE 的预后。②非甾体抗炎药，缓解症状。③抗凝药物：控制抗磷脂综合征导致的血栓。

④免疫抑制剂（糖皮质激素、环磷酰胺、吗替麦考酚酯、硫唑嘌呤、甲氨蝶呤）用于控制严重的中枢系统免疫炎症反应。⑤严重者可用甲泼尼龙联合环磷酰胺冲击治疗。对于严重患者可予：①血液透析或血浆置换；②利妥昔单抗对传统免疫抑制剂治疗抵抗的难治病例可能有效；③鞘内注射甲氨蝶呤及地塞米松；④静脉注射免疫球蛋白；⑤针对 B 细胞标志物 CD22、T 细胞共刺激分子的抑制性抗体，以及白介素 6 和干扰素 α 的单克隆抗体也尝试用于临床治疗；⑥强调非药物的心理治疗。

可逆性后部白质脑病综合征（RPLS）是以神经系统受损为主要临床表现，影像学表现为后脑白质水肿，本病具有可逆性。文献报道，RPLS 各种症状的发生率为：脑病 50%~80%、惊厥 60%~75%、头痛 50%、视觉障碍 33%、灶性神经功能缺失 10%~15%、癫痫持续状态 5%~15%。影像学主要表现为后头部脑白质高信号，额叶、深部白质、丘脑、小脑和脑干也可受累。引起可逆性后部白质脑病综合征的病因较多，包括肾功能损害、妊娠毒血症、器官或骨髓移植、免疫抑制剂（他克莫司、瑞戈菲班）、癌症化疗、细胞毒性药物、自身免疫性疾病、高血压等。发病机制尚不完全清楚，有文献报道内皮细胞功能失调无疑是关键因素。脑白质由含胶质细胞、毛细血管和毛细血管细胞外基质的有髓神经束组成，易发生血管源性水肿。普遍认为 RPLS 的发生与血压升高超过大脑血管调节功能的阈值，自身调节被破坏，使血浆和间质大分子外渗有关。另外，与尿毒症相关的毒性物质或免疫抑制剂等药物所导致的血管内皮细胞功能障碍有关。本病尚无特异性治疗，主要治疗手段包括治疗原发病、减少或停用可能的致病药物、控制高血压、控制抽搐、减少脑水肿。控制血压及抗惊厥治疗后，大多数患者症状可显著改善。绝大多数患者病情可逆，预后良好。对于本例患儿笔者有以下体会：儿童狼疮具有起病急，病程进展快速，多系统受累，有潜在致命性，预后较成人差等特点；狼疮性肾炎是系统性红斑狼疮重要的内脏损伤，病理损伤的程度和治疗的选择，以及个体化反应的程度将影响疾病的转归；甲强龙联合环磷酰胺冲击对严重的中枢神经系统损伤有较好的效果，对于急性肾衰竭或狼疮性脑病患儿，联合连续肾脏替代疗法（CRRT）能更好地控制或稳定病情。连续的个体化治疗中，解决诱导治疗与维持治疗的衔接问题，特别要把握好阶段性治疗的强度。注意治疗药物的不良反应及副作用（如激素的副作用，免疫抑制剂导致可逆性后部白质脑病综合征）。长期应用糖皮质激素可致骨质疏松、压力性骨折、股骨头坏死。对策：应用病情允许的最低剂量激素和早期识别是本病防治的关键。治疗过程中出现膝关节、髋关节疼痛或不适，应警惕本病，尽快完善检查，早期通过减压、抗凝、改善骨内微循环延缓进程，重视使用抗血小板聚集药物及中药治疗。注意激素性青光眼、眼压增高、激素性白内障的预防，注意长期应用糖皮质激素抑制生长激素分泌，对抗生长激素，导致生长发育迟缓，注意激素对下丘脑－垂体－肾上腺皮质激素（HPA）的外源性抑制作用和肾上腺皮质危象。

第五节　幼年特发性关节炎（全身型）

姓名：郭某某　　　性别：女

年龄：12岁

入院时间：2016-06-10　　讨论时间：2016-06-14 10：30

讨论地点：PICU办公室　　主持人：翟某某主任

参加讨论人员：丁樱名中医工作室部分成员及研究生若干名。

讨论目的：患儿诊断为"幼年特发性关节炎（全身型）"，讨论下一步治疗。

刘某某主治医师汇报病例：患儿郭某某，女，12岁，以"反复发热伴左腕关节疼痛2月余"为主诉入院。2个多月前患儿治疗过敏性皮炎过程中无明显诱因出现发热（热峰40.0℃），面部、躯干及双上肢密集样红色皮疹（热势增高时皮疹明显），持续存在，伴左腕关节屈曲时疼痛，当地医院治疗（具体治疗不详）后症状缓解不明显。1个多月前至郑州某医院就诊，查体（出院记录载）：双手可见散在红色皮疹，压之褪色，左侧腋窝可触及红枣样大小肿大淋巴结，质韧，活动度可，触痛明显，与周围组织无明显粘连，余浅表淋巴结未触及肿大，余无明显阳性体征；实验室检查（2016-05-27）：血生化：ALT：61.7U/L，AST：87.0U/L，LDH：577U/L；铁蛋白＞1 500ng/mL；自身抗体：ANA（1：320）阳性，余结果正常；（2016-05-30）结明三项：TB-IgG（＋），PCT：0.168ng/mL；T细胞亚群：CD8+（49%）、CD4+（27%）；病原学（－）；ESR：68mm/h；类风湿因子（－）；HLA-B27（－）；G试验（－）。腕关节MRI提示：腕关节T1W1低信号，T2W1高信号。心电图：窦性心动过速。CT：①颅脑未见明显异常；②胆囊窝积液；③脾脏体积增大；④盆腔少量积液；⑤右侧胸腔少量积液，双侧胸腔增厚。心脏彩超未见明显异常。治疗予头孢他啶联合万古霉素抗感染治疗。治疗过程中患儿出现精神差，恶心，食欲差等症状，复查血生化（2016-06-

10）：TBIL：46.7μmol/L，ALT：1 704 U/L，AST：1 717 U/L，LDH：1 204 U/L，ASO：707IU/mL；凝血六项：PT 17.8 秒、INR 1.55、APTT 41.9 秒、D-D 4.5μg/mL；CRP 28.53mg/L。家属为求进一步治疗，由门诊以"发热原因待查"收入院。入院症见：患儿发热（38.6℃），左手腕关节屈曲时疼痛，面部及躯干、上肢可见散在淡红色皮疹，无咳嗽、流涕等症状，纳差，眠可，二便量可。

患儿发病以来，反复就诊于多家医院，高度怀疑为：幼年特发性关节炎（全身型），但目前尚未确诊。有不规律激素使用史，未给予长期、规范非甾体抗炎药及免疫抑制剂治疗，有皮疹及关节症状。6 天前，患儿肝酶异常增高，持续不降，并出现凝血功能障碍，PT、APTT 明显延长，D- 二聚体升高，目前考虑肝衰竭，今就患儿的诊断及下一步治疗，特进行儿科医院全科会诊。

目前诊断：

中医诊断：痹症：着痹。

西医诊断：发热查因：

       1. 结缔组织病：

       （1）幼年特发性关节炎（全身型）

       （2）系统性红斑狼疮？

       （3）巨噬细胞活化综合征？

       2. 链球菌感染？

       3. 肝衰竭。

病例讨论：

郑某主治医师发言：①根据患儿肝酶异常增高，黄疸，PT、APTT 明显延长，D- 二聚体升高，目前考虑肝衰竭，建议定期监测血氨水平，同时请消化科会诊，必要时给予血液净化，快速改善肝衰症状。②根据患儿长期发热，6 周以上，左侧腕关节疼痛，影像学未发现骨质破坏，以滑膜炎改变为主要表现，血沉最高 68mm/h，CRP 增高，有皮疹，浆膜腔炎症，故目前考虑结缔组织病可能性大。但目前不能明确诊断是幼年特发性关节炎还是系统性红斑狼疮，需进一步完善血沉、补体 C3、抗核抗体等相关检查。③患儿临床以多脏器损伤为主要表现，目前虽主要考虑结缔组织病可能性大，但不排除恶性肿瘤可能，注意鉴别；患儿目前考虑肝衰竭，血滤不仅可有效改善肝衰竭，降低血氨，还可有效减少结缔组织病血液中的炎症因子。但患儿病情危重，凝血异常，暂缓血滤，完善相关检查。④患儿双肺 CT 存在间质改变，临床存在呼吸增快，氧分压下降，考虑小血管炎导致间质性肺炎改变,建议给予激素治疗;动态监测双肺CT,如为血管炎性肺间质改变,不使用抗生素情况下,双肺CT会迅速恢复正常,出现急剧性变化。

翟某某主任医师:①患儿呼吸功能不全,经皮氧饱和88%,气促,喜坐,考虑间质性肺炎可能,患儿半个月前双肺CT基本正常,今出现肺部间质性改变,感染依据不足,考虑结缔组织病肺部改变,小血管炎性间质性肺炎,可给予激素治疗,复查患儿炎症活动指标以进一步了解风湿活动情况及辅助诊断。②患儿发病初期血沉较高,为68mm/h,未给予抗风湿治疗,患儿血沉下降至20mm/h,且临床症状加重,出现肝衰症状,应警惕巨噬细胞活化综合征可能,建议予骨髓穿刺,观察血常规三系细胞变化情况。③治疗首先考虑使用激素,激素的剂量根据患儿结缔组织病的病情决定,如为活动期应冲击治疗,非活动期可小剂量激素应用,联合非甾体药物及免疫抑制剂治疗。肝衰竭治疗注意保肝降酶,加强营养支持,补充凝血因子,予丙种球蛋白免疫支持。

丁樱教授总结:中医方面:对于幼年特发性关节炎(JIA)的治疗,中医也扮演着重要角色。从中医角度来说,本病多属于"痹证""风寒湿痹"范畴。热痹多关节疼痛,局部红肿灼热,痛不可触碰,得冷则舒,多伴随发热、恶风。痛痹则遇寒加重,得热痛减。着痹则关节重着酸痛,痛处固定,阴雨天加重。虚痹则多见于病程久的病人,反复发作,面黄无华,头晕乏力。从辨证上来看,主要分为三个证型,分别为邪热瘀毒,痹阻经络;寒湿郁久,化热伤阴;正虚邪恋。因小儿多为纯阳之体,故感受外邪后多易从阳化热,或感受风寒湿邪致郁而化热。本病辨证的关键在于分清寒热,临床证候复杂多变,不外乎湿热、寒湿两大类。热证主要表现为关节肿胀、触之发热,得冷则舒,跟天气变化无关。而寒证则以关节冷痛为主,触之发凉,得热则舒,天气变化影响较大。本病当以清热利湿、祛瘀散寒、活血通络为治疗大法,常用清营汤、白虎汤、二妙散、薏苡仁汤、宣痹汤等加减治疗。在本案中,患儿反复发热、左手腕关节疼痛,纳食差,舌质红,苔黄厚,脉数,四诊合参,当辨病为"痹症",证属"着痹"。小儿形气未充,脏腑娇嫩,腠理疏松,外感风热邪毒,风湿热之邪侵袭肌表,阻于脉络,脉络闭阻,出现关节疼痛及发热,结合患儿舌脉,符合"着痹"证,方以薏苡仁汤加减。但应始终牢记,清利湿热是治疗大法,应该贯穿始终。同时,针对小儿特殊的生理特点,脏腑娇嫩,治疗过程中也应注重调护脾胃,慎用一些毒性、药性峻猛的药物,适时增加一些益气温阳、滋补肝肾药品。

西医方面:对于这个病例,急需要我们解决的是患儿精神差,恶心,食欲差，转氨酶急剧增高，伴有凝血功能障碍，其实这些都指向了第一个问题——肝衰竭。肝衰竭是多种因素引起的严重肝脏损害，导致其合成、解毒、排泄和生物转化功能发生严重障碍或失代偿，出现以凝血功能障碍、黄疸、肝性脑病、腹水等为主要表现的一组临床症候群。在急性肝衰竭、亚急性肝衰竭、慢加急性肝衰竭和慢性肝衰竭四类中，急性肝衰竭为 2 周内出现 Ⅱ 度以上肝性脑病并有以下表现者：①极度乏力，有明显的厌食、腹胀、恶心、呕吐等严重消化道症状；②短期内黄疸进行性加深；③出血倾向明显，血浆凝血酶原活动度（PTA）≤ 40%（或 INR ≥ 1.5），且排除其他原因；④肝脏进行性缩小。该患儿明显精神差、厌食；血生化提示总胆红素较前明显升高；凝血功能提示凝血功能障碍（INR 1.55），故诊断。分期的话，患儿目前未出现肝性脑病或其他并发症，考虑急性肝衰竭（早期）。治疗方面，肝衰竭属于急症、重症，目前尚缺乏特效药物和手段，主要是针对病因治疗，并积极防治各种并发症。

一项多中心研究发现肝酶升高往往是 JIA 合并巨噬细胞活化综合征（MAS）最早、最常见的实验室指标。其实，这也正是我们的第二个问题——MAS。MAS 是以巨噬细胞过度活化为特点，临床表现以发热、单核 - 巨噬细胞系统增殖（肝、脾、淋巴结大），血细胞减少，凝血功能障碍，严重肝损伤及神经系统等多器官受累为主。美国风湿病学会年会（ACR）2013 年建议中以"MAS 特征表现"形式进行了描述：①持续发热（而非每日发热）；②血细胞减少症或某一种血细胞计数突然直线下降（尤其是血小板计数）；③红细胞沉降率（ESR）下降；④血三酰甘油增高；⑤低纤维蛋白原血症；⑥肝酶升高；⑦吞噬血细胞现象；⑧凝血功能障碍；⑨自然杀伤细胞活力低下或缺失；⑩铁蛋白增高；⑪中枢神经系统功能障碍。对于特发性关节炎（全身型）患儿具有以上任意 2 项表现即可诊断。该患儿持续发热，肝酶升高，凝血功能障碍，铁蛋白增高，故考虑该病可能。下一步需要行血沉等检查，持续监测血细胞变化趋势，必要时行骨髓穿刺术。

无论是肝衰竭的病因治疗，还是 MAS 的继发因素，都需要回归到该患儿的基础病的问题，这也是第三个问题——幼年特发性关节炎（JIA）。JIA 是儿童时期常见的结缔组织病，以慢性关节炎为其主要特征，并伴有全身多系统受累，也是造成小儿致残和失明的首要原因。该病是指 16 岁以前起病，持续 6 周或 6 周以上的单关节炎或多关节炎，并排除其他疾病所致。其中，关节炎定义为关节肿胀／积液，或存在以下体征中的两项或两项以上：①活动受限；②关节触痛；③

关节活动时疼痛；④关节表面皮温增高。目前发病原因及病理机制尚不完全明确，分型主要有 7 个类型：全身型、少关节型、多关节型（RF 阴性）、多关节型（RF 阳性）、银屑病性关节炎、附着点炎症相关的关节炎及未分化的幼年特发性关节炎。全身型幼年特发性关节炎（SOJIA）的发病率大约是 10/10 万，约占 JIA 患儿的 10%。本型的特点为起病多急骤，伴有明显的全身症状。表现为弛张型高热，皮疹（热出疹出、热退疹退），关节炎，肝脾及淋巴结肿大，胸膜炎及心包炎，甚至伴有神经系统症状。该患儿持续发热，伴有皮疹（发热时显著），伴有腕关节疼痛，腕关节磁共振以关节积液为主要表现，CT 提示脾脏体积增大，有胸腔积液，该诊断是成立的。同时，患儿 MAS 的表现也进一步支持该诊断。

由于该诊断标准特异性不高，需严格排除其他疾病：①全身感染性疾病如败血症、病毒血症；②血液肿瘤性疾病特别是对有白细胞数明显增高，严重贫血等病例；③感染性关节炎尤其是以关节炎症状为突出表现；④其他自身免疫性疾病：对于以全身多脏器损害明显的要注意其他结缔组织病如系统性红斑狼疮等。因此，下一步需进行一些必要的实验室检查：①排除感染性疾病及血液肿瘤性疾病的检查，如血培养、骨髓及脑脊液检查，彩超考虑其他关节、淋巴结甚至是腹膜后肿块的检查；②一些与其他结缔组织病鉴别的检查：如类风湿因子、补体、抗核抗体及自身抗体谱等；③监测病情的指标，如血沉、CRP、血清铁蛋白及纤维蛋白原等；④与 JIA 分型有关的检查，如 CCP、HLA-B27 等。该患儿外院抗感染治疗疗效不佳，病原学检查结果阴性，感染性疾病暂不支持，下一步需重点排除血液肿瘤性疾病，关注血细胞变化，完善骨穿及全身淋巴结彩超；同时注意与 JIA 其他分型相鉴别，完善大关节彩超、CCP、HLA-B27、眼科会诊明确有无眼葡萄膜炎。

对于 SOJIA 的治疗，主要药物包括非甾体抗炎药、缓解病情药物、糖皮质激素和生物制剂。对于合并重要脏器及多脏器损害者，主张早期联合用药，以便及时控制病情的发展，改善预后。临床也证明，早期和强化治疗可长期控制和缓解病情，降低死亡率和致残率。最新研究表明，一些生物制剂已经逐渐应用于幼年特发性关节炎的治疗，比如作用于细胞因子的 TNF-α 抑制剂，如依那西普、阿达木单抗、英夫利昔单抗；白介素-1 拮抗剂，如阿那白滞素；作用于 T 淋巴细胞的阿巴西普；作用于 B 淋巴细胞的利妥昔单抗；靶向合成的小分子激酶抑制剂等。生物制剂的使用给进一步控制病情发展、达到病情缓解或最小的疾病活动度方面带来了希望。本案患儿以发热及关节炎症状为主，伴有肝衰竭，合并

MAS，病情较重，首先需要积极控制肝衰竭，对于 SOJIA 的治疗首先 MTX 联合激素使用，同时服用叶酸减轻胃肠道反应和减少对肝酶的影响。

对于这个病例，有很多东西是值得我们思考的。①小儿起病急，病情进展快，且易发展为重症，也正是我们所说的"发病容易、传变迅速"。需要我们在临床工作中认真观察，早发现、早诊断。②风湿性疾病多数临床症状不典型，需要我们全面掌握患儿病史及实验室检查，同时要注意鉴别诊断。③ MAS 易并发于 SOJIA 患儿，需警惕。据报道，约有 10% 的 SOJIA 病例可发生 MAS，甚至可作为 SOJIA 患儿的首发症状，也可继发于其他风湿性疾病，如系统性红斑狼疮、川崎病、皮肌炎等。

第六节　结节性红斑

姓名：李某某　　性别：男

年龄：12 岁

入院时间：2012-12-14　　讨论时间：2012-12-17 14：20

讨论地点：丁樱教授名老中医工作室　　主持人：陈某某副主任医师

参加讨论人员：丁樱教授及名中医工作室部分成员，研究生若干名。

讨论目的：患儿李某某化脓性扁桃体炎后多次出现结节性红斑，讨论下一步的治疗方案。

张某某住院医师汇报病史：患儿李某某，男，12 岁，因"反复双下肢红斑结节伴疼痛 3 年余，再发 1 个多月"由门诊以"结节性红斑"为诊断收入我院。2009 年 3 月、2011 年 10 月患儿于扁桃体化脓后 2～3 日出现双侧小腿伸侧蚕豆大小红色结节，伴疼痛，红斑可溃烂化脓并向臀部蔓延，分别于我院皮肤科、郑州某医院就诊，诊断为"结节性红斑""变应性血管炎"，均住院治疗，其间予抗感染及激素治疗（泼尼松 15mg，tid；2011 年至 2012 年 4 月），患儿红斑逐渐消退。2012 年 11 月患儿扁桃体化脓后出现双侧踝部钱币样大小红斑，伴疼痛，12 月 1 日于我院皮肤科查自身抗体阴性，补体正常，诊断为"结节性红斑"，予复方甘草酸苷、血栓通静脉滴注治疗，患儿红斑部分消退，疼痛减轻出院。12 月 14 日患儿再次于化脓性扁桃体炎后左侧踝部结节较前增大，肿痛明显，由门诊以"瓜藤缠"为诊断收住入院。入院症见：双侧踝部可见蚕豆至核桃大小的红色结节，触之疼痛，紧张坚硬，不相融合，面红唇赤，纳眠可，二便自调。入院后完善相关检查：自身抗体八项结果均阴性；免疫六项：IgA：2.46 g/L，IgG：9.49 g/L，IgM：1.42 g/L，IgE：33.5 IU/mL，C3：1.03 g/L，C4：0.25 g/L。

目前诊断：

中医诊断：瓜藤缠（湿热瘀阻证）。

西医诊断：结节性红斑。

病例讨论：

张某某主治医师：患儿李某某，男，12岁，病程较长，反复双下肢红斑结节，伴肿胀疼痛，每次发作前有明显扁桃体化脓病史，自身抗体阴性，补体正常，诊断考虑"结节性红斑"。本病需与结节性血管炎和硬红斑相鉴别。通常认为结节性血管炎、硬红斑的结节好发于小腿屈侧，结节性血管炎是一种白细胞碎裂性血管炎，硬红斑是一种结核疹，常兼有肺结核或其他结核病灶，组织病理有干酪样坏死和结核样浸润，结合临床和病理较易鉴别。积极完善血常规、CRP、抗"O"、类风湿因子、EB病毒DNA、巨细病毒抗体和乙型肝炎病毒表面抗原、丙型肝炎病毒抗体、结明三项等检测，必要时行皮肤病理学检查，以协助进一步了解病情。

郭某某主任医师：同意张某某主治医师意见。患儿为青春期男孩，依据其反复出现双小腿伸侧红色、触痛性结节和斑块，常在化脓性扁桃体炎后诱发，查血常规、自身抗体阴性，临床考虑结节性红斑可能性大。本病病因治疗是关键，对于该患儿而言，需要积极控制感染，清除感染灶，建议先给予青霉素或阿奇霉素治疗1~3周；同时予非甾体抗炎药抗炎止痛。视病情变化，必要时予糖皮质激素治疗。注意卧床休息，可抬高患肢，饮食慎用辛辣、刺激之品。

丁樱教授总结：中医方面，结节性红斑属于中医"瓜藤缠""湿毒流注""梅核火丹""肾气游风""室火丹"等范畴。《外科真经》载"湿热下注，气虚血滞，发为腓腨"，认为该病责之于湿热下注，气虚血瘀；《医门补要·肾气游风》载"脾肾两虚，气血错乱，湿邪内扰，每临暑湿之令，外湿激动内湿，使足胫皮肤，红肿坠痛，为肾气游风"，认为本病多因脾肾亏虚，气血错乱，脾虚生湿，外湿激发内湿所致。本病病机主要为外感风邪，内有湿热，蕴蒸肌肤，以致经络不通，瘀血阻滞而成；或者饮食不节，脾虚湿盛，气血运行不畅，再加外感风寒湿邪，寒凝血脉而致气滞血瘀。该病主要证治类型有四个：湿热蕴结证，常用三妙丸、加味四妙汤等加减；气滞血瘀证，常用桃红四物汤加减；脾气虚弱，湿邪滞塞证，方用六和汤加减；寒湿凝滞证，常用阳和汤加减。此外，一些中医外治法也常常取得不错的疗效，如冲和膏、拔毒散、如意金黄膏等。本案患儿病程较长，反复双下肢红斑结节伴疼痛，面红唇赤，形态偏胖，舌红苔黄，脉数，大便正常，中医四诊合参，符合中医"瓜藤缠"范畴，证属"湿热瘀阻证"。本证由湿热邪毒，蕴结于血脉肌肤，致气血凝滞则肌肤起红色结节，局部灼热、肿胀、疼痛。中药当以活血化瘀、解毒通络为治则，予"加味四妙汤"加减，具体药物如下：

地黄 15g	牡丹皮 15g	黄芩 10g	黄柏 10g
苍术（炒）10g	牛膝 15g	赤芍 30g	连翘 10g
虎杖 15g	积雪草 15g	薏苡仁（炒）30g	炙甘草 6g

煎服法：4 剂，每日 1 剂，水煎服。

西医方面：本例患儿为 12 岁男孩，病程 3 年余，反复出现与化脓性扁桃体炎密切相关的双下肢红斑以及疼痛性皮下结节，严重时红斑溃烂化脓，符合结节性红斑的临床特点。结节性红斑儿童有关报道甚少，是以好发于下肢的炎症性红斑及以疼痛性皮下结节损害为主要表现的非特异性皮肤血管炎。本病是一种感染性疾病的免疫并发症，可能为Ⅵ型变态反应后形成的抗原抗体免疫复合物沉积于血管壁及血管周围所致。临床上将结节性红斑分为原发性和继发性两种。无相关基础疾病或诱因者定义为原发性结节性红斑，存在明确相关疾病或诱因者为继发性结节性红斑。

儿童结节性红斑与成人有明显不同，多数是系统性疾病的表现之一，如炎症性肠病、结缔组织疾病、先天性免疫缺陷等，患儿无相关临床症状，血常规、免疫六项、自身抗体等检查结果不支持以上诊断。此外，结节性红斑应注意与皮下脂膜炎样 T 细胞淋巴瘤相鉴别，皮下结节病理检查有助于明确诊断。前者病理特点是脂肪小叶间隔性脂膜炎。后者镜下见肿瘤细胞为大小不等的多形 T 淋巴细胞，核深染；可见组织细胞吞噬红细胞和坏死碎屑形成特征性"豆袋细胞"，部分可见组织坏死、上皮细胞肉芽肿、多核巨细胞、肿瘤细胞免疫组化表达 CD3、CD43、CD45RO 均（＋），CD20、CD68 均（－），基因检测呈 TCR 基因重排。

目前西医还没有一种根治病原菌变态反应性疾病的特效药，依赖于抗生素和肾上腺糖皮质类激素控制病情，治疗后容易复发。西医治疗主要分为两个方面，首先是一般治疗，即卧床休息、抬高患肢、非甾体消炎药、激素等治疗。第二则是病因治疗，也是关键治疗。临床上应细致进行病史采集及体格检查，并完善相关的实验室检查，系统查找常见的相关病因，尤其是伴发一些感染性疾病时。本病常见是溶血性链球菌、结核杆菌、沙门氏菌属感染，少见的如布鲁氏杆菌病、弓形体病、梅毒、乙型肝炎、巨细胞病毒及支原体感染等。该患儿于化脓性扁桃体炎后反复发病，考虑链球菌感染可能性大。链球菌感染与结节性红斑的关系已经比较明确。通常在感染后 3 周内发生皮肤结节，可伴有抗"O"增高。其急性发病的机制是循环免疫复合物性血管炎、血黏滞度增高、氧自由基等综合作用的结果，而单个皮损几周不退，则与细胞免疫有关。抗生素治疗可缩短病程。再进一步完善 PPD、抗"O"、血沉、病原学、传染病等相关检查，针对病因治疗以争取较好疗效。

第四章　脑病病例会诊

第一节　病毒性脑炎

姓名：孙某某　　　性别：男

年龄：1岁8个月

入院时间：2015-02-14　　讨论时间：2015-02-16 15：30

讨论地点：PICU医生办公室　　主持人：陈某某副主任医师

参加讨论人员：丁樱名中医工作室部分成员及研究生若干名。

讨论目的：患儿间断发热6天，反复抽搐，入院后予抗感染、丙球治疗效果不佳，仍意识不清，今就患儿诊断、治疗进行讨论。

张某某住院医师汇报病例：患儿孙某某，男，1岁8个月，以"间断发热6天，抽搐10分钟"为代主诉由门诊以"发热、抽搐原因待查"为诊断于2015-02-14收入我院。患儿6天前无明显诱因出现发热，体温38.0℃，无鼻塞、流涕，无咳嗽、咳痰，家长给予"护彤颗粒"口服后，体温退而复升。5天后在当地诊所给予"阿莫西林颗粒、清热解毒口服液及退热药（具体不详）"口服，患儿体温正常。3天前患儿偶出现右下肢跛行、双目上翻；2天前患儿精神差，持续无发热，摔倒3次。1天前患儿精神差，双目上翻明显，嗜睡，于禹州市儿童医院查血常规：白细胞$8.99×10^9$/L，红细胞$4.61×10^{12}$/L，血红蛋白129g/L，血小板$323×10^9$/L，中性粒细胞百分比32.1%；胸片：未见明显异常，未予特殊治疗。今患儿夜间易惊，非喷射性呕吐2次，呕吐物为胃内容物。患儿精神反应差，嗜睡，10分钟前患儿突然意识丧失，双目上视，口吐白沫，四肢强直，小便失禁，无面色发绀，给予水合氯醛保留灌肠、地西泮针静脉注射后缓解，安静入睡，随后出现项强，呕吐，烦躁嗜睡，无咳嗽咳痰，无鼻塞流涕，肢端凉，纳眠欠佳，二便正常。入院后完善血常规，肝肾功，电解质，脑脊液常规、生化、培养。头颅核磁：双侧基底节、丘脑异常信号，符合脑炎的影像学改变；脑脊液生化：脑脊液 IgA 1.9mg/L，脑脊液 IgM 4.4mg/L，脑脊液 IgG 66.3mg/L，脑脊液蛋白 27mg/L，脑脊液 Cl 129mmol/L，脑脊液 ADA 3.3μ/L，脑脊液糖 4.25mmol/L；脑脊液常规：颜色无色，透明度透明，潘氏试验阴性，白细胞计数 40×10^6/L，单核细胞百分比为 50%，多核细胞百分比为 50%，免疫性脑炎相关抗体送检结果未回示。目前考虑为病毒性脑炎，予止惊等对症处理，抽搐缓解；经降颅压、人免疫球蛋白、激素等治疗，患儿仍意识不清。

目前诊断：

中医诊断：惊风（痰热蒙闭清窍）。

西医诊断：病毒性脑炎。

病例讨论：

相某某主治医师：患儿发热、抽搐、呕吐为主要症状。查体：意识不清，双目右上凝视，颈抵抗，哭闹时角弓反张，右侧肢体活动障碍，双侧膝腱反射活跃，腹壁反射存在，巴氏征阳性，脑膜刺激征阳性，踝阵挛阳性。肝功、肾功、心肌酶基本正常。结合脑脊液及头颅核磁，目前考虑为中枢神经系统感染——病毒性脑炎可能性大。本病需与以下疾病相鉴别：①脑血管病。根据患儿有抽搐，交叉肢体肌张力高，意识不清，应注意脑血管疾病可能，建议病情稳定后行脑核磁等进一步判断病情。②脑脊髓炎。本病多由感染引起，表现为急性起病，伴有发热、全身不适、上呼吸道感染等症状，多伴有双侧肢体瘫痪，肌张力降低，腱反射消失，无明显抽搐、呕吐等表现，患儿头颅 MRI 提示无明显结节钙化，颈髓 MRI 未见明显异常，继续观察病情，必要时查脊髓核磁及肌电图以协诊。③瑞氏综合征。本病多由病毒感染引起，病理表现为广泛的线粒体受损，病初期有腹泻、倦怠、精神反应差，病情进行性加重，病变影响到大脑，可出现神志不清，抽搐频发，甚至昏迷，实验室检查可见白细胞明显增高，凝血酶原时间延长，血氨升高，血糖降低或正常，脑脊液多正常，肝活检可见特异性改变。本病可迅速加重，导致肝肾衰竭、脑损伤，甚至死亡，目前本病依据不足。目前患儿心率、呼吸等生命体征相对平稳，建议继续巩固治疗，待免疫性脑炎结果回示后再调整治疗方案。

马某某主任医师：依据患儿发热，抽搐，呕吐，神经系统查体可见异常体征，血常规示以中性粒细胞为主；依据头颅核磁见双侧基底节、丘脑异常信号，结合脑脊液常规结果，考虑诊断为病毒性脑炎可能性大。相大夫对病情分析、鉴别诊断比较到位，除以上疾病需鉴别外，尚应注意以下疾病可能：①神经皮肤综合征。患儿皮肤有咖啡斑，临床有反复抽搐、意识丧失等，应注意此病可能，但患儿皮肤黏膜无异常，脑核磁未见有结节病灶，依据不足，继续观察。②遗传代谢性疾病。本病可出现抽搐反复发作，患儿反复抽搐发作，应注意本病可能。但患儿出生时无明显异常，生长发育无明显落后或倒退，患儿无特殊气味，无特殊面容，血生化无明显异常，无明显代谢性酸中毒等，不支持本病诊断，必要时查血尿遗传代谢检查以协诊。

丁樱教授总结：中医方面，本病属中医"温病""惊风"等范畴，以精神症状为主要表现者可归属于癫狂。中医学认为本病为外感温热病毒所致。因其所感温热病毒有异，故其所受也有所不同。虽然其感受的途径不一，但多自口鼻而入。病毒侵袭小儿，自口鼻而入者，多先犯于肺卫，而见畏寒、发热、鼻塞、流涕等症；由口而入者，则多先犯于脾胃，可见恶心、呕吐、腹痛、腹泻等症。嗣后，多因患儿正气不足，或素体痰湿内蕴，邪毒内陷心肝脑窍，发生本病。本病病机以痰热壅盛为主。一般发病急，热势炽盛者，症见热毒炽盛；发病缓，无发热，以精神神经症状为主者，症见痰浊内阻，其神志改变病在心，抽搐瘫痪病在肝。《素问·脉要精微论》云："头者精明之府。"痰热之邪侵扰脑窍，精明之府失常，引起多种精神神经病变。所以本病辨证，病机属性辨热炽、痰浊，脏腑分证辨在心、在肝，并均有脑失精明。本病急性期：热炽者侧重清热解毒、清心凉肝，窍闭者当醒脑开窍，抽搐者当平肝息风；恢复期：除扶正补虚外，热邪未清者继肃余邪，痰阻脑窍以涤痰开窍为主，痰阻经络以涤痰通络为主。总之，急性期以清热、涤痰为两大法则，并开窍、息风、活血；恢复期正虚者养阴、益气等法可随证选用。

西医方面：病毒性脑炎是由肠道病毒、疱疹病毒、腺病毒等病毒侵犯脑实质而引起的中枢神经系统感染疾病，是儿科最常见的中枢神经系统疾病之一。临床表现以发热、抽搐、头痛、恶心呕吐、惊厥、意识障碍、脑膜刺激征等症状为特征。脑脊液检查是病毒性脑炎诊断中最为重要的检查，其他检查还包括血液学检查、颅脑 MRI/CT、脑电图等。该病具有起病急骤、进展迅速、病情危重、致残致死率高的特点，若未得到及时诊疗，容易留下癫痫、智力低下等后遗症。在对本患儿的治疗上，除分证论治中所述中医治疗外，西医主要为对症治疗。必须密切地观察病情的变化，及时而适当地控制发热与惊厥，保持呼吸道通畅，维持水、电解质平衡及营养的需要，保护皮肤与黏膜的清洁，防止压疮及继发感染。继续应用脱水药物以减轻脑水肿，并预防脑疝的形成。患儿经抗病毒、激素、丙球治疗不满意，考虑与其神经系统损伤重有关，有后遗症可能。目前功能尚未恢复，除相大夫、马主任提到的以上疾病，应该注意到患儿病情是逐渐进展的，需与新型隐球菌脑膜炎、脑肿瘤、脑脓肿、脑寄生虫病、药物毒性作用、药物相互作用、可逆性后部脑白质变性、自身免疫性脑炎等鉴别，完善相关检查，进一步排除或确诊。根据患儿病史，无特殊用药史，暂不考虑药物毒性作用、药物相互作用及可逆性后部脑白质变性；从颅脑 MRI 检查看，目前可排除脑肿瘤、脑脓肿、脑寄生虫病，自身免疫性脑病不排除，应继续动态观察，并完善自身免疫性脑病相关抗体检测。建议给予激素、丙种球蛋白治疗减轻炎症反应，必要时予更昔洛韦针抗病毒治疗，待患儿体温正常后给予营养神经药物治疗。待完善检查后再进一步确认诊断，目前继续原方案治疗，增加中药辅助治疗，以期达到更好的疗效。

第二节　脑损伤综合征、癫痫

姓名：蒋某某　　性别：男

年龄：6 个月

入院时间：2015-03-17　　讨论时间：2015-03-17 15：30

讨论地点：PICU 医生办公室　　主持人：陈某某副主任医师

参加讨论人员：丁樱教授及名中医工作室部分成员，研究生若干名。

讨论目的：患儿因"发现运动发育落后 3 个月，反复抽搐发作半个月"入院，初步诊断为：脑损伤综合征、癫痫、支气管肺炎、肝损害、心肌损害，现就其反复抽搐原因进行讨论。

范某某住院医师汇报病史：患儿系 G_1P_1，足月顺产，出生体重 3.5kg。母孕期无患病史、无服药史，出生无窒息抢救史，生后出现生理性黄疸，未治疗，黄疸自愈。生后混合喂养，纳奶可，睡眠安，无异常哭闹，体重增长可。3 个月前发现患儿追视追听差，竖头差，无翻身意识，坐位全前倾，在当地医院康复治疗，康复治疗过程中（半个月前）患儿因肺炎住院治疗，出现抽搐发作，表现为双目凝视，四肢快速抽动，面色发绀，口吐涎沫，持续约 2~3 分钟缓解，缓解后困倦入睡，醒后精神如常。初起每日发作 2~3 次，后病情逐渐加重，每日发作 7~8 次，表现为意识不清，双目凝视，四肢硬直，无抖动，面色发绀，持续约 1 分钟缓解。9 天前于河北省某医院查脑电图示：异常婴儿脑电图，检测到 4 次部分性发作。遗传代谢病分析报告："氨基酸及酰基肉碱无显著异常，尿有机酸结果无显著异常"，诊断为"癫痫"，并予"左乙拉西坦"口服治疗。现左乙拉西坦口服量为 46mg/（kg·d）（分两次口服），患儿仍频繁抽搐发作，日发作 8~10 次，表现为意识不清，双目凝视，四肢硬直，无抖动，面色发绀，口吐涎沫，持续约 1 分钟缓解，遂由门诊收入我科。入院症见：频繁抽搐发作，表现为意识不清，双目凝视，四肢硬直，面色发绀，口吐涎沫，持续不足 1 分钟缓解。发作间期反应差，追视追听差，能逗笑出声，竖头差，易头后仰，手不知抓物，不会翻身，坐位半前倾，肌肉松软无力，低热，食奶易呛，食奶量可，睡眠安，二便调。查体：舌质淡红，苔白腻，指纹淡。体温：37.8℃。神志可，精神可。全身皮肤黏膜无黄染、出血点，无咖啡牛奶斑，无湿疹。浅表淋巴结未触及肿大。头围 41.5cm，前囟 2.0cm×2.0cm，平软。双侧瞳孔等大等圆，对光反射灵活。气管居中，双肺听诊呼吸音粗，可闻及细湿性啰音。心率：150 次/分，心音有力，律齐，心底部未闻及病理性杂音。腹软，肝脾肋下未触及，肠鸣音正常。脊柱四肢无畸形，肛门及外生殖器无异常。专科检查：可与人对视，追视追听差，可逗笑，能笑出声，手不知抓物。竖头差，头易后仰，不会翻身；仰卧位姿势对称；坐位半前倾；立位下肢不支撑体重；俯卧位臀高头低，上肢不支撑。四肢肌张力较低，内收角 150°，腘角 160°，足背屈角 30°。Vojta 姿势反射：拉起反射头下垂，俯卧悬垂反射四肢下垂呈倒"U"形，立位悬垂反射双下肢呈迟缓性伸展状态。原始反射：手把握反射（−），足把握反射（＋），STNR（＋），TLR（＋），侧弯反射（＋），踏步反射（−），Moro 反射呈伸展相，落伞反射（−）。双侧膝腱反射正常引出，踝阵挛（−），双侧巴氏征（＋）。入院后查：血常规：白细胞 25.24×10⁹/L，中性细胞百分比为 70.6%，淋巴细胞百分比为 23.7%；降钙素原 4.36ng/mL；血生化：白蛋白 27.3g/L，球蛋白 10.6g/L，谷丙转氨酶 97U/L，谷草转氨酶 121U/L，肌酸激酶 124U/L，CK 同工酶 94U/L；脑脊液常规：无色，透明，潘氏试验阴性，白细胞计数 6×10⁹/L，正常；脑脊液生化：糖 2.42mmol/L，略偏低，余项正常；脑脊液抗酸染色：未见抗酸杆菌，镜检未见细菌、真菌。入院后继予左乙拉西坦口服抗癫痫治疗，苯巴比妥钠针肌内注射预防抽搐发作，头孢曲松静脉滴注抗感染，复方甘草酸苷静脉滴注保肝降酶，磷酸肌酸钠静脉滴注保护心肌；同时予左卡尼汀、赖氨肌醇维生素 B_{12} 改善代谢。

病例讨论：

高某某主治医师：患儿反复抽搐半个月，多表现为意识丧失、双目凝视、口周发绀、口角流涎，肌张力增高及肢体抽动，发作具有反复性、发作性、刻板性特点，外院脑电图异常，可见痫样放电，故符合癫痫诊断。需注意排除大脑结构异常，外院头颅核磁未见明显异常，故目前不考虑。患儿生后 3 个月发现发育落后，表现为颈软不能竖头，追视追听差，结合神经系统查体，脑损伤综合征诊断成立。患儿病程中有低热、咳嗽症状，曾查血常规示白细胞总数明显升高，中性分类为主，PCT 增高，应考虑感染因素存在；注意与中枢神经系统感染相鉴别，但患儿无前囟张力增高、颈强直等脑膜刺激征，结合脑脊液常规、生化结果，目前不支持，可待脑脊液培养结果回报后进一步明确。同意目前抗癫痫、抗感染、保肝保心肌等治疗。

陈某某副主任医师：根据患儿病史、抽搐发作特点及查体，同意癫痫、脑损伤综合征诊断。患儿无反复发热，咳嗽不重，脑膜刺激征阴性，结合脑脊液常规、生化、抗酸染色，目前不考虑颅内感染。患儿父母体健，母孕期无异常，无生后窒息等脑损伤高危因素，虽然目前查血尿筛无异常，亦不能完全排除遗传代谢病可能，必要时需复查。

丁樱教授总结发言：中医方面，根据患儿男，6 个月，肌肉软弱无力，运动发育迟缓，于外感后反复抽搐发作，表现为意识不清，双目闭合，四肢硬直，面色发绀，口吐涎沫，缓解后精神如常，伴有反应迟钝，肢体软弱无力，舌质淡，苔白腻，四诊合参，辨证分析为"痫证（痰痫）"。小儿脏腑娇嫩，形气未充，脾常不足，脾主运化水湿，脾虚水失健运，湿聚为痰，痰阻气滞，气血不通，气机失调，阴阳之气不相顺接而发为痫证。正如《医学纲目·肝胆部》所言："痰溢膈上，则眩甚仆倒于地，而不知人，名之曰癫痫。"中医治以健脾化痰、息风止痉，中药予二陈止嗽颗粒、定风颗粒、痫愈痉颗粒冲服。二陈止嗽颗粒由陈皮、半夏、云苓、苏子等组成，具有燥湿化痰、止咳平喘之功；定风颗粒由生石膏、天竺黄、大蜈蚣、胆南星、朱砂等组成，具有清热涤痰、镇惊息风之功；痫愈痉颗粒由生石膏、滑石、雄黄、白马蹄、钩藤、沉香、白僵蚕、蝉蜕、朱砂等组成，具有镇惊息风、清热祛痰之功。诸药合用共奏健脾化痰、息风止痉之功。

西医方面：该患儿反复抽搐发作半个月，外院脑电图提示异常，癫痫诊断明确。国际抗癫痫联盟（ILAE）分类工作组建议将癫痫病因分为六大类：遗传性、结构性、代谢性、免疫性、感染性及病因不明。患儿 6 月龄发病，该年龄段常见原因为：先天及围产期因素（缺氧、窒息、头颅产伤）、遗传代谢性疾病、皮质发育畸形等。患儿在外院曾查头颅核磁未见明显异常，目前不考虑大脑结构异常导致患儿反复抽搐；患儿无明显电解质紊乱，故目前不考虑电解质紊乱导致患儿反复抽搐发作；患儿近日有低热、咳嗽、喷嚏，查血常规白细胞总数偏高，中性分类为主，PCT 明显增高，存在细菌感染，应警惕颅内感染可能，但脑脊液结果不支持。遗传因素是导致癫痫，尤其是经典的特发性癫痫的重要原因，患儿婴儿期发病，精神运动发育落后，频繁抽搐发作，母孕期及出生后无明确脑损伤高危因素，需警惕遗传代谢性疾病。院外曾查血尿代谢筛查未见异常，但遗传代谢性疾病存在静止期，血尿代谢筛查可无明显异常，故需长期动态观察，反复多次血尿代谢筛查协助诊断，必要时予复查，并行基因检查以明确病情。

儿童应用抗癫痫药治疗时主要根据癫痫的发作类型、癫痫综合征等来选用药物，但应注意以下几个方面：①该阶段儿童生长发育快，在标准体重范围内应按公斤体重计算每日给药量，对于体重高于或低于标准体重的儿童，应参照标准体重给药，并结合临床疗效和血药浓度调整给药剂量。②肝脏和肾脏功能发育尚未完全成熟，对药物的代谢和排泄能力差，药物在体内半衰期长，容易蓄积中毒。③注意监测药物不良反应，定期查肝功、血常规等，尤其应注意丙戊酸在年龄小于 2 岁或有遗传代谢病的儿童发生肝损害的危险性增加。④对于患线粒体病和有机酸血症合并癫痫的患儿，丙戊酸易引起肝损害，尽量不选用；对于诊断为 Alpers 病合并癫痫的患儿应禁用丙戊酸，因丙戊酸可引起本病患儿肝衰竭。该患儿目前口服左乙拉西坦 46mg/（kg·d）疗效欠佳，根据药物耐药性，可增加至 60mg/（kg·d）；患儿查血尿代谢筛查未见异常，必要时可联合丙戊酸钠治疗；注意定期复查血常规、肝肾功，并检测血药浓度。

第五章　其他病例会诊

第一节　急性荨麻疹

姓名：李某某　　　性别：男

年龄：9 岁

入院时间：2013-03-28　　　讨论时间：2013-04-02 14：20

地点：丁樱教授名老中医工作室　　　主持人：张某某副主任医师

参加讨论人员：丁樱教授及名中医工作室部分成员，研究生若干名。

讨论目的：李某某患儿疑难病案讨论。

张某某住院医师汇报病例：患儿李某某，男，9 岁，以"发现颜面及臀部风团样皮疹 3 天，面部肿痛 2 天"为主诉入院。现病史：3 天前患儿感冒后出现颜面部及臀部风团样皮疹，色鲜红，部分融合成片、压之褪色，伴瘙痒，无发热、呕吐，无关节痛及腹痛，未予特殊处理。2 天前患儿自觉颜面部肿痛，遂至当地医院皮肤科查血常规：WBC：5.59×10^9/L，PLT：220×10^9/L，N：82%，L：15.7%，考虑诊断"急性荨麻疹"，予"地塞米松针 2mg 肌内注射，氢化可的松针 100mg、葡萄糖酸钙针静脉输液"，口服氯雷他定片，皮疹及颜面肿痛症状缓解不明显，今为求系统治疗至我院，门诊以"急性荨麻疹"收入病房。入院症见：患儿神志清，精神一般，头面部肿痛，四肢、腰臀部可见大片风团样皮疹，色红，压之褪色，脐周隐痛，间断发作，可自行缓解，纳一般，眠差，大便偏干，2~3 天 1 次，小便可。入院后完善过敏原检测，提示有牛奶、狗毛类过敏，规避过敏原，并继续口服氯雷他定片，患儿皮疹无明显好转，予甲泼尼龙针 1mg/kg 输液治疗，症状仍反复，患儿治疗效果不佳，申请会诊。

目前诊断:

中医诊断:瘾疹。

中医证型:风热相搏型。

西医诊断:急性荨麻疹。

病例讨论:

刘某某主治医师:患儿,男,学龄期儿童,起病急,病程短,以"风团样皮疹,颜面肿痛"为主要临床症状,外院给予激素治疗效果不佳。患儿目前诊断考虑为急性荨麻疹,中医四诊合参辨病为"瘾疹",证属风热相搏型,治疗上避免过敏原,祛除诱因,西医予口服抗组胺药,静脉激素等治疗,症状仍反复,考虑有难治性荨麻疹的可能,建议增加中药治疗。

陈某某副主任医师:患儿皮疹表现为典型的风团样特征,即伴有周围红斑和可变大小的中央肿胀,瘙痒或灼热感。颜面部肿痛考虑为急性过敏反应所致血管神经性水肿,治疗建议继续给予抗过敏药物联合中药治疗,患儿应用激素治疗效果不佳,住院期间应注意观察患儿皮疹消退情况及有无喉头水肿、胸闷气短、呼吸困难、四肢无力等临床表现,及时给予对症治疗。同时建议完善风湿免疫类疾病等筛查,排除其他免疫相关性疾病。

丁樱教授总结:中医方面,荨麻疹属于"瘾疹""瘖瘰""风疹"等范畴,如隋代《诸病源候论·小儿杂病诸候·风瘙隐疹候》说,"小儿因汗,解脱衣裳,风入腠理,与血气相搏,结聚起相连成隐疹,风气止在腠理,浮浅,其势微,故不肿不痛,但成隐疹瘙痒耳"。其主要症状表现为风团样皮疹,发无定处,时隐时现,消退而不留痕迹。病因上,常由风邪、风寒或风热,抑或脾胃湿热加之风邪而入,或者虫积之下,蕴生湿热,也有少部分血虚生风所导致。辨证要点首当辨病因,比如风热、风寒、风湿热淫、虫积及气血两虚证等;其次辨虚实,急性多实或虚实夹杂,虚则多见于慢性患者。治则当以疏风清热、疏风散寒、疏风清热利湿、益气养血祛风等。另外,针灸配合食疗往往也效果甚佳。本例患儿面部、臀部皮疹,色鲜红,高出皮肤,瘙痒,颜面肿痛,口唇红,咽充血,舌红,舌苔厚,脉数,四诊合参,属中医学"瘾疹",证属"风热相搏"。小儿形气未充,脏腑娇嫩,腠理疏薄,表卫未固,易受外邪侵袭而发病,风热邪毒由口鼻或皮毛而入,初犯肺卫,继而入气,蕴于肺胃,肺胃热炽,上循口咽,熏蒸营血,充斥内外,而见以上诸症状。中药以疏风清热为法,以"消风清热饮"加减,具体用药如下:

地黄 12g	牡丹皮 12g	赤芍 12g	香附 10g
佛手 10g	浮萍 10g	蝉蜕 6g	白鲜皮 10g
荆芥 10g	地肤子 10g	甘草 6g	水牛角 30g

水煎服：4 剂，日 1 剂，水煎服。

西医方面：荨麻疹是一种血管反应性皮肤病，特征主要为突发突消的风团伴瘙痒，发病没有明显的季节性，各年龄段均可发病，常分为急性、慢性以及特殊类型等，急性则为病程不超过 6 周，慢性则在 6 周以上，以及还有一小部分的特殊类型的荨麻疹。最新研究表明，在急性荨麻疹患者中，约 20%~45% 的患者可转变为慢性荨麻疹。在临床表现方面，荨麻疹症状与多形红斑、接触性皮炎等类似，临床要注意鉴别。发病机制方面，目前均认为与肥大细胞有关，通过免疫和非免疫机制被诱导活化，脱颗粒后导致组胺和其他介质释放，激活感觉神经进而引起瘙痒，从而出现风团和水肿。在治疗方面，首先要寻找并消除病因，治病求本，祛除病因，避免病因反复刺激机体发生反应，如避免接触常见的诱发因素如花粉、屋尘，以及一些可能的食物如鱼虾蟹等海鲜，还要避免精神刺激。其次是对症治疗，常用药物有抗组胺药如氯雷他定、抗纤维蛋白溶酶药、抗激肽药等，必要时给予激素治疗。在最新的研究治疗中，对于顽固性荨麻疹，除了抗组胺药，生物制剂、免疫抑制剂也被采纳，如利妥昔单抗、环孢素等，越来越多的药物可以选择。该患儿根据皮疹等临床表现，可诊断为荨麻疹，避免过敏原及常规治疗，效果不佳。需要警惕其他免疫性疾病，注意完善检查以排除诊断；患儿一般状况良好，病史较短，可暂不予生物制剂、免疫抑制剂，中药在治疗荨麻疹方面也有很好的疗效，可增加中药治疗。患儿平常生活中也要注意预防，尽量避免接触发病诱因，规律作息，增强体质，一旦发病严重要及时送医，接受专业医生的治疗。

第二节　川崎病

姓名：习某某　　性别：男

年龄：5 岁

入院时间：2015-10-31　　讨论时间：2015-11-03 15：15

讨论地点：儿科五病区医生办公室　　主持人：闫某某副主任医师

参加讨论人员：丁樱教授及名中医工作室部分成员，研究生若干名。

讨论目的：明确发热、皮疹的原因及诊断。

卢某某住院医师汇报病历：患儿习某某，男，5岁，主因"间断不规则发热20余天"为代主诉于2015-10-31入院。20余天前患儿无明显诱因出现发热，最高体温38.0℃，伴全身散在红色斑丘疹，面部为甚，伴痒感，结膜充血，右侧颜面部肿胀，无头痛、抽搐、咳嗽、吐泻等不适，自服小儿柴桂退热颗粒、蒲地兰口服液等药物，体温可降至正常，全身皮疹、结膜充血及右侧颜面部肿胀症状随体温降低逐渐好转。此后患儿上述症状反复出现2次，体温呈不规则性，具体波动在36.5~39.0℃，予布洛芬等退热药物治疗效果可。20天前患儿因右侧颜面部及双手指肿胀，至金水区诊所就诊，考虑为"①过敏；②食积"，予抗过敏、抗感染、退热等对症治疗（具体不详），患儿仍间断发热，皮疹反复少量新出。2周前患儿至河南省人民医院住院，查血常规：白细胞 12.06×10^9/L，中性粒细胞百分比 64.3%，红细胞 3.88×10^{12}/L，血红蛋白 108.0g/L；C反应蛋白 119.56mg/L；降钙素原 0.15ng/mL；血沉 69mm/h；EB病毒定量 1.20E+03，结核抗体（－）；柯萨奇病毒抗体 IgM 弱阳性，巨细胞抗体 IgG 阳性；心脏彩超、肺部 CT 未见明显异常（未见报告）。诊断为"①川崎病；②支气管肺炎；③支原体感染；④EB病毒感染"，予丙种球蛋白（10月10日－10月16日，7.5g/d）、更昔洛韦、头孢唑肟等药静脉滴注，联合阿司匹林、阿奇霉素颗粒口服综合治疗，患儿体温逐渐降至正常，未再反复，皮疹消退，双手指、手掌及足趾蹼间少量脱皮。5天前无明显诱因再次发热，最高体温39.5℃，予常规退热治疗，体温渐降至正常，后患儿反复出现2次热峰伴全身散在红色斑丘疹，面部为甚，痒感剧烈伴全身疼痛。今为求进一步中西医结合系统治疗，遂至我院就诊。门诊以"不明原因发热"为诊断收入我科。入院症见：神志清，精神欠佳，疹随热出，热甚则全身疼痛，手掌及足趾蹼间脱皮，纳眠欠佳，余无特殊不适，小便色清、量可，大便干，3日一行。

体格检查：体温：38.5℃，脉搏：75次/分，呼吸：18次/分，血压 105/69mmHg。躯干部可见散在棕色斑丘疹，无脱屑。右侧颈部淋巴结可触及，花生米样大小，质软，活动度可，与周围组织无粘连。咽腔充血，双侧扁桃体Ⅰ度肿大，表面未见脓性分泌物。心肺查体无异常。腹部平坦柔软，腹部无压痛及反跳痛，肝脾肋下未触及。神经系统查体无异常。

辅助检查：

我院 2015 年 10 月 26 日肝胆脾胰、心脏、颈部淋巴结彩超示心内结构未见明显异常，心功能正常；肝胆脾胰未见异常；双侧颈部淋巴结体积增大。血常规＋C 反应蛋白：红细胞 $4.09 \times 10^{12}/L$，血红蛋白 119g/L，中性粒细胞百分比 21.3%，单核细胞百分比 15.6%，中性粒细胞计数 $1.49 \times 10^{9}/L$，单核细胞计数 $1.09 \times 10^{9}/L$，C 反应蛋白 7.73mg/L，血沉 63mm/h，降钙素原 0.71ng/mL；异型淋巴细胞比率 11%。肝功能：总蛋白 88.9g/L，球蛋白 46.6g/L，白球比 0.9，谷丙转氨酶 1227.0U/L，谷草转氨酶 828.9U/L，谷草转氨酶同工酶 164.8U/L，碱性磷酸酶 183.1U/L，谷氨酰转肽酶 69.5U/L，肌酸激酶 19.1U/L，乳酸脱氢酶 407.8U/L，乳酸脱氢酶同工酶 65.4U/L，羟丁酸脱氢酶 253.5U/L。肾功能：肌酐 20.3μmol/L；血脂：高密度脂蛋白 0.91mmol/L，载脂蛋白 A10.95g/L，载脂蛋白 B 1.14g/L；T 细胞亚群：细胞 CD3（＋）3 057/μL，T 细胞 CD3（＋）CD8（＋）2 031/μL，CD4/CD8：0.40。免疫六项：IgG4.49g/L，IgA0.14g/L，补体 C3：0.51g/L。尿常规、抗"O"定量测定、血糖、铁蛋白测定、血栓止血相关检测、巨细胞病毒抗体测定、病原学 17 项、自身抗体 8 项、肺炎支原体核酸定量检测均未见明显异常。

目前诊断：

中医诊断：温病（气营两燔证）。

西医诊断：

1. 发热皮疹原因待查：

（1）川崎病？

（2）药物超敏反应综合征？

（3）传染性单核细胞增多症？

2. 急性肝损伤。

病例讨论：

赵某某主治医师：患儿男，学龄前期儿童，以"间断发热，皮疹，结膜充血，口唇皲裂，手足脱皮、颈部淋巴结肿大"为主要临床表现；实验室检查回示血沉明显升高，肝损伤，异型淋巴细胞＞10%；外院诊断为川崎病并给予丙种球蛋白及阿司匹林等规范治疗，目前患儿仍间断发热，伴皮疹反复新出，目前考虑诊断为：（1）发热皮疹原因待查：①川崎病？②药物超敏反应综合征？③传染性单核细胞增多症？（2）急性肝损伤。目前治疗主要是保肝降酶，对症支持治疗。

闫某某主任医师：该病例的重点和难点在于诊断问题，而结合临床症状及实验室检查需首先区分和鉴别川崎病和传染性单核细胞增多症。从病因上讲，川崎病是一种免疫介导的血管炎，而传染性单核细胞增多症是一种由 EB 病毒所致的急性自限性传染病，其临床特征为发热，咽喉炎，肝脾淋巴结肿大，外周血淋巴细胞显著增多并出现异常淋巴细胞，嗜异性凝集试验阳性，感染后体内出现抗 EBV 抗体。临床表现为淋巴结肿大，自身感觉咽喉肿痛。传播途径为通过飞沫和血液传播。就治疗方面而言，川崎病常选用阿司匹林、丙种球蛋白进行治疗，而传染性单核细胞增多症常针对感染情况对症进行抗感染、抗炎治疗。本患儿不明原因发热持续 5 天以上，且双侧结膜充血，口唇皲裂，手掌及足趾蹼间脱皮，颈部淋巴结肿大等征象均支持川崎病诊断。患儿发热、颈部淋巴结肿大，有可疑的咽峡炎相关症状，异型淋巴细胞计数 11%，但是在患儿发病过程中反复查 EB 病毒均未见到特异性结果，故予以排除。另患儿间断发热，伴全身散在皮疹瘙痒，尤其近 5 天呈进行性加重趋势，符合药物超敏反应的相关症状，结合入院后肝酶显著增高，形成的"发热—皮损—脏器损害"，故高度怀疑重型药疹中的"药物超敏反应综合征"。

丁樱教授总结：中医方面，川崎病主要症状表现为急性发热伴随皮疹，故中医学上属于温病范畴，且与丹痧等病症状极为相似。目前临床方面运用温病学卫气营血辨证，疗效往往甚好。本病常发病急、热势高，病因常为外感温热毒邪，外侵肌肤，甚则侵犯营血。卫气营血过程分期常常较明显，常分为卫气同病、气营两燔、气阴两伤证。辨证要点首当辨卫气营血，其次辨病情轻重，治则当以"清热化痰、活血化瘀"为主。卫气同病当以银翘白虎汤加减为主，气营两燔、气阴两伤常分别以清营汤、沙参麦冬汤为常用。

西医方面：患儿因发热诊断不明入院，起病急，且病程较长，达 3 周左右，我院门诊未能明确诊断，属典型的"不明原因发热"范畴。入院后详细询问病史，患儿除发热外，还伴有躯干部皮疹、结膜充血、口唇皲裂、手足脱皮、颈部淋巴结肿大，结合实验室结果，川崎病诊断明确。但给予患儿常规的丙种球蛋白及阿司匹林治疗，其体温控制不佳，不排除丙球无反应型川崎病。丙球无反应型川崎病是川崎病在输注丙球后 48 小时后体温仍高于 38.0℃或给药 2~7 天后再次发热，并符合至少一项川崎病诊断标准。本患儿予丙球输注后体温恢复正常，但 1 周后患儿再次发热，并出现皮疹，不排除丙球无反应川崎病可能，在诊断本病的同时要排除其他引起患儿再次发热的疾病。患儿再次发热并出现皮疹，伴有瘙痒感，肝功能异常升高，异性淋巴细胞大于 10%，颈部淋巴结肿大，咽峡炎等症状，需警惕是否合并了 EB 病毒相关传染性单核细胞增多症，在完善 EB 病毒相关检查后，排除了 EB 病毒相关传染性单核细胞增多症。回顾病史，患儿在发热的病程中，多次反复使用抗生素、抗病毒药物及中成药，结合其反复发热，肝酶异常增高，多形性皮疹，在排除了噬血细胞综合征等其他疾病后，高度怀疑药物超敏反应综合征可能，建议停用抗生素、中成药注射液等一切可疑致敏药物，予保肝降酶对症支持治疗，同时可静脉应用糖皮质激素。因糖皮质激素适用于丙球无反应性川崎病和药物超敏反应综合征，二者均可适用。对于后期川崎病的治疗，待患儿药物超敏反应综合征症状缓解后，可继续口服阿司匹林肠溶片，定期门诊随诊。